"常见病的护理与健康教育"丛书／总主编　王颖　张丽平

外科常见病的护理与健康教育

主　编　刘叶荣　苗晓琦

副主编　骆秀萍　贺红梅　武　芹

中山大学出版社
·广州·

图书在版编目（CIP）数据

外科常见病的护理与健康教育 / 刘叶荣，苗晓琦主编；骆秀萍，贺红梅，武芹副主编 ． — 广州 ：中山大学出版社，2013.7

（"常见病的护理与健康教育"丛书 / 总主编　王颖　张丽平）

ISBN 978-7-306-04587-4

Ⅰ．①外… Ⅱ．①刘…②苗…③骆…④贺…⑤武… Ⅲ．①外科一常见病一护理 Ⅳ．① R473.6

中国版本图书馆 CIP 数据核字 (2013) 第 126831 号

出 版 人：徐　劲

策划编辑：周建华

责任编辑：鲁佳慧

封面设计：小鸟设计工作室

责任校对：杜　茜

责任技编：黄少伟

出版发行：中山大学出版社

电　　话：编辑部 020 - 84111996，84111997，84113349，84110779
　　　　　 发行部 020 - 84111998，84111981，84111160

地　　址：广州市新港西路 135 号

邮　　编：510275　传　真：020 - 84036565

网　　址：http://www.zsup.com.cn　E-mail:zdcbs@mail.sysu.edu.cn

印 刷 者：北京佳信达欣艺术印刷有限公司

规　　格：787mm×1092mm　1/16　18.25 印张　350 千字

版次印次：2013 年 7 月第 1 版　　2013 年 7 月第 1 次印刷

定　　价：34.80 元

"常见病的护理与健康教育"丛书编委会

总 主 编：王　颖　张丽平

执行主编：郑访江　祁　琴　郭雪梅

编　　委：（以姓氏笔画为序）

王　蓓	王悦岚	王淑英	田召焕	冉光丽	吕　芳
刘叶荣	刘　琳	刘会英	许海英	孙永翠	纪元春
买晓霞	关雪梅	朱永红	师　燕	苏惠琴	李　琰
李淑萍	李具金	陈秀萍	陈淑霞	张小仙	张晓玲
张致萍	张艳琴	张中华	张祖萍	张胜利	张新梅
芦红涛	何国玲	邵继萍	吴惠霞	杨小芳	杨明霞
金俭英	金玉霞	武　芹	苗晓琦	郭秀珍	骆秀萍
贺红梅	赵　昭	胡　烨	秦元莉	柴玉琼	曹　玲
曾潮兰	强凌云	慕容轩	慕熙霞	谯喜荣	薛世萍

前　言

"三分治疗，七分护理。"这说明生病了首先要调治，但是除了调治之外，更重要的是要调养和护理。这一经验认识，是人们在与疾病作斗争的长期实践中形成的，也为医疗工作几千年的发展史所证实。人们已普遍认识到，生了病不仅要吃药打针，还要精心调护，护理后还要注意预防疾病复发。那么，如何才能做好调护呢？确切地说，应包括两个方面，一是调治，二是调养。正常人生活在自然界中，受到各种因素的影响就会生病，而一旦生病，不仅要调治，更要调养。因此，正确地进行养生，使身体恢复健康，就要顺从自然界"生、长、化、收、藏"的规律。只要有很好地进行调养才能达到康复，才能使身体恢复到原来的健康状态。中医的调护与健康教育密切结合，古代医家将其称之为"治未病"。"治未病"既体现在养生、抗衰、延寿、健身、美容、驻颜等方面，又可见于运用内服药物、外治、食疗（包括药膳、药酒、药茶、药点等）、针灸、推拿、气功等方法进行治疗，以达到早期根治、控制病情的目的；在治疗的同时积极进行正确的调养和健康教育，对病后身体恢复可起到非常重要的作用。因此，只有了解护理健康教育的知识后，才能有效地进行调理，从而达到真正的康复。

甘肃省中医院组织有关专家编写了"常见病的护理与健康教育"系列丛书。本丛书分概论、内科、外科、妇产科、儿科、骨科、急救科、五官科、肿瘤科、老年病科等10个分册，简要介绍了常见病证的概述、病因病机、临床表现、处理原则、护理措施、健康教育等内容，是一套运用预防保健理论开展护理健康教育的实用性读本。我们希望这套系列图书的出版发行能为广大护理工作者带去理论和实践方面的基本知识，并能大力普及和运用这些知识，以进一步推进护理健康教育工作，努力为病患者提供满意的服务。

编者
2013 年 6 月

目　　录

第一章
外科护理学概述

01 外科护理学的新概念

世界卫生组织（WHO）曾给健康做过定义："健康不仅只是没有疾病或虚弱，而是身体的、心理的完好状态和良好的社会适应能力。"

护理医学模式的转变，使护理工作的内涵从根本上发生了变革。它要求护理工作者必须要以现代护理观和系统论为指导思想，按照护理程序为服务对象（人）解决健康问题或有关现存的、潜在的健康问题的反应，为服务对象解决恢复健康、维持健康或促进健康的实际需要。外科护理学作为护理学的一个主要学科，应从以下几方面反映现代护理的新概念：

1. 遵循整体护理的理论

整体护理可概括为"以人的健康为中心的全面护理"。其内涵包括：①对人的生理、心理和社会方面的需要进行全面照顾。②包括人在疾病时的护理和健康时的护理，也就是要帮助病人减轻痛苦和恢复健康，指导健康人保持健康和促进健康。③包括医院内病人护理和家庭护理、社区护理。④对人生命过程的各个阶段给予关怀和照顾，乃至临终关怀等不同生命活动阶段的护理。

2. 运用科学的护理程序

护理程序是有计划地、系统地开展整体护理工作的程序，其实质是临床护理的一种先进的、科学的思维方法和工作方法，它反映了完整的科学的临床护理工作过程。它包括五个步骤：①护理评估。②列出护理诊断或提出护理问题。③制订护理计划。④实施护理计划。⑤评价预期结果。

3. 贯彻三级预防的原则

外科范围的许多疾病都是可以有效预防的。因此，在护理工作中应始终贯彻三级预防的原则，并要在日常工作中开展护理健康教育。

（1）一级预防：疾病未发生前，针对致病因素采取措施以预防疾病的发生。如免疫注射，消除环境中化学的、生物的、物理的危险因素以防意外损伤，中毒或感染，保持良好睡眠与休息，保持合理营养，纠正不良的生活习惯等。

（2）二级预防：疾病发生后，早期诊断及治疗，预防疾病进展造成的更大危害。如乳房自查、定期体检或防癌普查等。

（3）三级预防：在疾病治疗护理过程中，采取及时有效的处理、照顾和康复措施，预防各种并发症。如皮肤护理预防褥疮、功能锻炼预防肌萎缩及关节僵硬等。

根据以上新概念，现代外科护理学的定义可概括为：外科护理学就是研究在外科领域对人进行整体护理的一门临床护理学科。

02 外科护理学的范畴

护理学作为医学科学的重要组成部分，是以自然科学和社会科学理论为基础，研究维护、促进、恢复人类健康的护理理论、知识、技能及其发展规律的综合性应用科学。随着社会的发展、科学技术的进步、人民生活水平的提高和对健康需求的增加，护理学已逐渐发展成为医学科学中一门具有独特功能的专门学科。外科护理学是护理学的重要组成部分，包含了医学基础理论、外科学基础理论、护理学基础理论和操作技术，同时还涉及护理心理学、护理伦理学和社会学等人文学科的知识。

在现代医学模式和现代护理观指导下，外科护士和外科医师一起，对外科病人的创伤、感染、肿瘤、畸形、梗阻、结石等各类疾病进行治疗，并根据不同病人的身心、社会和文化需要，以人的健康为中心，以护理程序为框架，提供优质的个体化整体护理。外科护士的工作范畴包括：向病人和健康人提供有关疾病预防、治疗、护理和康复的咨询指导；协助住院病人接受各种诊断性检查、各种手术或非手术治疗；评估并满足病人的基本需要；预防并发症、指导康复训练以预防残障；开展科学研究工作，促进护理理论和实践的发展。

03 外科护理学的形成和发展

一、外科护理学的形成

外科护理学的发展与外科学的各个发展阶段相辅相成。在几千年前，外科学的范畴仅限于体表疾病和外伤，人们采用烧灼止血、切开排脓、清创包扎、骨折固定等方法治疗外科疾病，当时的外科护理，除了生活照料外，仅是准备敷料器材、协助包扎等。随着医学科学的快速发展，解剖学、病理解剖学、病理组织学及实验外科学的创建和不断完善，为外科学的发展奠定了基础。19世纪中叶，消毒和无菌技术、止血输血技术、麻醉止痛技术的问世，成为外科学的三大里程碑，解决了长期困扰外科治疗中的感染、出血和疼痛问题，是外科学跨入现代外科学的标志。就在同一时期，克里米亚战争爆发，佛罗伦斯·南丁格尔率领38名护士奔往前线救助伤员，克服重重困难，应用清洁、消毒、换药、包扎伤口、改善膳食和休养环境等护理措施，使伤员病死率从50%下降至2.2%，首次以无可辩驳的事实向社会证实了护理工作在外科发展中的重要作用。南丁格尔以此为起点，创建了护理专业。所以，现代护理学是以外科护理为先驱问世的。

二、外科护理学的发展

外科护理是护理学的一个分支，它与护理学一样经历了漫长、艰苦的发展历史。自有人类以来就有了护理，护理是人们谋求生存的本能和需要。远古人在与自然的搏斗中，经受了猛兽的伤害和恶劣自然环境的摧残，自我保护成为第一需要。如损伤后局部止血、肢体休息、使用热沙外敷疮面消除疼痛等。当人类社会发展至母系氏族时代，由于内部分工的不同，妇女负责管理氏族内部事务，采集野生植物，照顾老、弱、幼、病、残者，家庭的雏形由此产生。护理象征着母爱，初始的家庭或自我护理意识成为抚育生命成长的摇篮，它伴随着人类的存在和人类对自然的认识而发展。

外科护理的发展是在外科学和现代外科学的指导下逐步发展和完善的，它与外科学的发展是分不开的。现代外科学创建于19世纪40年代。佛罗伦斯·南丁格尔带领护理小组在克里米亚前线医院看护伤病员时，注重清洁、消毒、换药、包扎伤口、改善营养和伤员环境等措施，使伤病员死亡率从50%下降至2.2%。南丁格尔的创造性劳动，证明了护理的永恒价值和科学意义，改变了人们对护理工作的看法。南丁格尔坚信护理是科学事业，护士必须接受严格的科学训练，只有品德高尚、具有献身精神的人才能胜任护理工作。1860年，南丁格尔在英国圣托马斯医院创办了世界上第一所护士学校，为近代科学护理事业打下了理论和实践基础，使护理成为一门专业的科学，同时使护理走上了正轨、专业发展的道路，并推动了全世界护理学的发展。因此，现代护理学是以外科护理为先驱问世的。

现代医学的进步促进了外科学的发展，而外科学的发展对外科护理学提出了更高的要求。新中国成立以来，我国的医疗卫生事业取得了伟大的成就，外科学及外科护理水平有了很大提高，在救治大面积烧伤和断肢、断指再植技术等方面处于世界领先的地位；心血管外科、器官移植、显微外科等方面成绩斐然；微创手术、腹腔镜手术、介入疗法等方面发展也很快。这些成绩的取得离不开精湛的护理技术的支持。

随着医学模式由生物医学模式向生物—心理—社会模式的转变，护理学经历了以疾病为中心、以病人为中心和以人的健康为中心三个阶段，护理的目的已由疾病防治发展到全面的健康护理。系统化整体护理的实施使外科护理又有了新的发展。从对病人的护理评估、确定病人的护理诊断、制订病人的护理计划与护理目标、实施护理措施到进行护理评价，无不体现了现代护理以人为本的理念。应通过对病人提供身心方面的整体护理和个性化的健康教育，使病人真正得到系统全面的护理。

04 | 外科护士的素质要求

医学的发展、现代护理理念的更新、各学科知识的相互交叉极大地丰富了外科护理的内涵。因此，对外科护士的要求也越来越高，要扮演好现代外科护士的角色，必须具备以下素质：

一、职业道德素质

外科护士应具备高尚的职业道德、正确的人生观和价值观。热爱护理工作，有强烈的社会责任感和自尊感，不妄自菲薄，摒弃世俗偏见，自尊、自爱、自重、自强、治病救人，维持和保护生命，促进人类健康；要有高尚的道德情操和美好的精神境界，尊重病人、爱护病人；要有高度的责任心、严谨慎独的作风和无私奉献的精神，全心全意为人类的健康服务。

二、业务素质

外科护士要刻苦钻研业务技术，具有扎实的基础知识、基本理论、基本技能。技术上做到精益求精，特别要有严格的无菌观念、细致敏锐的观察能力、综合分析能力、准确的判断能力和应急处理能力。学会运用护理程序对护理对象提供整体护理。通过护理评估，能及时发现病人现有的和潜在的问题，并协同医生进行有效处理，为病人解决身心方面的健康问题。

三、身体和心理素质

外科护士工作负荷重、劳动强度大，具有节奏快、突击性强等特点，这就要求外科护士必须具备健康的体魄和饱满的精神状态，才能胜任紧张而繁重的护理工作。同时，护士要有健康的心理、乐观开朗的性格，要设身处地为病人着想，善于向病人和家属做好思想工作，以自己镇静、安详和关切的态度使病人产生安全感，减轻其思想负担，增强其战胜疾病和恢复健康的信心。

此外，外科护士还应具有良好的职业形象，做到举止端庄稳重、仪表文雅大方、衣着整洁美观、话语亲切真诚、动作轻盈敏捷等，这样才能在服务对象心目中树立起"白衣天使"的崇高形象。

第二章
外科无菌技术

01 | 无菌技术与无菌观念

无菌技术是为达到或保持无菌而采取的防止微生物进入机体或无菌区的方法。外科无菌技术是运用灭菌和消毒方法，制定严格的操作规程和管理制度，以保证外科手术和各项诊疗操作能在相对无菌的环境中进行，防止外源性感染。

一、灭菌

灭菌是指彻底杀灭物品上一切致病的和非致病微生物，包括病毒、芽孢、霉菌，防止接触感染的方法，具体措施为物理方法，以高压蒸气灭菌为主。

二、消毒

消毒是杀灭附着在皮肤、伤口、空气和某些器械物品上的致病微生物的方法，能杀死细菌繁殖体，但不能杀死芽孢，以化学方法为主。

消毒与灭菌因其特点不同，所适用的范围也各不相同。如高温灭菌虽能彻底灭菌，但只限用于敷料、器械物品，不能用于皮肤。化学药品在一定浓度下可应用于皮肤消毒，但对伤口内的组织有损害，有些药物对器械有腐蚀作用。因此，外科无菌技术必须是两者综合运用，相互补充。

无菌观念是指所有外科工作人员不但要掌握好各项无菌技术，更重要的是树立无菌观念。在进行手术和各项诊疗操作过程中，应牢记一切与伤口或体内组织器官接触的物品必须是无菌的。若无菌的物品与非无菌的物品接触，则变为有菌的，必须重新灭菌或消毒后才能使用。要严格按此法则规范个人意识和动作，否则任何一个细节上的疏忽均可能污染伤口而导致感染，甚至危及病人生命。

02 | 外科手术器械、物品、敷料的无菌处理

一切接触伤口的器械、用品和敷料都必须是无菌的，因此必须经过灭菌处理。外科常用的灭菌方法有高温灭菌法和化学灭菌法。

一、高温灭菌法

高温能使菌体蛋白质凝固变性，从而杀灭微生物。其灭菌效果和快慢取决于温度高低和含水量的多少。在同一温度下，温热源的穿透力强 20 倍以上，所以目前外科常用的高温灭菌法是煮沸法和高压蒸气法。

1. 煮沸灭菌法

煮沸灭菌法是利用水的对流作用使热力传导的一种消毒方法，适用于金属、搪瓷、玻璃、橡皮胶类。严密关闭锅盖，水沸后再持续 15 ~ 20 分钟，一般细菌可被杀灭，但细菌的芽孢至少需要煮沸 1 小时才能杀灭。若在水中加入碳酸氢钠，使成 2% 溶液，沸点可达 105 ℃，能提高灭菌效果，并有防锈、去除油污等作用。煮沸法易使锐器的锋刃变钝，故不用于刀剪类灭菌。

注意事项：①消毒时间应从水沸后开始计算。②整个过程应保持连续煮沸。③连续煮沸中勿再加入新的物品。④被消毒物品应全部浸入水中。⑤不透水物品，如盘、碗等尽量垂直放置，以利于水的对流。⑥海拔越高，大气压越低，水的煮点也越低。因此，在高原地区煮沸消毒时，应延长煮沸时间。

2. 高压蒸气灭菌法

高压蒸气灭菌法即利用饱和水蒸气在高压下提高灭菌锅内的温度，并且产生强大的穿透力，在高压、高温和高穿透力的作用下，杀灭一切细菌、芽孢和病毒，是效果最为可靠的灭菌方法。一般的外科器械、用品和敷料均可应用此法。在灭菌结束时，由于锅内余热的作用和蒸发，物品会被烘干，因而对布类和敷料类的灭菌最为理想，但易使锐器的锋刃变钝，一般不宜用于刀剪类灭菌。

为保证灭菌效果，必须注意：①灭菌前应尽量排尽灭菌器内的冷空气。②物品摆放要合理，不超过柜室容积的 85%，物品之间要留有空隙，以利于蒸气透入。③物品包装松紧度适宜，体积不超过 55 cm×33 cm×22 cm。④蒸气应直接与物品接

触，故所有的瓶罐盖均应打开，有橡皮塞者应插入针头通气。敷料贮槽应事先移开四周盖板，灭菌完毕后将盖板拉回。⑤不同物品所需压力不同，应分锅灭菌。⑥每次均应检查灭菌效果。灭菌效果测试方法很多。目前，手术室常用化学指示卡置于每个物品包的中央，灭菌后指示卡上的黄色指示剂由黄变黑，即说明已符合灭菌要求，此方法简便，效果可靠。⑦灭菌包在未被污染及干燥的情况下，有效期为 7 ~ 14 天；过期应重新灭菌。

二、化学灭菌法

化学灭菌法是以化学药品杀灭微生物的方法，适用于空气消毒、锐利器械（如刀剪类）的消毒及处理污染物品等。应用化学灭菌法时，必须严格掌握药物性质、有效浓度及作用时间，否则会影响效果。

不论何种药物，用于浸泡消毒时应注意：①物品必须洗净、擦干后浸泡，物品上沾有有机物或油类均会减低消毒效果。②物品与药液应充分接触，如手术器械的轴节应打开，导管中应灌注药液，物品应全部浸泡在消毒液中。③经浸泡消毒过的器械，使用前必须用无菌等渗盐水冲洗。④对金属有腐蚀性作用的药物不可作为器械浸泡消毒液。⑤药物按使用期限，定期更换。

外科常用化学消毒液如下：

1. 70% 乙醇

作用机理：使菌体蛋白脱水、凝固、变性，对芽孢无作用。

用途：①皮肤消毒；②浸泡橡皮片和羊肠线。

2. 5% 碘酊

作用机理：碘能沉淀、凝固蛋白质，有杀菌作用，碘的酒精溶液对细菌的繁殖体、结核杆菌、真菌、病毒及芽孢都有杀灭功效，是一种广谱抗菌剂。

用途：①皮肤消毒；②一般皮肤感染（注意：不可用于黏膜、面部、会阴部、供皮区及小儿皮肤处的消毒）。

3. 0.75% 聚维酮碘（碘伏）

作用机理：是聚乙烯吡咯酮与碘的络合物，在水溶液中析出碘，能杀死细菌、芽孢、病毒。

用途：①皮肤消毒；②清洁烧伤创面、冲洗污染创口。

4. 1% 苯扎溴铵（新洁尔灭）

作用机理：其阳离子通过和细菌的细胞膜结合，改变细胞膜的通透性而杀菌，对芽孢无效。

用途：①皮肤消毒；②金属器械浸泡（需加亚硝酸钠防锈）。

5. 0.1%氯己定（盐酸洗必泰）

作用机理：同苯扎溴铵。

用途：①稀释后用于皮肤消毒；②器械浸泡。

6. 40%甲醛（福尔马林）

作用机理：与菌体蛋白质的氨基结合，使蛋白质变性，酶的活性消失，能杀死细菌、真菌、芽孢、病毒。

用途：①手术室空气消毒；②4%甲醛用于内窥镜浸泡。

7. 环氧乙烷

作用机理：与菌体蛋白质结合，使酶代谢受阻而杀菌，杀灭细菌、芽孢、真菌、病毒。

用途：用于不能浸泡及高温灭菌的物品，如电子器械、精密仪器、生物制品。

8. 过氧乙酸

作用机理：具有酸性及氧化作用，对细菌繁殖体、结核杆菌、芽孢、真菌、病毒均有杀灭作用。

用途：①皮肤消毒；②黏膜消毒；③被服、餐具消毒。

9. 戊二醛

作用机理：与菌体内酶的氨基反应，阻碍细菌新陈代谢而使其死亡，具有广谱、高效杀菌作用。

用途：①浸泡内窥镜；②浸泡刀剪类。

03 | 换药室的设备和管理

换药室的室内要求光线充足、空气清洁、温度适宜。室内的设备要求简单适用，便于清洁消毒。

一、换药室的设备

1. 换药台及换药车

用以安放换药用品及各类外用药、引流物等。物品安放的位置相对固定，排列有序，取用方便。台面上的用物安排一般可分3排：后排放置体积较大的瓶罐类，如浸泡持物钳用的消毒瓶、贮存无菌纱布和干棉球的贮槽；中排放置有盖搪瓷杯数个，分别盛放乙醇棉球、盐水棉球、氯己定酊（盐酸洗必泰酊）棉球、雷佛奴尔纱布、凡士林纱布、橡皮引流条等。前排放置有盖方盘3个，分别用于器械的消毒、贮存、清洗。

换药车可推至病人的床旁，但应由一人递送无菌物品，另一人换药。换药者不能接触车上的物品，以防污染。

2. 消毒设备及其他设备

消毒设备包括紫外线灯、消毒液盒、洗手设备和煮沸消毒锅，其他有诊疗台、肢体托架、立灯和污物桶。

二、换药室的管理

1. 严格的制度

换药室由专人负责管理，严格执行无菌操作规程和管理制度。

2. 清洁的环境

保持室内环境清洁，每日通风，台面、地面进行湿扫，用紫外线消毒，并定期进行药物熏蒸消毒及作细菌培养。

3. 物品应齐全

保持敷料、器械、药品等用物供应充足，并分类固定放置。应定期检查药品的有效期，保持瓶签清晰。

04 | 换药的原则和方法

换药又称更换敷料，是一项外科基本技术，包括伤口检查、清洁消毒、拆除缝线、更换或除去引流物、施敷药物、扩大伤口等。此项工作直接关系到伤口愈合，如处理不当易引起并发症。因此，要做好换药工作。

一、换药的原则

1. 换药前必须有所准备

要了解病情，包括诊断、治疗经过、当前的症状和体征等。向病人说明换药的必要性，使其配合。准备好所需用的器械、用品、药物等，以免临时措手不及或耽误时间。

2. 严格遵守无菌操作原则

一切直接接触伤口的敷料和器械必须经过灭菌，避免医源性感染或交叉感染。换药人员要戴口罩、穿工作服，每次换药前后都必须用清洁剂洗手；按清洁、污染、感染的顺序进行各个伤口换药。妥善处理玷污的敷料及用品。特异性感染伤口，如破伤风、气性坏疽感染的伤口，应由专人换药，用过的器械应单独消毒、灭菌，换下的敷料应立即焚烧。

3. 换药的次数

换药的次数根据伤口情况而定。一期缝合伤口术后 2 ~ 3 日换药 1 次，如无感染至拆线时再换药；分泌物不多，肉芽组织生长良好的伤口，每日或隔日换药 1 次；脓性分泌物多、感染重的伤口，每日 1 次或数次。

4. 保持充分引流

感染伤口的分泌物如能充分排出，就能够凭借机体的防御修复能力较顺利地趋向愈合。反之，分泌物积存在伤口内，细菌的毒性作用不断侵害组织，伤口就难以愈合。因此，要保持引流通畅，如是手术伤口的预防性引流，一般在术后 1 ~ 2 日无明显引流液时即可拔出；一般的感染伤口均可用凡士林或液体石蜡纱布引流，分泌物较多时可用等渗盐水纱布条引流。

二、换药的方法

（一）换药前准备

1. 环境准备

换药前半小时内不可铺床及打扫，因此换药时间应安排在晨间护理之前为宜。

2. 病人准备

做好解释工作，消除顾虑，取得合作。换药时姿势应以使病人舒适，伤口应充分暴露,便于操作为宜,对剧烈疼痛的伤口换药,可先给予镇静止痛剂,以减轻疼痛。

3. 换药者准备

换药者必须戴口罩、帽子、穿工作服。了解病人伤口情况,安排换药次序,应先换无菌伤口,次换污染伤口,最后换感染伤口。传染性伤口应由专人负责换药。换药后要洗手,防止交叉感染。

4. 换药用物准备

一般伤口应准备无菌治疗碗2个、无齿镊2把、乙醇棉球和盐水棉球各数个,分别放置于一个治疗碗的两侧,不能混在一起;干纱布数块;有的伤口还需要准备引流物、血管钳、探针等。另一无菌治疗碗覆盖在盛有物品的治疗碗上。一个弯盘可放置污敷料。另备胶布、剪刀、汽油、棉签等物。

(二)换药操作

1. 基本操作法

包括三个步骤:①揭去伤口玷污敷料。②清理伤口,更换引流物。③覆盖无菌敷料,并加以固定。

第一步:揭去外层敷料,将污敷料的内面向上放入弯盘,再用镊子轻轻揭去内层敷料。如有分泌物干结黏着,可用盐水浸润后再揭下,以免损伤肉芽组织和新生上皮组织。

第二步:清理伤口,是换药中的主要步骤,要用双手执镊操作法:右手镊子接触伤口,左手镊子用以从换药碗中夹取无菌物品,递给右手,两镊不可相碰。先用酒精棉球由创缘向外消毒伤口周围皮肤2次,勿使酒精流入伤口。用盐水棉球清洗伤口分泌物。然后按不同伤口,敷以药物纱布或适当放置引流物(凡士林纱布条或橡皮引流管)。

第三步:用消毒敷料覆盖伤口,以胶布粘贴固定,胶布粘贴方向应与肢体或躯体长轴垂直,不能贴成放射状。胶布不易固定时可用绷带包扎。

2. 不同伤口处理法

伤口可分缝合伤口和开放伤口两类,不同伤口应采用不同方法来处理。

(1)缝合伤口。如无感染应按规定期限拆线,更换敷料。①拆线时间。切口愈合时间按部位和年龄不同而异,头、面和颈部血液循环较好3~5日即可拆线;下腹部及会阴部为5~7日;上腹部、胸、背部切口为7~10日;四肢为10~12日;

腹部的减张缝线则需14日。长切口可分批间隔拆线，年老、体弱、婴幼儿、营养不良者拆线时间酌情延长。②拆线方法。先用2.5%碘酊和70%乙醇棉球将伤口消毒2次，用无齿镊夹起缝线结，使埋入皮肤内的缝线露出少计，以剪刀尖贴近皮肤剪断缝线，向切口方向拉出线头（勿向反方向拉，以免切口裂开），再用乙醇棉球消毒切口，盖好敷料用胶布固定。③拆线后记录。拆线后应记录伤口的愈合情况。切口分三类：无菌切口，为Ⅰ类切口，如疝修补术、甲状腺切除术；可能污染切口，为Ⅱ类切口，如胃大部切除术、肠切除术等；污染切口，为Ⅲ类切口，如胃穿孔修补术、阑尾穿孔腹膜炎手术等。④切口愈合情况可分为以下几种情况：a.甲级愈合。切口无不良反应，愈合良好。b.乙级愈合。切口红肿，但未化脓。c.丙级愈合。切口化脓，必须切开引流。如肠切除术后，切口愈合良好，应记录为"Ⅱ甲"。⑤缝合伤口有下列情况，应分别处理：a.缝线反应：针眼稍红肿，可用70%酒精作湿敷。b.局部红肿范围大，有硬结，压痛明显，可用紫外线灯照射。c.局部肿块有波动感，穿刺有脓液，应立即将伤口敞开引流。

（2）肉芽组织创面处理。①正常伤口：颜色鲜红，坚实，呈细粒状，分布均匀，分泌物少。换药措施：用无刺激性油膏或凡士林纱布覆盖。②生长过快：高出创缘，影响愈合。换药措施：用刀修平，或用10%～20%硝酸银溶液烧灼。③水肿：颜色淡红，触之不出血，表面光滑而晶亮。换药措施：3%～5%氯化钠溶液湿敷。④坏死：创面脓液较多，有臭味。换药措施：用攸琐湿敷。⑤慢性溃疡：创面长期不愈合，质硬，色灰暗，不易出血，创缘新生上皮不明显。换药措施：先去除病因，切除溃疡后形成新鲜创面，再植皮。

（3）脓腔伤口。特点是伤口较深而脓液多。可用生理盐水或攸琐冲洗伤口。目前使用0.1%聚维酮碘（PVP—碘）溶液冲洗伤口，对组织损害小并有广泛的杀菌作用。

（4）铜绿假单胞菌感染伤口。可用0.1%苯氧乙醇湿敷或用磺胺嘧啶银软膏，采用暴露疗法。

（三）换药后整理

换药完毕，应整理床单位及用物，污敷料倒入污物桶，器械、碗、盘等用2%来苏儿溶液或0.1%苯扎溴铵浸泡1～2小时，然后刷洗干净再高压灭菌，传染性伤口敷料应即刻烧毁，以免交叉感染。刀剪单独浸泡冲洗，再放入金属器械浸泡液中灭菌备用，其他物品应物归原处。

三、常用的外用药

（一）溶液类

（1）0.75%聚维酮碘（碘伏），用于冲洗化脓创口、脓腔或烧伤创面。

（2）0.1%苯扎溴铵（新洁尔灭）、0.1%氯己定（盐酸洗必泰）、0.02%呋喃西林，用于脓腔及创面的清洗、消毒。

（3）0.1%乳酸伊沙吖啶（利凡诺或雷佛努尔），用于感染创面湿敷。

（4）攸琐（漂白粉、硼酸溶液），有防腐、除臭和溶解坏死组织作用，适用于感染创面和坏死组织多的伤口湿敷。

（5）0.1%高锰酸钾，用于浸泡和洗涤伤口。

（6）3%过氧化氢，用于冲洗污染重、创口深处的外伤组织，可抑制厌氧菌。

（7）3%~5%氯化钠，用于肉芽水肿创面湿敷。

（8）2%硝酸银，用于烧灼生长过度的肉芽组织。

（二）软膏类

氧化锌软膏、10%~20%鱼石脂软膏、10%鱼肝油软膏，用于保护腹壁皮肤炎症早期可消炎退肿，促使肉芽组织及上皮生长。

05 | 绷带包扎方法

绷带包扎用于固定敷料、加压包扎止血、减轻渗血渗液及预防水肿；急救时可暂时固定骨折或受伤的关节，防止夹板移位，可支持或悬吊肢体。

绷带的种类有卷轴带、多头带、三角巾等。

一、卷轴带

卷轴带按其种类不同，酌情选用。纱布卷轴带透气轻软，适用于固定敷料；棉布卷轴带可用于加压止血、悬吊肢体及固定关节；弹性轴带适用于下肢包扎，可防肿胀，或用于胸部伤口包扎；石膏卷轴带适用固定骨折或矫正畸形，为骨科专用。

卷轴带按包扎部位不同有各种规格:3 cm 宽的用于手指（趾），5 cm 宽的用于头、手、足、前臂，7 cm 宽的用于上臂、肩、腿，10 ~ 15 cm 宽的用于胸腹、乳房、腹股沟等部位。

（一）包扎注意事项

（1）病人取舒适坐位或卧位，扶托肢体，保持功能位置。

（2）皮肤皱褶处如腋窝、腹股沟部位，应先涂滑石粉，再以棉垫间隔。骨隆处用衬垫保护。

（3）选择宽度合适的绷带卷。绷带潮湿或污染均不宜使用。

（4）包扎四肢应自远心端开始，指（趾）尽量外露，以便观察血循环。

（5）包扎时应用力均匀，松紧适度，动作轻快。要求牢固、舒适、整齐、美观。

（6）每包扎 1 周应压住前 1 周的1/3 ~ 1/2，包扎开始与终了时均需环绕 2 周。包扎完毕用胶布粘贴固定，或撕开末端打结在肢体外侧，避免打在伤口及骨隆处。

（二）基本包扎方法

（1）环形：在包扎原处环形缠绕，后 1 周完全盖住前 1 周。用于开始及终了包扎时，或包扎项、腕等处。如果包单眼、单耳，可将绷带歪向同一方面逐渐错开。

（2）蛇形：斜形环绕包扎，每周间留空隙，互不遮盖，用于临时简单固定。

（3）螺旋形：螺旋状缠绕，后周遮盖前周的1/2 ~ 1/3，用于上臂、大腿、躯干、手指等径围相近的部位。

（4）螺旋反折形：在螺旋形的基础上每周反折成等腰三角形，每反折点需对齐以保持整齐美观。用于包扎径围不一的小腿和前臂。

（5）回反形：自头顶正中开始，来回向两侧回反，直至包没头顶。用于包扎头顶和残肢端。

（6）"8" 字形：按 "8" 字的书写径路包扎，交叉缠绕。用于包扎肘、膝关节、腹股沟或前臂、小腿、足背、手掌及手背处。

二、多头带

多头带的种类有腹带、胸带、四头带、"丁" 字带等。

1. 腹带

其结构中间为包腹布，两侧各有 5 条带脚相互重叠，每条带脚压住前一条的一半。

常用于腹部手术后包扎。创口在上腹部时应由上向下包扎，创口在下腹部时应由下向上包扎。

2. 胸带

比腹带多两根竖带，常用于胸部手术后包扎。

3. 四头带

将卷轴带的二头剪开成四头，常用于包扎下颌、枕、额等处。

4. "丁"字带

常用于包扎会阴或肛门。

三、三角巾

三角巾可包扎全身各部位，多用于战地救护，一般医院少用，最简单的是大悬臂带和小悬臂带。

第三章
手术室护理

01 | 手术野污染的预防

手术野污染通常有四条途径：手术人员的手和臂，病人手术区皮肤，手术室的空气，手术器械、敷料等物品。采取措施切断这四条途径，可以有效地预防手术伤口的感染。

手术人员的手和臂的消毒、病人手术区皮肤消毒、手术室的空气消毒详见本章有关内容。手术器械、敷料等物品的消毒见第二章中"02 外科手术器械、物品、敷料的无菌处理"相关内容。

02 | 手术室设施与设备

手术室是为病人进行手术及抢救的重要技术部门，因此，要求建筑布局合理，设备齐全。

一、建筑要求

手术室一般应位于建筑的较高层，环境以安静、清洁、便于接送病人、防止交叉感染为宜。理想的手术室应有专用的供电、供冷热水设备，隔音良好，有中心供氧及吸引装置，有空调甚至净化空气的层流设备。室内温度保持在 22 ~ 25 ℃，相对湿度在 45% ~ 50%。手术室窗户应需双重，以利于防尘及保温，门应采用合页门或自动门而不用弹簧门，以避免因门的摆动而引起气流，使尘土、细菌飞扬。无门槛。墙壁、地面均应用易于洗刷的原材料建造，如瓷砖、水磨地等，地面应设排水孔。

二、用房安排

手术室应分别设有有菌手术间、无菌手术间、辅助工作间。辅助工作间包括男女更衣室、洗手室、消毒室、敷料室、器械准备室、无菌器械敷料室、麻醉室、麻醉医师办公室、护士办公室。较理想的用房安排应将手术室分3个区域，即非限制区、半限制区及限制区。非限制区应设在最外侧，包括接收病人区、更衣室等。半限制区在中间为辅助工作室，限制区在内侧，包括各个手术间、洗手室等。在限制区内工作人员要戴帽子和口罩，及穿清洁衣裤和鞋子。

三、手术间的设备及要求

手术间（手术台）一般按手术科室病床数的 3% ~ 4% 设置。手术间的用具应用坚固、耐湿的材料制成，室内墙壁、天棚和地面都要求平整光滑，边角最好呈弧形，以利于清扫和消毒。手术间设备以适用而简化为原则。一般需有手术台（手术台应有固定底座，可升降、可移动、可调节，以适应各科手术的需要）、吊式无影灯、大小器械床各 1 张、器械托盘、手术用品桌、污敷料盆、输液架、麻醉用具、吸引器、垫脚凳等。器具应易于移动以便清洁和消毒。

03 | 手术人员的无菌处理

手术室内工作人员穿着一定的着装，其目的是防止身体直接接触污染伤口及无菌区，减少由身体脱落的尘埃及细菌，从而防止向病人传播细菌，同时保护工作人员不受感染。

一、洗手前的准备

手术人员进手术室前要换手术室专用的清洁鞋和洗手衣、裤，戴好手术室准备的清洁帽子和口罩。衣袖应卷至上臂中段，下摆扎收至裤腰之内。帽子要盖住全部头发，口罩要盖住口和鼻孔。将指甲修平，并除去甲缘下积垢。

二、手术人员手和臂的消毒

手术人员手臂上的细菌大致可分为暂存菌和常住菌两类。暂存菌多在皮肤表面的皱褶处和指甲下，而常住菌多深藏在毛囊、汗腺、皮脂腺等处。因此，凡参加手术者，均应作好无菌准备，包括先更换清洁的洗手衣、裤，戴好口罩、帽子，再洗手，穿无菌手术衣和戴无菌手套。

（一）手术人员洗手方法

1. 肥皂刷手

乙醇或苯扎溴铵液浸泡消毒法。先用肥皂清洗两手臂，用消毒软手刷，蘸肥皂液刷手，次序为先刷指尖甲沟，再从一侧手指刷向手指各面，指蹼、手掌、手背；一手刷毕，按同法再刷另一只手。然后交替依次洗刷双臂的腕部，前臂至肘关节以上 10 cm 左右。刷洗 3 分钟为一遍。以流水冲净手臂及毛刷上的肥皂液，冲水时屈肘，双手向上，使水从指尖流向肘部。再蘸肥皂液刷第二遍，如此洗刷共 3 遍，约10 分钟。同时用消毒小手巾擦干手及前臂，应从手向前臂方向擦，不可倒转。此时，手臂上的暂存菌基本全部去除，而常住菌仅能除去 5%，所以还需将手臂浸入 70%乙醇桶内浸泡 5 分钟，浸泡平面应至肘上 5～6 cm；同时用纱布在乙醇桶内擦搓皮肤以增加消毒效果。此时常住菌去 98%，但尚未彻底，因此需要戴无菌橡胶手套。相隔 30～40 分钟后，细菌又会随着皮肤的分泌，排泄移至皮肤表面并成倍增长。因此，在手术过程中，如缝针刺破手套，破孔虽小，也应立即更换。

如果选用 1:1 000 苯扎溴铵溶液浸泡消毒，刷手方法同上，但只需刷 1 遍约 5 分钟即可。浸泡时间亦为 5 分钟，但浸泡手桶不可放纱布或手巾，以免吸附阳离子减弱消毒功能。浸泡完毕不用毛巾擦干，待其自干。每桶苯扎溴铵溶液限泡 40 人次。

洗手完毕，两手屈肘向上，在胸前持拱手姿势。

2. 聚维酮碘液洗手法

聚维酮碘或称 PVP-碘是聚乙烯吡咯烷酮与碘的络合物。用肥皂将两手臂洗清后，以消毒毛刷蘸 5%～10% 的 PVP-碘溶液刷洗双手和前臂至肘关节上 10 cm，用无菌水冲洗后，再刷洗第二遍，约 2 分钟，不必冲洗即可。

3. 急诊手术洗手法

在紧急情况下，可用 2.5% 碘酊涂抹手及前臂，再以 70% 乙醇脱碘，先戴手套，后穿手术衣，袖口压在手套外面，然后再戴一副手套。

（二）穿无菌手术衣，戴无菌手套

1. 穿无菌手术衣方法

将折好的手术衣拿起，抓住衣领，抖开衣服，使正面朝外，将手术衣轻轻抛起，双手同时插入袖筒，手向前伸，待巡回护士穿衣，双手交叉提起腰带，由巡回护士从背后打结。

2. 戴无菌手套方法

从手套袋中取出滑石粉涂抹双手，以右手执两只手套的翻转部（即反面）使两只手套的掌面对合，大拇指向前，先戴入左手，再套右手后，未戴手套的手不可接触手套正面，已戴手套的手不可接触另一只手套的反面。最后将手套翻折部翻下罩在袖口上，再由巡回护士用无菌盐水冲去手套上的滑石粉。如是戴湿手套，应先将手套灌满无菌水，同上法戴入后，屈肘使手套内水流出，然后再穿手术衣，衣袖压在手套外面，以无菌带结扎固定；如是接台手术，更换手术衣和手套的次序是：先脱去手术衣，再脱去手套，注意手指不能接触污染手套的外面，然后以流水冲去手上的滑石粉，用无菌巾揩干后，浸泡在70%乙醇中5分钟，再穿无菌手术衣戴无菌手套。

04 | 病人手术区的无菌处理

病人手术区皮肤上的细菌是切口感染的来源。因此，手术前病人应洗头、沐浴、更换清洁衣裤，并剃去手术野皮肤上的毛发，清洁皮肤。进入手术室后，手术护士应协助进行手术区的皮肤消毒和铺巾。常规消毒的方法是先用2.5%～3.0%碘酊涂擦手术区皮肤，待干后，以70%乙醇涂擦2次脱碘，消毒范围与备皮范围相同。面部、黏膜、会阴等处或小儿皮肤及供皮区不能用碘酊消毒，可用1:1 000苯扎溴铵酊（新洁尔灭酊）、盐酸洗必泰酊或0.75%碘伏溶液消毒。皮肤消毒完毕，再行铺无菌巾、中单及剖腹单。

05 | 玷污手术的隔离技术

进行消化道、泌尿生殖道等空腔脏器玷污手术时，在切开空腔前应用纱垫保护周围组织，并随时吸除外流的内容物。被污染的器械和其他物品应放在污染盘内，实行隔离。污染的缝针和针持器等物品，应随时在等渗盐水中刷洗。全部污染步骤完毕之后，手术人员应用无菌水冲洗手套或更换手套，以尽量减少细菌污染。

06 常用手术器械、物品及用途

一、基本手术器械和用途

手术器械通常分为两类：①基本手术器械，即任何手术均须用的基本器械。②专科手术器械，即为某一专科需要而特别的器械。本章只介绍基本手术器械，按器械的特点和用途分为刀、剪、钳、镊、拉钩和针等六类。

1. 刀类

（1）用途：主要用于切割组织。

（2）分类：手术刀分刀片和刀柄两部分。刀片有圆头和尖头之分，并有各种大小规格。使用时须将刀片安装在刀柄上。从刀柄上取下刀片时，应用持针钳夹刀片取下。高频电刀用于切割组织和电灼止血。电刀有两个电极，一个是手术电极（即电刀头），接触组织；另一个是电锌电极。事先涂电极膏，垫在病人臀部下方，与皮肤紧贴，将手术电极和电锌板接妥，打开火花塞，用调节旋钮控制输出电流强度，输出功率不宜过大；避免手术台过湿；防止皮肤直接接触手术台金属物体；电刀头上有火花，切忌在乙醚气体浓度高时使用，以防爆炸；电刀头及输出线用甲醛熏蒸消毒。

2. 剪类

（1）用途：用于剪开组织或剪线。

（2）分类：分为组织剪和线剪两种。组织剪头圆柄长，有弯、直两种；线剪为直剪，一侧尖头，一侧圆头或者两头均尖，柄短。组织剪与线剪不可混用。

3. 钳类

（1）用途：用于止血、固定手术巾等。

（2）分类：①血管钳。用于钳夹血管或出血点止血和钝性分离组织，按用途不同有直、弯、大、小、全齿、半齿、有钩、无钩等不同规格。直血管钳用于皮下止血；弯血管钳用于深部止血和分离组织；蚊式钳用于精细操作；有钩直钳用于钳夹较厚而易滑脱的组织，固定牢固。②布巾钳。用于固定手术巾。③卵圆钳。又称海绵钳，有齿纹的用以夹持敷料，作皮肤消毒用。无纹的可夹持及牵引脏器。④持针钳。用于夹持缝针，应将钳的尖端夹住弯形缝针的中后 1/3 交界处。⑤组织钳。又称鼠齿钳，用于夹持组织，以便牵引。

4. **手术镊子**

（1）用途：用于夹持组织，以便缝合操作。

（2）分类：可分为有齿、无齿，并有大号、中号和小号之分。有齿镊用于夹持皮肤、肌腱、筋膜等坚韧组织，无齿镊用于夹持肠管、血管等较脆弱组织，大号、中号用于夹持胸膜深部组织。

5. **拉钩（称牵开器）**

（1）用途：用于牵开组织，显露深部手术区。

（2）分类：有各种形状和大小规格。直角拉钩用于牵开腹壁，"S"形拉钩用于牵引腹腔脏器，爪形拉钩用于牵开头皮，自动拉钩用于显露胸、腹腔。

6. **缝针**

（1）用途：用于缝合组织。

（2）分类：①圆针。对组织的损伤少，用于缝合肌肉、脏器、血管、神经等软组织。②三角针。有带三角的刃缘，用于缝合皮、软骨等坚韧组织。圆针和三角针根据需要又分为直、弯两种。

7. **吸引器**

（1）用途：用于吸除手术野的积血、积液和空腔脏器切开处漏出的内容物等。

（2）分类：一般来说，负压引流器产生负压的吸引器具和设备有活塞式真空泵、弹簧式塑料吸引袋、机械滚动挤压式吸引系统、模式电动吸引器等等。另外，吸引器还有普通真空泵、水冷阀片式真空泵、低压微量式吸引器、水流喷射器式真空机、普通电动吸引器、水环式吸引器等等一些类型，它们也有不同的性能，在医学上也得到了广泛的应用。

二、手术各种缝线的准备及用途

1. **缝线类**

（1）用途：用于缝合组织和结扎血管。有丝线、肠线、尼龙线、马尾线、金属线等多种。

（2）分类：①丝线：在体内不能被吸收，抗拉力强，组织反应小。按粗细分号，常用的有7号、4号、1号；细线有"0"1个、"0"3个、"0"号等。使用前先绕在轴式线板上，用高压灭菌后一般只使用1次，因重复高压灭菌会影响其牢固度。也可以用40%甲醛溶液熏蒸，丝线牢固程度不受影响。②肠线在体内能被吸收，故用于缝合膀胱、子宫、胆管、胃肠、腹膜等。能避免因线结引起线石或腹腔肠管粘连，但不易扎紧、组织反应大、价格贵。按粗细号分类，常用的有3.2.1号和"0"-4个"0"。可煮肠线或浸在装有甲苯的玻璃管中，可加热灭菌。不耐热的肠线只能浸在装有90％乙醇的玻璃管中，再将玻璃浸于70％乙醇中消毒备用。

三、手术常用的布类和敷料的规格及用途

详见表3-1。

表3-1 手术常用的布类和敷料的规格及用途

名称	规格	用途
手术衣	身长 130 ~ 145 cm 袖口 18 ~ 20 cm 袖长 70 ~ 80 cm 腰围 150 ~ 170 cm 下摆 80 ~ 90 cm 抬肩 25 ~ 30 cm	前腰有腰带长 160 cm，前襟至腰、袖口、肘部用双层布遮盖手术人员身体未经消毒的部位
手术巾	有 90 cm×90 cm 和 60 cm×40 cm 两种，均为单层	覆盖手术野周围皮肤
中单	200 cm×80 cm 单层	遮盖手术野之头端和足端，以及器械桌和手术台
剖腹单	300 cm×160 cm，离头端100 cm 处中心开 25 cm×7 cm的孔，除单四周30 cm 为单层外，中间均为双层；孔头端有红色三角标志	覆盖手术巾及中单，开孔处对准手术切口
洞巾	与手术巾同，正中开一直径9 cm 大小的圆孔、双层小手术代替手术巾	
包布	大 110 cm×110 cm，中 90 cm×90 cm，小 60 cm×60 cm，双层	包裹器械及敷料物品
纱布	大 40 cm×12 cm，小 10 cm×10 cm	手术时拭血
纱布垫	30 cm×20 cm，4 层纱布制成，其一角有一纱带	浸湿后覆盖暴露的肠管，拭血

2. 引流物

手术室必需备有各种已消毒的引流物，以便于继续引流所用。

（1）皮引流条：用于浅层组织引流。用废橡皮手套剪成条状，浸泡于70%乙醇中备用。

（2）卷烟式引流管：用于腹腔深处引流。将细纱布卷成卷烟状，外面用橡胶膜包裹。

（3）橡皮引流管：用于深部组织或胸膜腔引流。胸腔引流管质地硬，不易压瘪。使用时应在近端管壁开孔，增强引流效果。

（4）双腔引流管：在下端有多孔的胶管中，再放置一根塑料管或硅胶管进行吸引。可保持持续吸引而不易被组织堵塞或因吸力过大损伤组织。

（5）三腔引流管：在双腔管的外面再加一根细塑料管或橡皮导管，可不断滴入灌洗液体，而保持持续流动的灌洗吸引。

07 | 手术室的管理

手术室通常由一个护理组负责管理，在上级领导下，与麻醉科、手术治疗科、监护室和其他有关科室密切配合，共同完成每日的手术治疗任务。手术室人员包括护士长、护士、清洁员等，在护士长领导下负责分工手术室的清洁、伤病员的运送、手术的准备、器械敷料的清理、准备和灭菌、手术的配合、病人的治疗和护理，以及科研、医疗、教学等工作。

一、手术室的管理原则

（一）手术室的一般规则

（1）凡进入手术室的工作人员，必须先穿戴手术室的隔离衣或洗手衣、裤、口罩、帽子和鞋。患有上呼吸道感染的医护人员，轻者应戴双层口罩，重者不准入内，患有上肢皮肤病和皮肤感染的医护人员，不得参加手术。

（2）手术通知单应于术前1日送达，以便做好一切准备工作，手术时间确定后，一般不得随意更改，急诊手术则随到随安排。

（3）参加手术的医师，应在预定时间前半小时到达手术室，做好一切准备工作，手术室内应保持严肃、安静、不准高声喧哗、大声谈笑，除休息室外不准吸烟。

（4）急救药品、器材必须备齐，按期领取，以补充不足。放置位置必须固定，以便于取用。手术室人员应熟悉室内各种物品的固定放置地点以及使用方法，以备紧急时立即取用。

（5）器械应经常检查，及时修理补充，易燃品（如乙醚、氧气、酒精等）应加强管理，妥善存放。室内一切物品，未经手术室负责人同意，不得外借。

（二）手术室参观规则

（1）外院参观手术者，须经院领导批准，并与手术室护士长联系，方可进行参观，院内参观者经科主任或手术室护士长同意即可。

（2）参观者必须穿戴手术室的参观衣、帽、口罩和鞋子，离开时交还，病室的工作衣帽及口罩一律不得进入手术室，以免交叉感染。

（3）参观者应严格遵守手术室的规章制度和无菌技术规则，在指定的手术间进行参观，不得随意走动，不得进入其他手术间，参观时应与无菌区保持一定的距离，以免影响无菌操作的进行。

（三）接送病人规则

（1）手术室人员按规定时间接病人时，应查对姓名、性别、病室、床号、住院号、诊断以及手术名称等各项。

（2）检查术前准备工作是否完善，将病人的活动性假牙及贵重物品交由家属或病房护士长保管，病历、X光片、取血单、输血用品等应随同病人带至手术室。

（3）进入手术室的病人必须戴清洁帽、换鞋等，病人的衣裤、鞋袜一律不得进入手术间。

（4）手术结束后，待生命体征平稳、病情允许时将病人送回到病房，并与病房护士交接术后注意事项，输液、输血情况，病历及随带物品等手续。

二、手术室的无菌管理

手术室内空气中的细菌，一般由医务人员的衣裤、鞋帽、头发等处带来，医护人员讲话咳嗽时都会喷出飞沫，可能带有细菌。而混悬在空气中的尘粒是感染的媒介，因此，手术室的管理更为重要。

（1）每日工作完毕后均须进行清扫，每周应有固定时间进行大扫除一次。除定期进行空气灭菌外，还应根据具体情况随时进行。

（2）凡进入手术室的人员，必须换上手术室的清洁鞋、帽、衣、裤及口罩。有上呼吸道感染的医护人员不得进入手术室。

（3）手术室的有菌物品与无菌物品要严格区分开，灭菌后的物品应标明灭菌、失效日期；手术包应干燥，湿包不可做无菌包使用。

（4）在手术准备和进行期间，应保持严肃、安静，避免不必要的走动和谈话，防止飞沫污染空气。

（5）无菌手术与有菌手术要严格区分开，在指定的手术间进行，若在同一手术间内接台，则先安排无菌手术，后安排有菌手术。

（6）手术结束后室内必须在间隔时间内开窗通风，清扫刷洗。手术器械和敷料，均需清洗晾干。为了防止交叉感染，对化脓性手术所用的器械和敷料，应另作处理。

三、手术室空气消毒

手术室空气的细菌主要附着于天花板、墙壁和地面，在有人走动的情况下，每小时可有 3 万 ~ 6 万个细菌沉着在手术床和器械桌上。因此，手术室必须建立清洁打扫、空气消毒等管理制度。

（一）日常清洁消毒工作

（1）每日手术结束后，应先打开门窗通风。

（2）室内的桌面、手术床、地面、吸引器等均以湿式打扫。地面用 1:1 000 苯扎溴铵（新洁尔灭）或过氧乙酸喷洒拖抹后，再用清水擦洗。

（3）室内不宜用粉尘物品。

（4）手术时，门窗应保持关闭，尽量减少人员进出次数。

（5）定期做室内空气细菌培养。

（二）紫外线消毒

紫外线消毒是目前医院最常用的消毒方法。紫外线的杀菌能力与波长有密切关系，波长在 253.7 nm 的紫外线杀菌力最强。紫外线照射后菌体蛋白质发生光解、变性，菌体的氨基酸、核酸酶被破坏，而至细菌死亡。紫外线透过空气能力较强，紫外线在通过空气时，可使空气中的氧气电离产生臭氧，故加强了杀菌作用。目前临床常用于物体表面和空气的消毒。常用紫外线灯有 15W、20W、30W 三种，其波长均为 254 nm，配用抛光铝板作反射罩，可增强消毒效果。物品消毒一般用 30W 功率日紫外线灯，在 25 ~ 60 m 距离内照射 30 分钟。用于空气消毒时有效距离不超过 2 m，照射时间为 60 分钟。手术间的空气消毒均用此方法。但严重感染手术，如绿脓杆菌、破伤风、气性坏疽等手术后，则需用甲醛熏蒸消毒密封 24 小时后，再打开门窗通风 24 小时，待手术间无气味后，方可进去打扫、消毒（因甲醛有致癌作用，现已不宜用于空气消毒）。

（三）其他空气消毒

手术室空气消毒，还可采用乳酸消毒法。按每 100 m³ 空间用 80% 乳酸 12 mL 计算，加等量的水，置于酒精灯上加热，乳酸蒸发完毕灭火，房间继续关闭 30 分钟后再开窗通风。

四、手术室无菌原则

为了保证严格的无菌操作、防止交叉感染和预防意外医疗事件的发生，手术室必须划分和标明有菌区域和无菌区域，并应严格地遵守无菌操作原则。

1. 无菌区

无菌区只能存放已灭菌的物品，无菌技术操作只能在无菌区域中进行，无菌区建立后超过 4 小时者则不可再用。

2. 物品使用原则

所使用的物品必须是无菌，稍有怀疑应立即更换。有下列情况的物品，应视为有菌而不应在无菌区内使用：①在非限制区内的灭菌敷料。②无菌包的包布已经潮湿。③无菌包坠落在地面上。④无菌有效时间及效果不能肯定。⑤怀疑无菌物品已被污染。

3. 无菌手术衣的应用

无菌手术衣的无菌范围仅限于前身肩平面以下、腰平面以上及袖子，其他部分应视为有菌区。手术人员在穿好手术衣后，前臂不应下垂，应保持在腰平面以上。双手也不应接近面部。肘部应内收，靠近身体。双臂不可交叉，也不应将手放于腋下。由于手术衣在腰平面以下视为有菌的，因而不应接触无菌桌或铺好单的手术台上。手术人员倚墙而立或坐靠在未经灭菌的地方，均是违反无菌原则的。也不应来回走动，或走出手术间以外。如需与另一手术人员交换位置时，要背对背移动。在经过未穿手术衣的人面前时，应互相让开。

4. 无菌包

任何无菌包或无菌容器的边缘均视为有菌。打开无菌包时，应将包布的四角翻转并用手握住四角，防止其滑脱污染内容物。取用无菌物时应注意不接触边缘。利用包布铺无菌区时，包布的内面是无菌的，而包布的外面和边缘是有菌的。

5. 溶液

无菌溶液一经打开，液体应一次用完，不应保留。如将瓶塞塞回，必然污染瓶口，则应弃掉剩余液体。

6. 无菌桌的无菌范围

无菌桌仅桌缘平面以上是无菌的，桌缘平面以下，不能长时间保持无菌完整，应视为有菌。无论是手术护士或巡回护士均不应接触无菌桌缘平面以下的桌巾，以建立一个安全地带。凡坠落于手术台边或无菌桌缘平面以下的物品，应视为有菌。已坠落下去的皮管、电线、缝线等不应再向上提拉或再用。无菌布单被水或血浸湿时，应更换或加盖新的无菌巾。

7. 无菌区域操作原则

手术人员须经过手臂消毒、穿无菌衣和戴无菌手套，方可接触无菌区。巡回护士只能用无菌持物钳夹取无菌物品，并应按一定的技术操作打包、倾倒溶液。操作时手臂不能穿过无菌区，倾倒溶液时只允许瓶口进入无菌区的边缘。一切无菌容器打开后应及时盖好，减少暴露。由于病人的皮肤和工作人员的手臂经过消毒以后只能达到相对灭菌，残存于毛孔内的细菌对开放的切口有一定威胁，故应注意预防污染。

8. 尽量减少空气污染

手术间的门窗应关闭，人员进出应走侧门，尽量减少在室内走动，以免引起阵风。手术进行时应保持肃静，避免不必要的谈话。咳嗽、打喷嚏时应将头转离无菌区，避免飞沫污染。

总之，在手术进行中要时刻注意无菌技术原则的应用，要经常保持无菌的完整性，对违反无菌术的手术人员或参观人员须立即指出、及时纠正。

08 | 手术室护士的工作职责

一、手术室护士工作任务与要求

1. 手术室护士的主要工作任务

手术室护士的主要工作任务是手术室的管理、手术中器械台的管理、传递器械、接送病人、术中巡回护理和手术中病人的护理等。

2. 手术室护士的工作要求

手术室护理工作的特殊性，要求护士必须具备良好的身体素质、心理素质、思想素质、敏捷的工作作风和与人合作的能力。根据手术室护理工作的需要，手术室护士又分为器械护士和巡回护士。

二、手术室护士的工作职责

（一）器械护士

1. 术前准备

手术前一天，应了解病情，根据手术种类和范围准备手术器械、敷料；提前 20 分钟洗手，整理好器械台，协助手术者做手术区皮肤消毒和铺巾。在手术开始及关闭体腔前，与巡回护士共同清点器械、敷料、缝针和缝线数目。

2. 手术中的配合

（1）手术中严格遵守无菌原则。

（2）保持无菌布类干燥。术中如无菌布被湿透后应立即覆盖一块手术巾，以免引起感染。铺无菌布单时，器械台和手术切口周围无菌单应在 4 层以上，垂缘在 30 cm 以上。

（3）保护切口。皮肤虽经消毒，只能达到相对无菌。因此，在切开皮肤及缝合之前，应再以 70%乙醇消毒 1 遍，皮肤切开以后要以无菌纱布垫遮盖切口两旁。也可用无菌聚乙烯薄膜盖于手术野皮肤的切开处，以保护切口不被污染。

（4）保护腹腔。在切开胃肠、胆囊、胆管、膀胱等空腔脏器前，应用纱布垫保护周围组织，并随时吸附外流的内容物，以免污染腹腔。

（5）对于深部切口手术或腹腔手术后，一定要与巡回护士共同清理和核对所有物品，确认无疑后方可关闭缝合手术的创口。

3. 器械台的管理

（1）器械台的准备。根据手术的要求做好器械台的准备。将器械放置在器械台上，并按其使用先后次序及类别排列整齐。事先穿好针线，装上手术刀柄。盖上无菌单，待病人消毒铺巾完毕，将最先常用的器械放在紧靠手术床的升降台的托盘上，以便随时取用。

（2）器械台的摆放要求：台面保持干燥整洁，器械安放有条不紊。器械应分类排列整齐，暂时不用的可放在器械台一角，做到"快递"、"快救"；缝针、线圈、纱布之类容易遗落在体腔内的物品，更应随时收回并清点数目。

（3）传递器械。必须熟悉基本操作及手术步骤，才能配合默契。传递方式：传递任何器械，都要将柄递给手术者。手术刀的刀缝朝上；弯钳与弯剪之类应将弯曲部向上；弯针应以持针夹在中、后1/3交界处；缝线要用手托住，以免脱出。传递血管钳应以柄端轻击手术者伸出的手掌，器械切忌在背后传递。

4. 手术后整理

手术后将器械先放入清水中刷洗，烘干，上石蜡油保护，清理后按类分别放于器械柜中。短期内需要用的器械与物品，应打包进行高压灭菌后备用。锐利器械清洗，擦干备用。感染手术器械须先在消毒液中浸泡，特殊感染的手术器械需先煮沸消毒，然后再清洗。

（二）巡回护士工作（辅助护士）

1. 主要任务

主要负责手术台下的配合工作，包括术前准备及术中执行各项治疗、抢救工作等。

2. 手术前准备

铺好器械台，查对病人姓名、床号、诊断、手术名称、手术部位，核对血型，检查备皮情况；协助麻醉；安置手术体位；协助皮肤消毒，协助术者穿手术衣；以无菌水冲去手术者手套上滑石粉；给病人输液、输血；与手术护士一起清点器械、敷料、缝针、缝线数目，并且记录。

3. 手术中的配合

执行口头医嘱，配合抢救，供应无菌盐水及其他物品、观察病情。关闭体腔前与手术护士共同清点核对器械物品数目。手术结束时，包扎切口，与麻醉师一起护送病人回病房。向病房护士交代病情。

4. 术后整理

清理手术室，物归原处，并进行日常的清洁消毒工作。

【附】 手术病人的体位护理方法

（1）按手术的要求正确安置病人的体位，并要充分暴露手术野。

（2）保证病人的舒适与安全。

（3）尽可能不影响呼吸及循环。

（4）不使肢体神经受压或过度牵扯，以防造成麻痹。

（5）不使关节过度牵伸，以防造成损伤或手术后疼痛。

（6）肢体不悬空，应托垫稳妥。

常用手术体位、适用手术及安置方法见表3-2。

表3-2　常用手术体位名称、适用手术及安置方法

体位名称		适用手术	安置方法
仰卧位		腹部、乳房及身体前面的各种手术	仰卧，两臂用中单固定于体侧，腰曲和腘窝各置软垫，膝部加约束带固定。作胆囊手术应将手术床腰桥对准胸骨剑突平面。
颈仰卧位		颈前部手术（如甲状腺或气管切开手术）	仰卧，手术台上部抬高10°～20°，头架下落，颈后垫卷枕
侧卧位	90°角胸部手术侧卧位	胸腔手术	侧卧、对侧腋下垫一软枕，两上肢各置于搁手架上下层，两肩连线与手术台成90°角，位于上方的下肢屈曲，下方的下肢自然伸直位，膝踝等分别垫软垫
	肾手术侧卧位	肾手术	同胸部手术侧卧位。手术床的腰桥对准病人第11、12肋，位于上方的下肢伸直，下方的下肢屈曲
	半侧卧位（30°～50°角）	胸腹联合切口手术	平卧后半侧，手术侧在上，肩背部、腰部、臂部各放一海绵垫，手术侧上肢固定在面架上
俯卧位		脊柱及其他背部手术	俯卧，头部、胸部及耻骨下各垫一大软枕，头转向一侧。两臂半屈，置于头旁
折刀位		肛门、直肠手术	病人先俯卧位，耻骨联合应位于手术床背板下缘，足背在腿板边缘外，将手术床摇至背板低20°角，腿板低30°角，使躯体成折刀状。
截石位		会阴部手术	平卧，病人下移，使尾骶部低于背板下缘. 两腿置搁腿架上，穿上袜套，两大腿外展60°～90°角

第四章
外科围手术期护理

围手术期系指病人入院后在手术前、手术中、手术后相连续的这段时间。围手术期护理系指在围手术期间，配合医疗方案和措施，对病人实施整体护理，解决病人有关的健康问题及对健康问题的反应，从而促进病人的身心健康顺利恢复。

手术是外科病人的主要治疗措施之一，同时，也使病人受到不同程度的创伤。围手术期护理重点就是尽可能地使病人建立起对手术治疗的信心和勇气，提高病人机体对手术的耐受力。通过系统的术前护理健康指导，使病人对手术治疗的目的和意义有明确的认识，掌握其疾病的有关健康知识和康复行为训练技巧，使病人从思想上和行动上都做好充分的准备，从而达到避免手术前后并发症的发生。外科围手术期的护理与手术技术同样是手术治疗成功的关键。

01 | 手术前的护理

病人入院后，从决定手术治疗起至进入到手术室时止，这一期间的护理称手术前护理。手术前护理是预防术后并发症的关键。因此，术前护理是十分重要的。术前护理包括生理的和心理的两大方面。

一、护理评估

通过交谈、观察等方法，收集病人的心理、家庭、社会等方面的情况；通过健康史调查、体格检查及阅读辅助检查档案，全面了解病人的心理、身体诸方面的主观和客观资料，然后针对所得的信息进行辨证分析，为提出病人的护理问题做好充分的思想和心理准备。一般外科病人术前评估要点包括以下几点：

1. 心理状态评估

手术虽然是外科疾病的一种有效治疗手段，但是，由于手术是一种创伤性治疗，会给病人的躯体带来程度不同的损伤和痛苦。因此，大多数病人在术前对自己的疾病和手术治疗都会产生不同程度的心理反应，主要为恐惧或焦虑。这种负性情绪和心理状态若得不到及时的控制和纠正，会直接影响病人对手术的适应能力、耐受力及术后的恢复。心理评估应着眼于以下几方面：①评估病人对疾病的认识、理解的程度及对手术治疗所持有的态度。②评估病人产生焦虑、恐惧心理的主要原因，了解病人已往和目前应对紧张情绪的方法和实际效果。③评估负性情绪对病人的睡眠和饮食状况的影响。④根据病人的性格属性、职业、文化程度、社会角色的不同进行综合分析，评估病人对手术、麻醉及预后的认识程度和应对能力。

2. 家庭社会状况评估

根据病人所处的社会地位、家庭角色、经济状况的不同，对病人的外围支持系统进行评估，为病人寻求最佳的社会支持，尽可能地减轻病人的后顾之忧。

3. 评估病人术前身体状况

通过询问病史、护理体检和辅助检查资料的阅读，估计病人的身体素质、营养状况、有无水电解质紊乱、酸碱平衡失调。要配合医疗的需要，注意及时处理血、尿、便三大常规，对中、老年病人应作血糖测定。

4. 评估病人手术后并发症发生的可能

首先要整理收集到的临床资料。包括：①病人的既往健康史：慢性病史、过敏史、麻醉手术史以及传染病史。②现病史：临床表现、疾病性质与程度、术式及麻醉方法、手术部位及范围。③家族史：家族遗传史、家族成员健康状况等。④不良生活习惯及嗜好：偏食、吸烟、酗酒等。针对上述资料进行综合分析，预测和把握有关并发症发生的可能性与危险性。

二、护理诊断／问题及相关因素

（1）焦虑或恐惧（个人应对能力下降）。①与缺乏相关疾病知识有关。②与生活环境发生变化有关。③与担心疾病预后有关。④与惧怕手术疼痛有关。⑤与担心医疗费用有关。⑥与家庭、社会角色发生变化有关。⑦与术后活动功能受损有关。⑧与术后机体致残有关。

（2）知识缺乏与未接受系统的疾病健康教育有关。

（3）夜寐欠安或夜不能寐（睡眠形态紊乱）。其原因有：①与暴受惊骇、神摇不安有关。②与思虑太过、心火上炎、心神不安有关。③与心火独炽、扰动神明有关。④与脾失健运、积热为痰、上扰心神有关。⑤与起居卧位不适有关。⑥与气血瘀滞、疼痛扰乱心神有关。⑦与心脾气血不足、心失所养有关。如生活环境发生变化，舒适改变（疼痛、咳嗽、呼吸困难、脘腹胀满，排泄异常，情绪紧张，神经、内分泌调节失衡）。

（4）营养失调（低于机体需要量）。其原因有：①与术前禁食或进食困难、气血化源不足有关。②与情志所伤、脾失健运有关。③与久病、感染、肿瘤、高热暗耗阴血有关。如术前禁食、营养摄入不足，术前情绪紧张、消化吸收障碍，机体代谢增强。

（5）津血亏乏（体液不足）。其原因有：①与久病或手术所致津血耗竭过多有关。②与术前津血补充不足有关。如术前体液补充不足、体液丢失过多。

（6）有感染的危险。其原因有：①与正虚毒盛、正不胜邪有关。②与久病体弱、正气虚衰、肌肤抗病能力下降有关。如病人机体抵抗力低下、手术区域污染。

（7）有废用综合证的危险。其原因有：①与肢体长期制动、气血运行不畅有关。②与久病久卧、气血瘀滞，不能濡养四末有关。如肢体制动时间过久，肌肉萎缩、关节僵硬，未坚持有效的功能锻炼。

三、预期目标

（1）病人术前的恐惧、焦虑情绪得到控制，能保证 7 ~ 8 小时的睡眠。

（2）病人能叙述手术前准备的目的和意义。

（3）能叙述清楚所患疾病手术治疗的重要性及术后自我调养方法，并能主动配合治疗和护理计划的实施。

（4）摄入足够的营养，保证机体代谢的需要。

（5）维持水、电解质及酸碱平衡。

（6）消除或减少并发感染的可能性及危险性。

四、辨证施护

（一）术前一般护理

《外科正宗·调理须知》认为："凡人无病时，不善调理而致生百病，况既病后若不加调摄，而病岂能得愈乎！"由此可见，注重对病人的整体护理，以提高对手术的耐受力，是外科护理的关键。而手术病人的护理是多方面的，具体包括以下几方面：

1. 情志调护

手术是一种创伤性治疗，常会给人们带来强烈的心理应激。当这种应激超越了病人的心理承受能力、自身的防御能力和自身的调节能力，极易导致心理失衡，给病人的心身恢复带来极大的威胁。因此，术前对病人首先应注重情志调护，因为恰当的心理护理，可使病人在思想上保持"无恚嗔之心"，排除杂念，达到"心安而不惧"和"独立守神"的目的。也只有这样才能使病人从心理上和行动上做好一切准备，即便手术创伤再大，病人也能用很好的心态去接受这一现实。

（1）向病人及家属介绍负责医师及护士、病房环境、同病室病友及有关住院需知，帮助病人尽快适应环境，并对医院及医护人员产生信赖及安全感。

（2）对急、危、重症病人，一定要注意病人的情绪反应，及时地进行情志调护。鼓励病人诉说自己对焦虑、恐惧的心理感受，帮助病人分析病因和程度，因人制宜地进行护理健康指导，消除病人的疑虑及恐惧心理，达到"精神内守"的目的。使病人从内心赞同手术方案，愿意接受手术治疗。指导病人学会减轻或消除焦虑、恐惧心理的调节方法，如听音乐、看电视、看书、外出散步、肌放松训练、与病人谈心等，使之达到心定神安的目的。

（3）做好病情介绍，尽量帮助病人减少对手术的各种疑虑。如对麻醉、手术产生的恐惧心理，担心手术的痛苦、愈后及对生命的危及，担心术后对今后生活以及事业的影响，担心对医疗费用的承受能力。使病人尽快消除顾虑，树立起战胜疾病的信心和勇气。

2. 饮食调护

术前合理调养病人的饮食结构，对提高病人对手术的耐受力和机体的修复是非常重要的。因为手术本身是一种创伤性治疗手段，必定对病人的脏腑、经络、筋骨、气血运行造成不同程度的损伤。而组织从创伤到愈合需要足够的营养成分，如果营养不良则会导致气血亏虚而不能濡养肌肤，引起创口疼痛加重和术后创面延期愈合。正如中医学所言："饮食有五味，入口藏在肠胃里，其精微可养五脏；能滋养人的血气，血能使形体荣华，气能够卫护四肢百骸。血……灌溉一身无所不至……所以人有形体，全赖血养，故血衰则形体萎缩，血败则形体随之而坏。饮食多则自能生血，饮食少则血不生……势必五腑齐损。"并认为在病人的调养中"补肾不如补脾"。饮食良好，则旺荣卫；荣卫既旺，则能滋养骨髓，保精益血。西医学也认为，在术后疾病的恢复中，如果血清蛋白偏低时则会出现下列不良后果：①血浆蛋白减少，引起血浆渗透压降低，引起细胞间水肿，水肿妨碍伤口和吻合口的愈合，如导致肠道吻合口水肿引起的梗阻，胃壁水肿影响肠蠕动，术后易发生腹胀等。②由于在组织修复过程中缺少足够的蛋白质，而导致伤口愈合能力差。③低血清蛋白和营养不良可使抗体的形成缺陷，使抗感染和免疫力减退，容易发生感染和感染后不易控制等术后并发症。从上可见，营养与外科手术病人的康复有着密切关系。

关于对术前病人的饮食护理：

（1）护士必须详细了解病人以往饮食习惯、病种、临床表现，合理安排病人的饮食营养。

（2）对于身体虚弱和缺乏营养的病人首先要进行辨证分析，依据四气五味学说的基本原理，在补充足够热量、蛋白质和维生素的前提下，给予恰当的饮食调护。

（3）对于慢性病长期进食不足或不能经口进食的病人，要给予肠道外供应营养的方法。

（4）对于慢性病长期进食不足或丢失过多的病人，要维持或增加营养是比较困难的，对此护士要有高度的同情心，想方设法了解病人的饮食喜好，为病人调剂饮食结构，鼓励病人多进食或减少丢失量。对慢性病人应每日记录摄入量及经常测体重，了解病人的饮食适应情况，以便及时调整。

3. 起居调护

在起居调护方面，要根据病人的生活习惯和病情的需要，为病人制定出合理的作息制度，使病人做到"起居有常"。在睡眠的调护方面，要指导病人做到"寤寐有时"，护士要根据病人未病前的睡眠习惯，合理安排病人的睡眠时间，以保证充足不过度为宜。如果住院后睡眠不足或过多，都会耗伤精气或使脾胃运化失常，饮食减少，导致血气衰弱，则气血运行不畅，肌肤濡养不足，而使人体抗创伤能力下降。

4. 术前护理知识教育

对于外科手术病人来说，加强术前护理知识教育，使其了解手术、麻醉的相关知识，术前准备的项目、意义及配合要点等，可以减轻病人的心理负担，保持良好的心态，积极配合手术治疗。

（1）针对病人的个体差异，本着"告之以其败，语之以其善"的原则，因人而异地进行术前护理健康教育。

（2）向病人讲解手术的名称、目的、必要性、时间、麻醉方式及有关术前术后的不适和应对方法。

（3）向病人说明术前辅助检查的必要性及其方法。尤其是在做特殊检查前，一定要向病人讲解清楚检查的目的、意义、必要的准备及注意事项。

（4）向病人详细讲明术前一般护理和特殊护理的目的、重要性或作用。包括术前康复行为训练，如深呼吸、咳痰、床上排泄、带管移动躯体、肢体功能锻炼等。同时包括基础护理，如备皮、配血、服用泻药、灌肠、洗胃、冲洗阴道、插导尿管。

（5）指导病人学习有关技能，从而提高病人对手术的适应能力，减轻术前焦虑。术前护理健康教育包括知识灌输和行为训练，如呼吸功能训练、有效咳痰训练等。

（6）向病人介绍手术室的有关环境及麻醉医生的主要情况。从而减轻病人对手术室环境的陌生感，增强对主刀医生和麻醉医生的信任感，从而提高对手术治疗的信心。

（7）向病人介绍术前用药的作用及注意事项。如甲状腺功能亢进病人服用抗甲状腺药物和碘剂，黄疸、肝功能障碍病人需注射维生素 K 等。

（二）术前观察要点

（1）症状与体征。如体温、脉搏、呼吸、血压、全身情况、饮食、营养、电解质、尿量、疼痛等。

（2）病人及家属对手术的态度，存在的心理社会问题。

（3）收集各种生化检查结果，如血常规，肝、肾功能、HB 抗原等。

（4）手术当日和手术前一日，确切执行各项医嘱，如备皮、灌肠、冲洗阴道、插管、输液、术前用药、饮食、睡眠等。

（5）对于老年病人和对疾病适应能力差、反映强烈的病人要特别注意其心理反应（如孤独感、恐惧或焦虑等）。

（三）术前准备

1. 呼吸道的准备

（1）术后病人常因伤口疼痛，不敢咳嗽，故对有吸烟习惯的病人，在术前 2 周内劝其停止吸烟，以减轻对呼吸道的刺激和导致分泌物增多。

（2）术前指导病人做深呼吸和有效咳痰训练，每日 3 次，每次 20 分钟。

（3）对于痰液黏稠的病人应给予蒸气雾化吸入，每日 2 次。必要时给予体位引流，以利于脓性分泌物的排出。

2. 胃肠道的准备

（1）一般病人在术前 12 小时禁食，4～6 小时禁水，以防麻醉或手术中呕吐而引起窒息或吸入性肺炎。

（2）胃肠道手术病人入院后给予低渣饮食，术前 1～2 日进流质饮食。择期手术行椎管内麻醉或全麻者，为了防止病人麻醉后肛门括约肌松弛，不能控制粪便的排出，增加污染的机会，手术前 1 日晚用肥皂水通便灌肠或服用番泻叶、酚酞等缓泻剂。尤其是腹部手术的病人更需要灌肠，以避免术前结肠积存粪便而加重术后便秘及腹胀。但对急症手术病人一律免予灌肠。

（3）施行结肠、直肠手术的病人，术前 3 日常需做特殊肠道准备，如口服甲硝唑、清洁灌肠，并注意灌肠效果，应灌洗到回流液中无粪便或残渣为止。病人有肛门疾患或阴道直肠瘘的病人，术前应行坐浴或阴道冲洗以减少术后感染机会。

3. 排泄的练习

病人术后往往因为对排泄姿势的不适应，而导致二便排泄困难。术前给予恰当的练习，可避免术后尿潴留和便秘的发生。

4. 手术区皮肤准备（备皮）

皮肤清洁是预防切口感染的重要环节，手术前一日应剃除手术区域和切口周围15 cm范围内毛发，并督促能活动的病人自行沐浴、洗头发、修剪指（趾）甲、更换清洁衣服。对骨、关节手术区域皮肤准备的要求更为严格，一般在手术前3日开始准备（皮肤准备方法和范围见附录）。

5. 配血

大手术常有较多失血，术前测定血型交叉试验，根据不同手术的需要备好足够数量的全血。

6. 药物过敏试验

术前1日常规做青霉素、链霉素、普鲁卡因皮肤试验。有特殊要求者，还需做碘过敏试验和TAT皮试等。

7. 其他

手术前测量体温、脉搏、呼吸，　日3次，如发现体温升高，脉搏、呼吸异常或女病人月经期，都应及时与医生联系并查明原因，以便推迟手术日期。对病人的各种生化检查报告单都要查阅清楚。准备好带往手术室的各种药品、物理诊断依据等。

（四）手术晨护理

（1）测量体温、脉搏、呼吸、血压，注意有无感冒或其他病情变化，询问女病人是否有月经来潮。

（2）手术日清晨检查手术野皮肤。如骨科手术，应重复皮肤准备1次并将手术区域用70%酒精消毒后用无菌巾包好。

（3）按麻醉科医嘱准时给术前药物。

（4）根据不同的疾病需要，插入装置胃管或导尿管，并妥善固定。

（5）临去手术室前取下病人的眼镜、假牙、发夹、手表等，将贵重钱物面交家属或护士长保管。

（6）将病历、X线片及术中所需特殊用物、用药一并带入手术室。

（7）进入手术室前应嘱咐病人先排空膀胱。盆腔、会阴部手术或估计手术时间较长者，或遵医嘱给予留置导尿。

（8）务必按床号、姓名、性别、手术名称等将病人交接清楚。病人进入手术室后，根据手术及麻醉要求，准备好术后床单位。

（9）建立术后恢复室。大手术的病人应集中到术后恢复室，便于观察和及时抢救处理。

（10）急诊手术前准备与护理。为抢救病人的生命应争取时间，尽快做好必要的准备和救护工作。

1）密切观察病情变化，如神志、血压、脉搏、呼吸、瞳孔、肤色及肢端温度等，并做好记录，发现问题应立即与医生联系，及时给予正确的处理。

2）通知病人禁食、禁水，立即给予输液，迅速做好配血、备皮、药物过敏试验、术前用药等工作，并及时做好血、尿常规的检查。

3）对于大失血的病人绝对不能饮用热食热饮，不能强行搬动，防止热扰血络和血随身动而加重出血。

4）如果病人病情危急，不宜做复杂的特殊检查，可记录药物过敏试验的执行时间，通知手术室护士观察药物过敏试验结果。

5）在可能的情况下，与病人家属适当沟通，简要介绍病情及治疗方案。同时，应注意对病人的心理调护，尽量用简洁的语言、镇定的情绪和敏捷的操作，稳定病人及家属的情绪。

【附】 手术区皮肤准备

1. 目的和要求

剃除手术区皮肤的毛发，清洗污垢，是为了避免切口感染和伤口愈合障碍。

2. 一般手术皮肤准备范围

（1）颈部手术：由下唇至胸骨角，两侧至斜方肌前缘。

（2）乳房及前胸手术：上至锁骨上部，下至脐水平，两侧至腋后线，并包括同侧上臂上 1/3 和腋窝部。

（3）胸部后外侧切口：上至锁骨上及肩上，下至肋缘下，前、后胸都超过中线 5 cm 以上。

（4）腹部手术：上起乳头水平，下至耻骨联合，两侧至腋后线，包括剃除阴毛，并注意脐部清洁。

（5）肾部手术：上起乳头水平，下至耻骨联合，前后均过正中线。

（6）腹股沟部手术：上至脐部水平，下至大腿上1/3内侧，包括会阴部，并剃除阴毛。

（7）会阴部及肛门部手术：阴部和会阴、臀部、腹股沟部、耻骨联合和大腿上

1/3 内侧。

（8）四肢手术：以切口为中心上下 20 cm 以上，一般多为整个肢体备皮。

3. 特殊手术部位的皮肤准备

（1）颅脑手术：手术前 3 日应剪短头发，并每日洗头 1 次（急症例外）。手术前 2 小时剃尽头发，剃后用肥皂洗头，并戴干净帽子。

（2）阴囊、阴茎部手术：病人入院后每日用温水浸泡，用肥皂洗净，术前一日备皮，范围同阴部手术。

（3）颜面部手术：尽量保留眉毛，不予剃除。

（4）口腔内手术：入院后经常保持清洁卫生，进手术室前用复方硼酸溶液漱口。

（5）骨、关节、肌腱手术：需在手术前 3 天开始皮肤准备。在第一、二天先用肥皂水洗干净并用 70% 酒精消毒，再用无菌巾包裹。第三天进行剃毛、刷洗，用 70% 酒精消毒后，用无菌巾或无菌敷料包扎手术野。待手术晨重新消毒后用无菌巾包裹。

4. 物品准备与操作

（1）物品准备。治疗盘内置刀片、弯盘、纱布块、橡皮布及专用巾、毛刷、汽油、棉签、手电筒（骨科手术备皮，还应带手刷、70% 酒精、无菌巾、绷带），药碗内放肥皂及软毛刷，脸盆盛热水。

（2）操作方法。①向病人讲解备皮的临床意义，并取得病人的合作。②备皮应在处置室内完成，如果病情不允许在病房内进行时，必须用屏风遮挡病人。③暴露备皮区域，其下垫橡皮单和治疗巾，用软毛刷蘸肥皂液涂擦备皮区域，一手持纱布块绷紧皮肤，另一手持安全剃刀轻巧地剃去毛发，注意勿剃破皮肤。④剃毕用手电筒检查剃毛效果。⑤清洗局部皮肤，必要时用棉签蘸汽油清洁脐窝。⑥备皮完毕整理用物，妥善安排病人，注意防止受凉感冒。

02 | 手术后的护理

手术后护理系指病人从手术结束回到病房直到出院这一段时间的护理。在这段时间里，护理观察重点是病人的术后生命体征、心理、创面、引流管、导管、体位、肢体、皮肤等病理生理反应。护理要点是针对病人存在或潜在的护理问题，进行全身心的整体护理。通过护理尽可能地减轻病人的身心痛苦，纠正由于手术创伤所造成的生理紊乱，预防术后并发症的发生。

一、护理评估

1. 评估手术对病人机体生命活动的影响程度

手术后病人由于受疾病和手术创伤的干扰，会造成脏腑、气血津液受损，使之多方面生理功能紊乱，严重时会危及生命。所以，护理评估首先要根据手术和麻醉的种类或性质、手术时间及过程等情况，结合病人的生命体征、意识状态、切口引流或特殊检查等，评估手术对病人机体生命活动的影响程度。

2. 评估手术后病人的心理适应水平

外科手术，尤其是创伤科手术往往会造成形体、容貌或功能上的损害。这不但给病人生活和工作上带来困难，而且会给病人精神和心理上带来极大的伤害。因此，手术后必须根据病人的形体或功能损伤的程度以及手术前病人的情绪反应，对病人手术后心理适应水平进行评估，以便采取最佳的心理调护措施。

3. 评估病人手术后的营养状态

由于长期疾病的消耗，会导致机体的营养不良；手术前思虑过度，脾失运化，胃纳欠佳，及术前术后长期禁食，往往导致津液气血化生之源匮乏；加之手术中气血津液大量耗伤等，都会造成病人的体温、水电解质及酸碱平衡和营养代谢方面的紊乱。所以在评估中必须根据病人的脱水征象、贫血程度及有关生化指标变化，进行连续性动态的护理观察，评估病人的营养状态。

4. 评估病人舒适状态的改变和出现并发症的可能

（1）手术及麻醉使病人的脏腑、筋骨、脉络遭受到不同程度的创伤，常出现创口疼痛和腰背四肢肌肉瘦痛、腹胀、恶心、呕吐、排泄异常等各种不适感。

（2）手术野止血不彻底，血管结扎线松脱，手术中或手术后血容量不足等，可致内出血或休克。

（3）可因正虚毒盛，正不胜邪，肌肤抵抗力下降或腹内压增高，切口内积血积液等，使气血运行不畅，而致切口感染或裂开。

（4）手术后因痰液黏稠阻塞，长期卧床，宿痰内伏于肺或体质虚弱，肺宣降失职等因素，极易发生肺部感染和肺不张。

（5）静脉壁持续受药物的刺激，脱水、手术后肢体制动或活动减少，均可使气血运行不畅而导致脉络瘀阻，发生下肢静脉血栓或血栓性静脉炎。如在大、小隐静脉可表现血管走行处烧灼痛、局部稍红肿、触及压痛条索状物；在深静脉可有肢体肌群酸困、抽痛、明显压痛、不同程度的肢体肿胀及体温升高。

5. 评估手术后病人对饮食、起居、康复等知识的认识程度

大部分手术后病人及陪护人员缺乏医学专业知识，尤其是对手术后有关调养康复知识多不甚了解。因此，必须与病人及家属进行交谈，观察评估病人对疾病术后康复知识的掌握程度，如对饮食、起居、运动及康复训练等护理要点的了解，是否符合疾病康复的基本要求。

二、术后病人的一般护理

（一）病情观察

病情观察既是非治疗性的护理措施，也是对病人病情的连续性评估的过程。一般术后病人有共性的观察要点如下：

1. 生命体征的护理观察要点

对施行较大手术、全麻及危重病人，进入病房后应立即测定血压、脉搏、体温、呼吸，并做好记录。以后应每 15 ~ 30 分钟测 1 次体温、呼吸、脉搏、血压，并应观察瞳孔、神志等反应。病情稳定后可改为 2 ~ 4 小时测定 1 次或按医嘱执行。一般手术可每 4 小时观察 1 次，并做好记录。如术后出现低热或中度热，2 ~ 3 日后恢复正常，则是术后组织损伤后分解产物，渗血渗液的吸收引起的吸收热，无需特殊护理。

2. 伤口的护理观察要点

应注意观察伤口有无渗血、渗液，敷料是否脱落，伤口有无感染等情况。伤口少量的渗血渗液应及时更换敷料，可适当加压包扎。渗血、渗液较多时应密切观察创面及全身反应，并应报告医生查找原因，及时进行处理。

3. 各类引流管的护理观察要点

术后病人可能施以不同类型的引流，应密切注意观察其引流情况及引流物的色、味、量等，并及时记录。

4. 术后并发症的护理观察要点

要重视病人诉说的不适和痛苦，细心观察病人的呼吸、循环、消化、泌尿及中枢神经系统的异常表现，如出现呼吸急促或呼吸困难、发绀、恶心呕吐、腹泻、腹痛、呕血、便血、血尿、尿少尿闭、烦躁不安、神昏谵语等症状时应立即报告医生进行

紧急处理。

5. 全麻病人未清醒前护理观察要点

主要是通过观察病人的瞳孔、神经反射、脉搏、呼吸等来估计麻醉深度。如瞳孔小、浅反射消失、脉搏慢、呼吸深而均匀，表示麻醉程度深，短时间内不会苏醒。反之，瞳孔较大或正常、睫毛反射存在、眼球转动灵活、脉搏略速、呼吸浅而速且不规则，表示病人即将苏醒。此时，护士应加强护理，防止病人躁动而发生坠床等意外创伤。

（二）术后病人的护理

1. 病人术后床单位的准备

病人去手术室后病房护理人员应根据不同手术和麻醉的要求，给予恰当的准备。如胸腹式手术后，应准备支架床；开胸手术后应备有引流管及水封瓶，并准备两把长血管钳；胃肠道手术后要备好胃肠减压器；矫形外科手术后准备硬板床，作牵引病人应备好牵引架、牵引绳和重量。另外还应准备其他所需的设备与用物，如输液架、静脉切开包、吸引器、输氧装置、胃肠减压装置和急救药品等。

每个外科病房都应设术后恢复室，使术后病人能相对集中，便于护理和提高护理质量，避免影响其他病人的休息。

2. 术后病人的搬运及卧位的护理

（1）搬运病人注意事项：搬运病人要十分小心，尽量减少震动，以免因体位改变引起血压下降。搬运时由 3 人站在同侧，如有胸管要先用两把血管钳夹住管子，然后同时托起病人，将病人抬至床上。搬运时不要压迫手术部位，注意保护输液肢体，并注意固定引流管，勿使牵拉或脱出，联结体外管于床边瓶，注意保持引流的通畅。

（2）术后病人卧位的护理：麻醉未清醒的病人，为防止舌根后坠、口腔内呕吐物或分泌物吸入气管，引起吸入性肺炎或窒息，应去枕平卧，将头转向一侧。腰麻、硬膜外麻醉病人术后也需平卧 6 小时，避免脑脊液从蛛网膜下腔针眼漏出，致脑脊液压力降低引起头痛。病人清醒后，血压稳定者，颈、胸、腹部手术病人可改为半卧位，有利于血液循环，并增加肺的通气量，减轻腹壁张力；腹腔有炎性渗出的病人采用半卧位，可防止形成膈下脓肿。术后病人不论任何卧位都要依病人感到舒适为准，并要做好皮肤护理，防止骨隆突部位受压过久发生褥疮。脑部手术后抬高头部 15°～30°，阴囊腹股沟手术后取半卧位，脊柱、臀部手术后取仰卧或俯卧位。

3. 麻醉清醒前的护理

麻醉尚未清醒的病人，随时有发生窒息、意外损伤、出血和休克的可能。应由负责护士严密守护至清醒，以病人能准确回答问题为准。具体护理措施如下：

（1）保持呼吸道通畅。病人平卧位，头偏向一侧，防止呕吐物吸入气管引起吸入性肺炎。如有呕吐物及气管分泌物，应及时吸出。

（2）病人若烦躁不安、发绀、呼吸困难，应立即报告医生给予及时处理。遇到舌后坠，应将下颌部向前托起，或用拉舌钳将舌头拉出。发现气管内阻塞时，应立即清除痰液。

（3）注意防寒保暖和避免意外损伤。麻醉清醒前病人常有躁动不安，应适当加以约束或加床档保护，严防引流管脱出或敷料被拉扯等情况发生。病人躁动时可能将被子踢开，要随时盖好，注意防寒保暖，冬季给予热水袋时，应防止烫伤。给全麻病人的热水袋的温度一般不可超过50℃，并且要用毛巾包好，热水袋不能直接接触病人的皮肤。出汗时要及时擦干，更换衣服、床单，避免因湿而受凉感冒。

4. 术后病人饮食和输液的护理

手术后病人应保证足够的营养，维持体液平衡正常，以促使机体脏腑功能的恢复。

（1）非胃肠道手术的病人，其饮食不必严格控制；椎管内麻醉病人术后常伴有恶心、呕吐，可在4～6小时后少量进食水，以后酌情给半流食或普食；全麻术后病人，宜在次日进食。

（2）胃肠道手术病人，一般在术后2～3日内禁食，待胃肠功能恢复、肛门排气后可进流质饮食，应少食多餐。再过1～2日后可酌情逐渐改为半流食，手术后2周可改为软食。

（3）大手术创伤、全麻药物刺激以及久病久卧，可导致病人的脾胃功能失调，使机体的消化吸收能力下降，病人出现食少纳呆或不思饮食的症状。对此，护理人员必须向病人做耐心的解释，说明任何药补都不如食补，只有胃气旺盛，补充足够的营养，才能满足机体术后康复的需要。并要根据病情的需要和病人的饮食习惯，利用饮食的气味属性的功能，帮助病人设置最佳的饮食结构，达到辅助治疗和满足病人术后康复的需要。

（4）输液。大手术后早期禁食期间，需要静脉输液来供给水、电解质、蛋白质及维生素等机体需要的营养物质。对贫血、营养不良的病人可适当输血或血浆等。对长期禁食或不能进食者，可给全胃肠外营养或管饲饮食。

5. 术后生活、起居的护理

术后病人的生活起居的安排是非常重要的。起居护理调适，能促进疾病早日康复。将息不当，起居失调，会延长病程，使疾病难以痊愈，甚至增加新病。

（1）术后病人要慎起居，适寒温，注意防寒保暖，防止六淫之邪的侵袭。

（2）术后病人在没有禁忌的情况下，应及早下床活动，并逐渐增加活动的范围。因为适当的活动有助于气血运行，使形体得到气血的荣养。气血又由于形体的活动，而运行通畅。因此，手术后早期下床活动不但使肌肉骨骼得到锻炼，气血津液也保持了畅通。这对促进身体各部机能的恢复、预防肺部感染、静脉血栓形成、肢体肌肉萎缩、关节僵硬，促进脾胃功能的恢复，减少腹胀，增进食欲，防止尿潴留都是十分有利的。

（3）病人麻醉清醒后由护士指导，在床上进行深呼吸运动和四肢屈伸活动，护士要协助病人翻身。痰多的病人可在翻身同时拍击背部使痰易于咳出。如无禁忌，术后次日在医护人员协助下，让病人在床边坐几分钟，随后扶着病人沿床沿走几步。初次活动时要注意病人面色、脉搏、呼吸，并防止病人摔跤。如带有引流管的要妥为固定，以免管子滑脱。

（4）病后起居调养还应遵循少劳多逸，"动静结合"和"局部与整体兼顾"的护理原则。因为手术对于人体来说，既消耗营养物质，又损伤脏腑功能，甚至破坏机体组织。从而导致正气衰弱，功能减退，机体亟待休养恢复。而少劳可以保养元气，多逸可以积蓄饮食营养，减少能量消耗。所以早期离床活动并不是随意或无限制的活动，而是要因人因病而宜。凡是休克或术后循环系统不稳定、严重感染、出血后极度衰弱的病人，以及整形、骨关节术后固定者，不宜过早离床活动。

6. 引流管的护理

（1）对于各种引流管要妥善固定，防止移位或脱落。保持引流管通畅，引流管切勿扭曲、压迫、阻塞，如有阻塞应以无菌等渗盐水缓慢冲洗。

（2）密切观察记录引流液的量、性状和颜色，如有异常及时报告医生进行处理。

（3）需要用引流瓶引流时，每天要更换接管及引流瓶，并应按无菌技术操作原则进行。

（4）掌握各类引流管的拔管指征、时间和方法。对于特殊病人应严格遵医嘱执行。

7. 术后病人的一般基础护理

如口腔、皮肤、高热等护理，按《基础护理学》（李晓寒、尚少梅编著，2012年7月第一版在北京出版，人民卫生出版社）的要求进行护理。

8. 术后不适的护理

（1）伤口疼痛的护理：主要发生在术后 2 ～ 3 日内，术后当日疼痛最重，以后逐渐减轻。对此，护士要及时向病人进行恰当的护理，以减轻病人的痛苦。

1）及时向病人解释伤口疼痛的原因和持续的时间，为病人创造良好的休养环境，协助病人更换体位，以保持舒适的卧位。

2）针对病人性格属性的不同给予适宜的情志护理。如对"临难不恐"、"遇痛不动"性格坚强的病人，护士应格外对其进行关照，嘱咐病人不要强忍疼痛以掩盖病情，贻误治疗；对于胆怯而多忧者，病人对疼痛的忍受力差，稍有不适便大呼小叫，对这类病人护士要多加情感上的鼓励，从而提高病人的耐受力。

3）分散病人的注意力，转移和减轻机体对疼痛的感受性，可因人而宜地采取不同的护理措施。如指导病人有节奏地做深呼吸、听音乐、看电视、与病人交谈感兴趣的事情等。

4）遵医嘱给予镇静、止痛剂，如地西泮（安定）、布桂嗪（强痛定）、哌替啶等药物。

（2）身疼的护理。手术病人多为久病或急性创伤病人，故机体本身多为气血亏虚，再加之手术中的气血耗损和机体处于较长时间的制动状态，从而导致经络闭阻，气血运行不畅，而引起病人术后身腰背疼痛难忍。对此，在病情允许的情况下，护士应亲自或指导陪护者，及早地对病人的身腰背和四肢肌肉进行按摩。清醒的病人应指导进行床上肢体运动，以促进局部的气血运行，从而减轻术后身疼。具体方法见本章"03 手术病人的护理健康教育"相关内容。

（3）恶心呕吐的护理。术后出现恶心呕吐常与麻醉反应有关，一般药物作用消失后即可逐渐缓解。护理措施：

1）鼓励病人做深呼吸和主动吞咽动作，以抑制呕吐反射。

2）可用生姜汁滴舌面以止呕，必要时遵医嘱针刺内关、中脘、足三里等穴，也可埋籽，取肝、胆、交感等穴。

3）如呕吐不止，可遵医嘱给予止吐药物、镇静药物及解痉药物。

4）恶心呕吐持续不止，应注意有无水电解质紊乱、急性胃扩张、胃肠道梗阻等。

5）病人呕吐频繁时应注意病人的体位，防止呕吐物误吸入气管等。

（4）腹胀的护理。腹部手术创伤可导致脾胃功能受损，使脾胃气机升降失调，故术后易发生腹胀。护理措施如下：

1）按医嘱指导术后病人禁食，保证胃肠减压器有效地负压吸引，必要时行肛管排气。

2）鼓励并协助病人多翻身，做卧床活动或尽早下床活动，以调动脾气，促进肠管蠕动功能的恢复。

3）遵医嘱针灸或按压足三里、天枢、气海等穴，也可灸脐部、热敷及按摩腹部等，必要时可遵医嘱肌注新斯的明。

（5）尿潴留的护理：尿潴留多发生在腰麻以及盆腔、肛门、会阴部手术后。护理措施如下：

1）护理人员态度要和蔼、热情，解除病人紧张心理，树立自主排尿的信心，必要时使用屏风遮挡。

2）提供无损害性措施以促进排尿，如针刺或隔姜灸中极、关元、气海、三阴交等穴，促进膀胱气化功能的恢复；视病情让病人变化体位，尽量选择病人习惯性排尿姿势排尿，或让病人听流水声等诱导排尿；温热敷病人的会阴、下腹部，温热水冲会阴等刺激膀胱肌肉收缩引起排尿。

3）以上方法无效时在无菌操作下导尿。

（三）术后并发症的预防与护理

手术后由于正常活动受限、禁食、伤口疼痛、组织损伤以及手术时污染等，可发生多种并发症。各种并发症的严重程度可有很大差别，这些都可延迟病人康复的时间，给病人带来精神和肉体的痛苦，甚至造成手术失败或死亡。因此，术后病情观察是十分重要的，是杜绝发生严重并发症的关键护理环节。

1. 肺部并发症

胸、腹部大手术后常易发生肺部并发症，特别是老年病人、手术时间长、长期吸烟和慢性支气管炎病人为多见。气道分泌物阻塞，可引起肺不张或肺炎，在护理中应加以注意。

（1）肺部感染的预防与护理。

1）帮助病人于手术前开始进行深呼吸运动、咳痰练习，并于术前1周前指导戒烟，是预防术后肺部并发症的关键护理措施。

2）术前嘱咐病人将痰咳净。

3）病人未苏醒前宜平卧位，头偏向一侧并要专人守护，随时吸出口腔内分泌物。

4）病人苏醒后，及早鼓励和协助其咳痰及进行深呼吸运动。

5）视病情允许及早变换体位，鼓励早期离床活动。

6）活动受限制者，晨晚间护理时给病人侧卧位，拍击背部鼓励作有效的咳痰。

手术后可用枇杷叶、薄荷、桔梗蒸气吸入，每日 3 次，每次 20 分钟，使痰液稀薄易于咳出，并鼓励和帮助病人咳痰。

7）在起居护理方面，一定要慎起居，御风寒，防止感冒。因为术后病人正气虚衰，尤其是在病人入寐时，由动入静，其表阳更虚，腠理不固，极易受寒邪侵袭，所以在病人入寐或是在晨晚间护理时，一定要注意保暖和避免对流风。

（2）手术后肺部水肿的预防与护理。胸部手术病人均易发生肺水肿，除输液过多或过快易发生外，尤其是肺部手术可导致肺的肃降、输布津液和通调水道的功能下降，使体液代谢失衡，或术后心衰、低氧均为发病原因。病人以咳大量粉红色泡沫痰为其主要特征。具体护理措施如下：

1）病人痰量增加，应鼓励或帮助病人及时咳出，要确保气道通畅，并要充分给氧。

2）要严密观察输液速度和液体出入量，要保持出入量的动态平衡。如果病人尿量减少应及时报告医生进行处理。

3）为了减轻肺循环血量，可使病人取双肢下垂位。

4）对于胸部手术的病人，一定要严密观察病人的痰量、颜色及性质，并及时记录，有异常情况，应立即报告医生进行及时处理。

2. 术后急性肾衰

术后病人如 24 小时尿量在 500 mL 以下称术后少尿，100 mL 以下时为术后无尿，可考虑为术后急性肾衰，如不及时处理最终可导致尿毒症的严重后果。

（1）严密观察病人的尿量，是术后病人护理的重要措施之一。如尿量减少（每小时排尿量少于 20 mL），应立即报告医生进行处置。

（2）严密观察病人的出入量，尿量减少时要限制水分及液体的输入量。

（3）在急性肾衰期应限制其蛋白质和盐的摄入量，应以低蛋白质和低盐饮食为宜。

（4）限制探视人员，保持病室的安静，避免交叉感染。

（5）加强对病人的情志调护，使病人保持良好的心理状态。对意识有障碍的病人，应由专人护理。

3. 腹部并发症

（1）急性胃扩张：手术后造成急性胃扩张的主要原因是手术牵扯伤及脾胃，或术后气血大伤，长期卧床脾胃受压等，均可导致脾阳不振，运化失司，清气不升，浊气不降，痰饮食物聚积中脘而发本病。

护理措施如下：

1）禁食。

2）行胃肠减压，吸出胃内全部积液后用生理盐水洗胃，放置胃管持续胃肠减压，直至吸出液正常为止。

3）体位疗法：要多翻身更换体位，以缓解十二指肠横部受压。

4）纠正脱水、碱中毒及电解质紊乱，补充必要的热量和营养物质及维生素 B、维生素 C。必要时可给予输血。

5）合并休克者，给予积极抗休克护理。

（2）胃出血（应激性溃疡）。胃出血一般多发生于较大手术后病人，尤其是有胃及十二指肠溃疡既往史者以及重症者为多见。多因情志所伤，气郁化热，热伤胃络或脾阳虚弱、脾失统摄、血溢脉外所致。

护理措施如下：

1）对于患有溃疡病史的病人，在术前应协助病人进行内科治疗，使机体保持最佳的耐受力。

2）加强情志护理，尽量使病人的心理状态做到"神定心安"、"临危不惧"，从而提高病人对手术的应对能力和适应能力。

3）手术前合理指导病人的饮食，忌辛辣刺激性食物，并于手术前 1～2 周戒烟。

4）手术前避免过度疲劳，保证充足的睡眠。

5）发生出血时，要卧床休养，必要时可给予镇静剂。

6）出血量大时，采取头低足高位，头偏向一侧，防止血液流入呼吸道而窒息。

7）注意观察呕吐物、大便颜色、次数、数量的变化，并应及时记录。

8）密切观察生命体征的变化，一般 30～60 分钟测 1 次，并随时记录。

9）除非大量出血或呕吐频繁者，一般不予以禁食，可给予流质食或半流食，同时注意口腔护理。

10）如出血量大时，可遵医嘱用冷水或冰水洗胃，注入制酸剂。

4. 术后其他并发症

（1）切口感染。切口感染的原因是多方面的。如皮肤、器械、敷料灭菌不彻底；无菌操作不严格；术中止血不彻底，引流不畅，伤口有血肿、死腔；手术操作粗暴，组织损伤多；术后出汗多；伤口保护不良或伤口敷料脱落；手术室空气消毒不达标，空气中菌落多；术后或久病气血耗伤，正虚毒盛，正不胜邪，肌肤抵抗力下降等，均可引起伤口感染。

护理措施如下：

1）密切观察手术后创口的反应，如在手术后 2～3 日切口有异常压痛、肿胀并伴有脉搏数增加、体温升高、白细胞增多等全身症状时，应立即报告医生给予及时处理。

2）更换绷带及上层纱布时，须严格实行无菌操作。

3）密切观察创口引流管的引流情况，如引流不畅时应报告医生进行及时处置。

4）如切口处红、局部有波动感，可能是炎症的早期，一方面要报告医生，另一方面则采取积极的护理措施，如局部热敷每日 3 次，每次 20 分钟，或局部理疗等，达到活血化瘀促进创面愈合的目的。

5）预防切口感染至关重要，首先要做到严格地遵守无菌技术，包括手术前皮肤准备，坚持手术室空气、器械、敷料的定期采样培养制度。

6）术后病人饮食调护是非常重要的，必须根据病人的病情及饮食习惯，术前术后合理指导病人的饮食调养，是提高病人的抗病能力，预防创面感染的重要护理途径。

（2）内出血。常发生在手术后 1～2 日内，特别是手术后数小时内。

护理措施如下：

1）严密观察术后病人的生命体征、手术创口及引流管出血情况，如有异常，应立即报告医生进行紧急处置。

2）置病人平卧位，稳定病人的情绪，使之做到"神定心安"，防止因气机逆乱而加重出血。

3）遵医嘱给予吸氧、输液、输血和止血药等。

4）如果病人出现面色苍白、烦躁不安、四肢厥冷、出冷汗、脉细数无力等，多为失血性休克前兆，应立即报告医生进行抢救。

5）积极做好再次手术准备，并应及时通知手术室做好准备。

（3）切口裂开。多见于腹部手术后 1 周左右。

护理措施如下：

1）安慰病人不要紧张，安卧静候，不要用手触摸创口。

2）切口部分裂开，用蝶形胶布固定，并用腹带加压包扎。

3）切口全层裂开，用无菌生理盐水纱布覆盖切口，加腹带包扎，并与医生联系立即送手术室重新缝合。

4）凡肠管脱出切口时，应妥善保护，切不可将其回纳腹腔，以免引起腹腔感染。

（4）下肢静脉血栓形成及血栓性静脉炎。本症多因手术后体虚、长期卧床等，使阳气不能达于四末所致络脉瘀阻，或长期静脉输入高渗液体和刺激性药物等引起。

护理措施如下：

1）病人清醒后指导或协助其作腿部运动，在病情允许时鼓励病人早期下床活动，通过定时的肢体运动，能推动气血的流通和加速祛瘀生新的过程，改善血液与淋巴循环，促进血肿、肢体水肿的吸收消散。

2）通过肢体运动，可以促进气血运行，滑利关节，四末得到濡养。

3）对于长期卧床或肢体制动的病人，要密切观察下肢及长期输液的肢体静脉回流状态，观察其肤色、皮温及有无麻痛等症状。

4）有并发症发生时，尤其是有深静脉栓塞症状者，必须遵医嘱补足液体。

5）抬高患肢45°，按医嘱局部湿热敷、理疗，但严禁局部按摩，限制活动，减少走动，最好是肢体制动，以防止血栓脱落。

（四）术后恢复期病人的护理

1. 病人的清洁护理

（1）为了恢复病人的术前生活，鼓励或协助病人独立入浴，自行处理床单位，以树立和增强病人恢复自理日常生活的信心和能力。

（2）对于即将出院的病人，如创面尚未干涸、开放创面及有人工肛门者，应指导病人及家属掌握处理创面的方法、清拭的顺序和淋浴的方法等。

（3）对于外出较多的病人，或咳嗽、咳痰较多的病人，应指导其注意口腔清洁卫生及外出后漱口，以防止上呼吸道感染。

2. 饮食调护

（1）手术对于机体而言，既消耗营养物质，又损伤脏腑功能，甚至破坏机体组织，因此，术后需要充足的营养供给。另外，由于手术的创伤，可能伤及脾胃功能，所以更需要做好饮食的调理，达到"谷气助胃"和防止"食能伤胃"的目的。既要保证充足的营养，又要有利于消化、吸收、利用。

（2）饮食摄入原则宜清淡、易消化。手术的创伤往往导致病人的脾胃功能受损，而致消化吸收障碍。而甘厚肥腻之物令人生内热，滋生痰浊，因此，术后病人首当禁忌。术后病人宜食米粥，因为米粥清淡、容易消化，又助谷神、益胃气，尤其是脾胃术后病人更宜常食，以有利于胃气的恢复。

（3）饮食宜富有营养。营养是多方面的，包括蛋白质、脂肪、糖类、维生素、无机盐等。但是，对于术后病人必须注意适当调节，病人不可因一味追求营养，而伤及脾气。所以，术后病人饮食必须有节，不可饱食，宜少食多餐，宜稀烂熟软，以利于消化吸收及脾胃功能的恢复。

（4）辨证用膳。辨证用膳是术后病人饮食调护的重要法则，若调理不当就有使疾病复发的可能，中医称之为"食复"。其辨证原则是：①不使邪气留恋、不助长和触发余邪。如肠痈等急腹症术后要禁食荤腥油腻，以免诱发或加重病情；术后高热，往往会有气阴两伤、余热留恋的情况，饮食宜选用清凉养阴清热的食物；术后气虚余热，则应选清凉益气清热之食物，以助祛邪扶正。②力求护养胃气，宜选用补益胃气的食物，帮助胃气恢复，胃气旺盛则疾病易于康复。不可食用碍胃滞气、不易消化的食物，以免损伤胃气。

（5）注意忌口。术后病人一般情况下应忌烟酒、辛辣等刺激性强的食物；避免与药物相畏忌，如术后气虚病人用人参补时，则不可食萝卜等消气食品；术后耗血的病人，用含有铁质的补血药物时，不可饮茶，以免茶叶中的鞣酸与铁剂结合而妨碍吸收等。

3. 生活起居

术后起居护理调适，能促进病人早日康复。将息不当，起居失调，会延长病程，使疾病难以痊愈，甚至增添新病。

（1）病人术后应减少体力消耗，保持充足的睡眠时间。除了夜间睡眠外，中午应保证午睡时间，让身体得到充分的休息。但是，除非病情需要必须卧床休息外，不要整日睡在床上。如果睡眠过多，气血运行不畅，精神昏昧，反而影响康复。因此，应鼓励病人早期离床活动，以便促进营卫气血在经脉中的流动。

（2）高龄者术后有时呈现严重忧郁或异常兴奋等精神障碍，可给予镇静剂或上床前指导病人用温水浴足，且能引血下行，使心宁神安而入眠。

（3）如果长期卧病榻，必须注意定时翻身，必要时由护士帮助变换体位，预防身体长期受压发生褥疮。

（4）慎起居，避风寒，衣着冷暖要当心，时刻注意避免复感外邪。

（5）术后病人只要病情允许，都应静中有动，注意身体的适当运动，促进气血的运行，保持机体的功能，增强身体的恢复能力。

（6）一般手术病人，出院1～2周后可恢复普通的日常生活。心脏手术病人应于3～4周后再开始普通的日常生活。但是不能作力所不能及的或持久不息的活动，防止劳伤损及筋骨，甚者内伤五脏，而使病情加重或重增新病。

03 | 手术病人的护理健康教育

手术是一种创伤性治疗手段，往往会给病人带来极大的身心痛苦，甚至会造成终身的残疾。因此，手术前恰当的护理健康教育，可以使病人及陪护人员在手术前及时掌握疾病的相关知识及术后康复训练方法，这对提高病人对手术的适应能力、减轻术前焦虑及促进术后康复、预防并发症是十分必要的。术前护理健康教育包括知识灌输和行为训练两方面。

一、知识灌输

术前准备项目、意义及配合要点（详见本章"01 术前病人的一般护理"相关内容）。

二、康复行为训练

（一）呼吸功能训练

1. 咳嗽、咳痰训练

（1）目的：促进排痰，改善肺功能，促进肺膨胀，增加肺活量，预防肺部并发症。

（2）适应证：①预防因术后引流不畅或无力咳痰，所引起的痰液瘀积而导致的肺部感染。②用于预防与治疗手术后病人的肺不张。

（3）方法：①嘱病人取坐位或半坐位或直立位，上身尽量坐直。②屏住呼吸3～5秒，然后慢慢地尽量由口将气体呼出，在呼气时，肋骨下缘会降低，同时腹部也会下陷。③做第二次深吸气，屏住气，然后嘱病人发"啊"、"哈"的声音，利用腹肌动作，用力地自肺的深部将痰咳出来；如无痰者，做两次短而有力的咳嗽后休息。④每次训练不宜过多，要根据体力情况，一般每次咳嗽2～4下，每日4～5次。

（4）注意事项：咳嗽练习的次数可逐渐增加，以病人不出现疲劳感和呼吸困难为宜。术后病人在练习前可应用止痛药，以免因咳嗽而加重疼痛。

2. 胸式呼吸训练

（1）目的：掌握有效的呼吸方法，保持手术创面平静，减轻疼痛，增加肺活量，预防术后肺部并发症。

（2）适应证：腹部手术、腹外伤等。

（3）方法：①嘱病人取仰卧位或坐位，将手贴在胸廓，让病人呼气末用手轻压胸廓。②吸气时，有意鼓起胸部，同时尽量使腹部在呼吸过程中保持静止状态。③如此反复练习。

（4）注意事项：训练时以病人不出现疲劳为宜，学会后让病人每日练习数次，每次15分钟。

3. 腹式呼吸训练

（1）目的：改善肺功能状态和缺氧程度，保持手术创面平静，减轻其疼痛。

（2）适应证：开胸术后、胸外伤、肺部疾病等。

（3）方法：①病人尽量取坐位或站位，如病情不允许时仰卧位也可。②护士将双手放在病人的腹部肋弓下缘，嘱病人吸气。③吸气时让病人放松肩部，用鼻吸入气体，将腹部向外突出，顶着护士双手。④护士在病人肋弓下方轻轻施加压力，同时让病人用口慢慢呼出气体。⑤护士与病人一起练习数次后，让病人再将自己的手放在肋弓下方自行练习。

（4）注意事项：练习时病人要量力而行，以病人不感到疲劳为宜，学会后让病人每天练习数次，每次15分钟左右。

4. 深呼吸训练

（1）目的：逐渐增加呼吸肌力，以获得最佳呼吸功能，预防呼吸道并发症，尤其是对肺炎、肺不张等有预防作用。

（2）适应证：各种肺部、胸膜及纵膈疾病、呼吸肌疲劳、胸科手术后康复期等病人。

（3）方法：①病人可取站式或坐位，术后取半坐位，双下肢及双膝各垫一薄枕，四肢自然位置，以病人感受到舒适为度。②嘱病人用鼻吸气，然后通过半闭的口唇慢慢呼出，呼气时让病人数数，数到7后做一个"扑"声。③吸与呼时间比为1：2或1：3，尽量将气呼出，以改善通气。

（4）注意事项：训练要循序渐进，避免过劳。

5. 漱口训练

（1）目的：保持口腔清洁，预防手术后肺炎、腮腺炎的发生。

（2）适应证：手术后卧床、生活不能自理的病人。

（3）方法：①让病人仰卧，头偏向一侧。②含少量含漱剂，充分发声，以利冲洗咽喉深部，并用弯盘接纳吐出的含漱剂。含漱剂只要不误入气管，少量咽入胃内并无妨碍。在漱口时要鼓励病人充分含漱。

（二）放松训练

1. 目的

使肌肉完全放松，以消除紧张，减轻焦虑，让病人处于休息、轻松的状态。

2. 适应证

术前情绪紧张焦虑、压力过大的病人。

3. 方法

（1）取最舒适的体位，身体各部位要有足够的支撑。

（2）选择轻松、安静的环境和气氛。

（3）促进放松的措施：①先调整病人的心态，嘱病人闭上双眼使心神得以内敛，合上双唇使气不外散，待身体安静下来，气息平和了再开始训练。②做舔腭运动，"舌为心之苗"，心火过盛，则口干舌燥。舔舌能口中生津液，缓解症状，起到宁心安神的目的。方法：舌尖舔住上腭，自左向右，自右向左，各 30 次。③用呵气吐纳法：嘱病人用鼻渐渐地长长地吸气，再用口呵出。尽量让病人精神集中，不受外界干扰，然后用力大呵气 20 ~ 30 次，接着细呵 10 余次。这种方法可以消除心中烦躁，缓冲紧张焦虑状态。④根据病人的性格属性、文化层次、欣赏能力的不同，指导病人听相应的音乐，用以情胜情的方法，缓解病人的负性心理状态。⑤每晚临睡前用热水浴足或擦足，可以引血气下行，达到心宁神安而入眠的作用，从而缓和不良情绪的干扰，达到全身放松的目的。

（4）根据病人的具体情况，选择适宜的放松措施。

（三）术后下床活动训练

1. 目的

通过训练使病人恢复最佳活动功能，尽早下床活动。

2. 适应证

腹部、胸部等手术后影响下床活动的病人。

3. 方法

（1）根据病人的活动能力为病人制订训练计划。

（2）训练要循序渐进，不可强制进行。

（3）下床前的准备：①在下床活动之前，需让病人先每日做四肢的主动和被动活动锻炼。因为运动四肢及活动各关节，可以起到舒筋通络，滑利关节和防止肌肉疼痛。随着病情的好转和体力的增加，逐步增加肢体活动量。②使病人保持轻松自然情绪，切忌紧张。③教会病人及家属锻炼翻身技巧，教会病人的平衡和协调能力。

（4）下床活动顺序和方法：①鼓励病人从轻微活动开始练起，顺序为床上坐起—床边坐起—扶床活动。②训练病人保持平衡的能力，坐位时着力点为臀部，学会用双手或健肢支撑坐起。③让病人坐在床沿摆动腿部数分钟，使之足、膝关节滑利，血络通畅，为下床支撑全身做好准备。④病人开始下床时，需使用辅助器具或由人搀扶。⑤让病人沿床边走动十至数十步。⑥病人的体力好转后，可以脱离器具或扶持人的照顾。

（四）戒烟意义及戒烟行为训练

1. 目的

使吸烟病人学会戒烟方法，达到戒烟的目的。

2. 适应证

吸烟者。

3. 方法

（1）评估病人吸烟依赖类型，如刺激型、减少紧张型、轻松愉快型、习惯型，并针对其吸烟原因进行戒烟训练。

（2）向病人讲清戒烟的临床意义。因为吸烟可使手术后气管分泌物增加，尤其是有呼吸道疾病者，更需在手术前1～2周开始进行戒烟，这样可以避免或减轻术中、术后肺部并发症的发生和提高机体对麻醉药物的敏感性。

（3）帮助病人坚定戒烟的决心，做好戒烟的准备。包括环境、辅助戒烟的药物或替代食品等。

（4）确定完成戒烟的期限。

（5）选择一种戒烟方法，达到戒烟的目的。具体方法：①"立竿见影"法：为病人确定一个日子，从吸烟到突然戒烟。此法适用于需要严格戒烟的手术病人。②延期戒烟法：每天向后推迟开始吸烟的预定时间直到不再吸。③逐渐戒烟法：从一天少抽一点到不再抽。④药物戒烟法：应用尼古丁贴剂、戒烟灵或口香糖等辅助戒烟。

（6）避免吸烟诱惑的方法：①餐后刷牙或散步代替吸烟。②乘坐不允许吸烟的汽车。③病人戒烟期间要与有吸烟习惯的病人分开安排，要为病人创造一个干净、空气新鲜的休息环境。④学习放松技术，转移病人对吸烟的强烈要求。

4. 注意事项

对于进行戒烟的病人要时刻进行强化训练，避免中途失败。应该告诫病人烟瘾可以复发，如复发，要寻找原因，并学习如何避免诱因和向戒烟成功的病人请教。

（五）床上排泄训练

1. 床上排便训练

病人在腹部手术后，由于切口疼痛，不能充分利用腹压排尿、排便；或由于在床上排泄不习惯而精神紧张，造成排泄困难。而导尿、灌肠，病人既痛苦，又易引起尿路感染。为了使病人在手术后能顺利地进行排泄，必须在手术前 1 周开始进行床上排泄训练。

（1）目的：使病人养成定时排便的习惯，以缓解或预防便秘。

（2）适应证手术后需卧床的病人或术前有便秘倾向者。

（3）方法：①评估病人平时的排便习惯、排便形态，包括次数、颜色、量和性状，及能引起术后便秘的原因和影响病人正常排便的因素。②纠正病人的不良排便习惯，养成定时排便习惯，如在手术前指导病人每天于早餐后去厕所蹲坐 30 分，进行有意识的排便训练，使大脑皮层建立起定时排便信息。③指导病人做提肛收腹运动，即：肛门放松与收缩腹肌、紧缩肛门交叉运动，每日 2 ~ 3 次，每次要 15 分钟左右，从而提高肛门直肠、腹肌的收缩力，从而提高肠的蠕动排便功能。④手术前训练病人学会在床上使用大便器进行排便的方法和要领，如训练病人排便时双腿屈膝协助用力，病情较重者要嘱咐病人不要太用力，排便时要用力呼气，以防生命体征发生改变。如果病情允许，可抬高病人的床头，协助病人坐在便器上。⑤在训练病人排便练习时，要排除影响病人床上排便的外界因素，如遮屏风、放置呼唤器、工作回避等。

（4）注意事项：①排便训练时不可强制进行，要根据病人的实际身体状况进行合理安排。②对排便时疼痛的病人，练习排便前可给予止痛药以减轻疼痛，提高训练水平。

2. 床上排尿行为训练

（1）目的：使病人习惯于床上排尿，避免手术后尿潴留的发生。

（2）适应证：术后需卧床的病人。

（3）方法：①为使病人无顾虑地在床上排尿，应铺好橡皮布或塑料布，放置便器不致污染寝具。②指导病人用手掌轻轻压迫膀胱部，增加腹内压，以利于排尿。③为了使病人精神放松，养成在床上自如排尿的习惯，务必使其反复多次地进行练习。

（六）术后躯体功能康复训练

1. 目的

最大限度地预防肢体功能受损和促进肢体功能的恢复。

2. 适应证

术后关节制动或手术伤及筋脉、骨关节等，而不能达到原有的肢体功能范围者。

3. 训练前准备

（1）评估目前病人肢体活动范围、受限程度。

（2）向病人介绍肢体功能训练的方法及临床意义。尤应要讲明肢体功能训练不但可以改善肢体的血运，防止肌肉萎缩、骨关节僵硬和骨质疏松，并能促进精气流通，使气血通畅，有利于气机的出入升降，从而增强抗御病邪、加速康复的作用。

（3）确定病人肢体功能训练目标，选择适合病人的训练方法。

4. 具体方法

（1）卧式康复训练方法。①手足抓伸运动法：病人取仰卧位，两手先握，再松手伸掌。两足趾亦可同时屈伸，踝关节应随之屈伸，也可先手后足，每日3次，每次练习15次。②上肢拧转运动法：病人取仰卧位，双臂放松，向内向外尽量拧转，每日2～3次，每次练习15次，动作要富有弹性。③指腕运动法：两腕各自转动20次，再将两手十指互相扭捏如洗衣状，每日4～5次。④臂腕运动法：两手十指交叉，一翻手，掌心朝前，一回手，手心朝胸。一翻手一回手为1次，共做30次，每日2～3次。⑤下肢拧转运动法：病人取仰卧位，双腿放松，向内向外尽力拧转10～15次，每日2次。⑥屈膝震腿运动法：病人取仰卧位，双膝微屈，然后自然松落，与床产生震荡，每回要10～15次，每日数次。上述方法是通过四肢的康复运动，使之形体活动于外，气血流动于内。气血由于形体的活动，则运行通畅；形体得到气血的荣养，则活动有力，从而促进了机体的康复。

（2）四肢被动伸屈康复训练方法。①上肢肩关节屈伸法：病人可取坐位或卧位，护士帮助病人屈肘内收，然后分别向上、向前、向体侧作伸臂动作。另外，帮助病人作肩关节、腕关节绕环运动。②下肢关节屈伸法：病人取平卧位，护士协助病人下肢伸直，上抬到最大限度，然后屈髋、屈膝，使大腿尽量贴近腹壁，再将腿伸直。最后，帮助病人作踝关节绕环运动。这些方法具有舒筋活络，滑利关节的作用。

（3）肢体主动康复训练方法。①颈项运动法：病人取坐位或站位，站立时双足分开与肩同宽，双手叉腰。然后按顺序做颈项前屈后伸，左右侧屈，左右旋转，最后做回环等动作。3个动作完成后，应使颈项回至正中后再继续做动作，每种动作反复做 4 ~ 8 次，回旋动作应顺逆交替活动进行 2 ~ 4 次，活动时宜稍慢。②挽弓运动康复法：病人取站式或坐式，先左手前伸如挽弓，右手做拉满弓弦姿势，连拉10 ~ 20 次，左右轮换共拉 20 ~ 40 次。③捣空运动康复法：病人取站式，右手叉腰，左手握拳，向前伸臂做捣空运动 10 ~ 20 次，左右轮换共 20 ~ 40 次。④肩臂托天运动康复法：病人可取卧位或站式，先将左臂向上直伸做托天状，连做托天 10 ~ 20 次，再换右臂托天 10 ~ 20 次。⑤斜身腰脊运动康复法：病人取坐位，先向左斜身，一正一斜身，连做 10 ~ 20 次。然后照前式，做右斜身 10 ~ 20 次。⑥抱头转股运动法：嘱病人取站式，两腿分开与肩同宽，两手抱头，轻轻绕转腰部 15 ~ 30 次。⑦缩肛运动(提肛运动)：病人取站式或仰卧位，嘱其有规律地进行会阴部肌肉一紧一松运动，紧缩肛门时（作忍大便状）深吸气，放松时呼气，均采用腹式呼吸。每日早晚各 1 次，每次反复练习 20 次以上。⑧下肢运动：病人取站位，两足并拢，两膝稍屈曲，两手分别放在膝上，然后按顺、逆时针方向慢慢旋转摇动膝关节，每日 2 ~ 3 次，每次要 5 ~ 10 分钟。病人也可取卧位，将下肢抬举到最高度，继而屈髋屈膝，再使下肢蹬腿伸直，并使足尽力背伸后再作蹲屈等活动。

总之，术后病人进行及时的功能康复训练，可以促使全身的气血运行。气血通畅不但使关节筋络得到濡养，而且对防止筋肉萎缩、关节僵硬、畸形有着非常重要的临床护理意义。同时，对人体的脏腑气血功能也有着十分重要的护理意义，如肺主气，肺气调达则呼吸通畅，对预防术后肺部感染可起到了积极作用。又如脾主运化，脾气健运，则水谷精微得消，气血生化有源，肌肉筋脉得到荣养，从而促进了术后机体的康复。

第五章
麻醉与护理

麻醉是应用药物或其他方法，使病人在手术时痛觉暂时消失，为手术创造良好条件的技术，理想的麻醉要求安全、无痛、精神安定和适当的肌肉松弛。麻醉的种类很多，按照麻醉的作用范围可分为局部麻醉和全身麻醉两大类。椎管内麻醉属于局部麻醉范围，但习惯上自成一类。麻醉对手术是必不可少的，但是，麻醉药物却对机体的生理机能有不同程度的干扰，有时还会发生意外，甚至危及生命。因此，要认真做好麻醉前准备、麻醉中观察和麻醉后护理，才能确保病人的安全和取得满意的麻醉效果。

01 麻醉前准备

麻醉前准备的目的是为了保证病人安全和为麻醉获得成功创造有利条件。具体措施有以下四个方面：

（一）熟悉病情

护士为了做好麻醉前护理工作，应了解病人心、肺、肝、肾等重要器官的功能状况；估计病人对麻醉的耐受力和麻醉中可能出现的危险。

（二）了解病人的心理情况

面对次日或即将到来的麻醉和手术，病人的各种心理问题更为突出。尤其是病人经常提到的"麻醉是否安全"、"麻醉会不会影响智力"等问题，往往使病人辗转反侧。为此，麻醉医师应该根据病人年龄、文化层次等具体情况，介绍自己并耐心讲解有关麻醉知识，纠正病人对麻醉的错误认识，并对次日麻醉时病人的配合提出要求。使病人具有良好的心理准备，不但能减轻病人的焦虑，而且对病人平稳进入麻醉也极有帮助。

（三）增强病人对麻醉的耐受力

麻醉前应尽力改善病人的营养状态和纠正生理机能的紊乱。如有贫血、水和电介质平衡失调、酸中毒、碱中毒、休克、高热等，都应配合医生，采取相应措施，作初步纠正。

（四）禁食和禁饮

麻醉前应常规禁食 12 小时，禁饮水 4 ～ 6 小时，以防在手术中因呕吐而发生误吸和窒息的危险。即使是局部麻醉，除了门诊小手术之外，也应事前禁食。因有可能局部麻醉效果不佳，而中途改为全身麻醉。

（五）麻醉前用药

麻醉前应用一定的药物使病人精神镇静，增强麻醉效果，减少副作用，已成为手术前准备工作中一项不可缺少的常规措施。常用药物有以下几类：

1. 巴比妥类

有镇静和催眠作用。可使病人情绪安定，减轻紧张心理，并能减少局部麻醉的毒性反应。故对各种麻醉均适用。常用苯巴比妥钠，成人剂量 0.1 g，在麻醉前 30 分钟至 1 小时肌肉注射。手术前晚临睡时口服苯巴比妥 0.09 g，有利于病人休息。

2. 鸦片类

此类药物能提高痛阈，有较强的镇痛作用，可增强局部麻醉和针刺麻醉的效果。和全身麻醉同时应用，有协同作用，可减少全身麻醉的用量；在椎管内麻醉前应用，可减轻腹腔内脏的牵拉痛，因而对以上几种麻醉都适用。常用的有哌替啶对呼吸中枢的抑制性作用较轻，临床上应用较广。成人常用剂量为 50 ～ 100 mg，肌肉注射。吗啡镇痛作用强，但有明显抑制呼吸中枢的副作用，小儿、老人慎用，孕妇临产前应禁用，以免新生儿窒息。有呼吸功能障碍者禁用。成人剂量为 5 ～ 10 mg，皮下注射。

3. 抗胆碱药

本类药物能减少呼吸道分泌，保持呼吸道通畅，为吸入麻醉不可缺少的术前用药，还有防止迷走神经反射亢进的作用，故亦用于椎管内麻醉。常用药物为阿托品和东莨菪碱。由于能抑制汗腺分泌，提高基础代谢率，故甲状腺机能亢进症、高热、心动过速等病人不宜使用。成人剂量：阿托品 0.5mg，肌肉注射；东莨菪碱 0.3mg，肌肉注射。

4. 其他

（1）安定药。地西泮（安定）、氟哌啶等。能抑制大脑边缘系统，使病人情绪安定、记忆消失和肌肉松弛，并有预防和治疗局部麻醉中毒的效果。成人剂量：地西泮 5 ～ 10 mg 或氟哌啶 5 mg，手术前 30 分钟肌肉注射。手术前晚临睡时口服地西泮 5 mg，可帮助病人入睡。

（2）丙嗪类。能抑制植物神经，有镇静、催眠、降温、止吐及减少分泌物作用。但氯丙嗪有舒张血管作用，容易发生低血压，现已少用。常用的为异丙嗪，成人剂量一般为 25 mg，肌肉注射。

02 | 全身麻醉与护理

一、概述

利用麻醉药物使病人的中枢神经系统产生暂时性抑制，使病人意识及痛觉消失、反射活动减弱，有的还伴肌肉松弛，称为全身麻醉（简称"全麻"）。中枢抑制深浅程度可以控制，整个抑制过程也是可逆的。当药物排出体外或在体内分解破坏后，病人即恢复清醒，无后遗症。按麻醉方法不同，可分为吸入和非吸入两大类。凡是挥发性的麻醉药，经呼吸道吸入而给药的称吸入麻醉，如氧化亚氮、异氟醚、安氟醚、氟烷、乙醚等。经静脉或肌肉注射给药的为非吸入麻醉，如硫喷妥钠、氯胺酮。

全身麻醉必须控制在一定深度方能进行手术。麻醉过浅，达不到手术要求；过深则可发生危险。对麻醉深度的判断，以乙醚的麻醉分期最为重要。但近来乙醚已少用，其他麻醉无典型分期。

二、全身麻醉方法

（一）吸入麻醉

1. 滴入麻醉

以麻醉药滴入在麻醉口罩的纱布上，病人吸入药液的挥发气体而进入麻醉状态。些法简单易行，但药液消耗大，对呼吸不易控制，故目前手术时使用较少。

2. 管内麻醉

是用口罩或特制的导管，经口腔或鼻腔插入气管，连接麻醉机，通过麻醉机供给氧气和麻醉药气体而进入麻醉。体内的二氧化碳呼出，可被麻醉机内的钠石灰装置所吸收。此种麻醉的优点是：能使终保持呼吸道通畅，通过麻醉机可随意控制呼吸，保证供氧，适合在抢救危重病人时使用；便于调节胸腔压力，是胸腔外科手术必须采用的方法；可节约麻醉药用量。

常用吸入麻醉药见下表5-1。

表 5-1 常用吸入麻醉药

药名	理化性质	药理作用
乙醚	液体具强烈刺激气味、沸点 34.6 ℃，易挥发，遇光、热、空气会分解，遇明火会燃烧、爆炸	麻醉性能强，安全界线广，分期明显。它能兴奋交感神经系统，可致血压增高、脉快；又能刺激黏膜和唾液腺使分泌增力；可使血糖增高，颅内压增高。对呼吸道有炎症、糖尿病、颅内高压和肝功能不全者不宜使用
安氟醚	为新的含卤素不燃烧的吸入麻醉药，化学性能稳定	麻醉效能好，诱导快，苏醒迅速平衡，麻醉维护期间血压平衡，心律稳定，但过深时可引起呼吸抑制和血压下降，有明显肌肉松弛作用
异氟醚	是最新的氟吸气麻醉剂，为安氟醚的异构体，物理性质稳定	诱导和苏醒迅速，对一般术前用药有高度互溶性，对肝肾毒性低，对心血管功能影响小，有肌松作用，手术后很少副作用。缺点：能抑制呼吸，可能引起恶性高热，价格昂贵

（二）静脉麻醉和基础麻醉

1. 静脉麻醉

将麻醉药经静脉注入而产生全身麻醉作用的方法称静脉麻醉。常用药物有硫喷妥钠和氯胺酮。

（1）硫喷妥钠。是一种超短效的巴比妥类药物，静脉注入后 1 分钟，就可引起大脑抑制，但很快就渗入到脂肪组织中去，大脑中药物浓度减低，麻醉随即变浅。因此，需要小量反复注射。由于药物作用快，消失也快，病人醒后无任何不适，麻醉效果佳。但硫喷妥钠有下列副作用，应加以注意：①有抑制交感神经和兴奋迷走神经的作用，麻醉时如刺激咽、喉、气管及支气管，均可引起反射性喉痉挛。因此，喉部手术禁用此种麻醉药。麻醉前给足量的阿托品，对预防喉痉挛有一定作用。②能抑制呼吸中枢，如注药稍快即可引起呼吸暂停，有呼吸阻塞或呼吸困难者禁用。

（2）氯胺酮。是近年来临床上广泛应用的快速作用麻醉药，其药理作用有以下几个特点：①对大脑联络经路和丘脑下皮层系统有选择性抑制作用，用药后病人麻醉较浅，能维持一部分保护反射。如下颌不松，能保持呼吸通畅，但具有深度镇痛作用，故称为分离麻醉；能兴奋交感神经，使心率增快，血压上升，故适用于休克和危重病人。但对高血压、心脏病、颅内压增高和青光眼等病人不利，应忌用；无肌肉松弛作用，多数用于烧伤换药、脓肿切开引流等浅表手术；麻醉中唾液腺分泌增多，术前必须用阿托品以抑制唾液分泌；苏醒期短，醒后无呕吐，但可能出现复视、幻觉现象。

2. 基础麻醉

这是一种辅助麻醉，主要用于小儿外科。有些中、小手术（如疝气高位结扎），因小儿不能合用，无法采用局部麻醉，而全身麻醉又有一定危险时，可采用本法抑制中枢神经，使小儿神志消失，再加局部麻醉即可手术。常用药物为氯胺酮和硫喷妥钠，一般多用作肌肉注射。

（三）复合麻醉

为多种麻醉药或麻醉方法配合应用，以求达到用药量小、副作用少而麻醉效果高的目的，称为复合麻醉。这是目前应用最广的全身麻醉方法。

复合麻醉的种类很多。目前临床上的复合麻醉主要有静脉复合麻醉和静脉吸入复合麻醉。静脉复合麻醉在临床上较常用，是由镇静药、镇痛药和松弛剂三类药物配合使用。

二、全麻护理

（一）呕吐与窒息处理

呕吐多见于麻醉前未禁食、胃扩张、肠梗阻、上消化道出血等病人。乙醚对胃黏膜有刺激作用，同时也能兴奋呕吐中枢。而呕吐物吸入气管，极易发生窒息而导致死亡，十分危险。即使吸入不多，亦可引起吸入性肺炎。因此，当病人出现恶心、呃逆等先兆时，应立即将头部放低并转向一侧，并迅速用吸引器吸尽口腔和咽喉分泌物。

预防措施：术前绝对禁食禁饮，如已进食而必须手术者，尽量改用局麻、针麻或椎管内麻醉，因病人在清醒情况下可能自行呕吐；凡必须全身麻醉者，应设法事先诱使呕吐，或放置粗大胃管排空胃内容物，并尽可能作气管插管，保持呼吸道通畅。手术结束后要等病人完全清醒再拔除气管导管，观察一定时间方可送回病房。

（二）呼吸道梗阻处理

1. 舌后坠

麻醉后病人下颌肌肉松弛，舌根后坠，使上呼吸道不完全梗阻产生鼾音。用手托起下颌骨，使下颌门齿咬合于上颌门齿之前，鼾音即消失，呼吸道梗阻因此解除。

2. 呼吸道分泌物过多

往往因麻醉前未用阿托品或处理不当有关。病人吸气困难，呼吸时喉头有啰音，可以从口腔置入口咽通气管或从鼻放入鼻通气管，用吸引器吸出咽喉分泌物。

3. 喉痉挛

麻醉过浅、乙醇浓度过高或有外物触及喉头均可能诱发喉痉挛。喉痉挛发生时，病人吸气困难、发绀、喉头发出高调鸡鸣声，应立即设法解除诱发原因，加压给氧，如不能缓解，可用一针头经环甲膜刺人气管输氧。如痉挛仍不能解除，需静脉注射肌肉松弛剂后作气管插管，以麻醉机控制呼吸。

（三）循环系统并发症处理

1. 血压下降

麻醉前血容量不足、电介质紊乱、酸碱平衡失调、手术中大量失血等，均可使病人对麻醉的耐受性降低，而造成血压下降。牵拉内脏亦可引起反射性低血压，应针对原因进行护理。

2. 心律失常

麻醉过浅或过深、缺氧及二氧化碳蓄积，可引起心跳过速；内脏牵拉可使心跳减慢。原有心动功能不全的病人，麻醉中可发生心律紊乱，甚至心搏骤停，应警惕。

三、全麻后护理

全身麻醉停止后，药物对机体的影响仍将持续一定时间。因为病人在苏醒的过程中，随时可出现循环、呼吸、代谢等方面的异常而发生意外。因此，必须重视麻醉后、苏醒前的护理。

（一）全麻苏醒前的护理

（1）应设专人护理。病人回到病房后，立即测血压、脉搏、呼吸、体温，并听取护送人员介绍手术中情况。然后根据不同情况，每 15～30 分钟测脉搏、血压、呼吸、体温各 1 次，直至病人完全清醒，循环和呼吸稳定。

（2）对于大手术的病人，应先安置在术后观察室进行监护，以便随时抢救。

（3）加强呼吸道的护理。苏醒前病人呼吸道的护理：苏醒前的病人容易发生舌后坠、喉痉挛、呼吸道黏液堵塞、呕吐物误吸，病人应去枕平卧，头转向一侧，也可取侧卧位。各种呼吸道梗阻均须紧急处理。喉头水肿需用地塞米松静脉注射。儿童喉头水肿易迅速发展为完全性呼吸道阻塞，应在床边准备好气管切开包、吸痰器等设备。

（4）预防意外损伤的发生。病人苏醒过程中常出现躁动不安和幻觉，应加以保护。如眼球活动，睫毛反射恢复，瞳孔稍大，呼吸加快，甚至有呻吟、转动，是即将苏醒的表现。此时最易发生躁动，必要时需加约束，防止病人不自觉地拔掉输液管和各种引流导管，以免造成意外。

（5）体温异常的护理。大手术后病人多因手术中内脏暴露过久、大量输液输血等因素导致体温过低。病人表现寒战，面色苍白、肢冷等症状。因此，应注意保暖。并可给予热水袋等保温护理。并要注意温度不宜过高，以防止烫伤。小儿体温调节中枢发育未全，全麻后常有高热抽搐，应给予吸氧、物理降温，抽搐不止时给硫喷妥钠肌肉注射。

（二）清醒后护理

（1）饮食护理。病人清醒后，除消化道手术外，如无呕吐，4～6小时后可开始饮少量水，手术次日起开始饮食。

（2）对于清醒的病人，痰液黏稠、量多时，应鼓励病人做有效咳痰，必要时可做雾化吸入、帮助排痰以预防感染。

03 | 椎管内麻醉与护理

将局部麻醉药注入椎管内，阻滞脊神经的传导，使其所支配的区域失去痛觉，称为椎管内麻醉。根据药液作用的部位不同，可分为蛛网膜下腔阻滞麻醉（简称腰麻）和硬膜外阻滞麻醉（简称"硬麻"）。

一、蛛网膜下腔阻滞麻醉

（一）适应证

适用于脐部以下任何手术。但以下情况应列为禁忌：中枢神经系统有病变，如颅内压增高或炎症；穿刺部位有皮肤感染或脊柱畸形；全身情况较差，如休克、恶液质；婴幼儿及不合作者，对老人、孕妇、高血压或水电介质平衡失调的病人，亦尽量不用。

（二）麻醉方法

1. 常用药物

为普鲁卡因或丁卡因。一般用脑脊液或5%葡萄糖溶液溶化，比重高于脑脊液，称为重比重液；溶解于蒸馏水者，比重较脑脊液轻，称为轻比重液。

2. 腰椎穿刺

（1）体位护理。病人侧卧在手术台上，一般多采用重比重溶液，故手术侧要向下。取低头、弓腰、抱膝姿势，充分伸展脊椎棘突间隙，以便穿刺。病人背与手术台面垂直，不要向前后倾斜。

（2）并发症的护理。麻醉操作完成以后，即应密切观察病人，如出现以下反应，应作相应处理。①血压下降，心动过缓。由于腰麻病人的部分交感神经被抑制，迷走神经相对亢进，故可出现血压下降和心动过缓，同时伴有恶心呕吐。应立即报告医生进行相应的处置。②恶心呕吐。病人呕吐时，应立即调整病人的体位，如头侧向一侧，并及时清理呕吐物，保持呼吸道通畅，防止呕吐物阻塞气道而引起窒息的发生。③呼吸抑制。麻醉平面过高，胸部脊神经受阻滞时，胸式呼吸被抑制而使呼吸减弱。若平面升到颈部、膈神经麻痹，则出现严重呼吸困难。如病人发生上述症状后，应立即报告医生进行抢救，并立即进行人工呼吸、给予氧气吸入，必要时行气管切开行抢救措施。

二、硬膜外阻滞麻醉

（一）适应证

硬膜外麻醉的适应范围比腰麻为广。由于麻醉药液只阻滞硬膜外腔中的脊神经根，麻醉效果表现为节段性，故在颈、骶、腰、胸、腹部、会阴和上下肢的各种手术，尤其对于上腹手术更为适宜。

（二）麻醉的特点

麻醉时间不受限制，并发症少；因硬麻和腰麻的穿刺要求只隔一层极薄的硬脊膜，而两种麻醉的用药量要相差数倍。如果穿破硬脊膜将药液误注入蛛网膜下腔，则可引起全脊髓麻醉而发生严重后果，硬膜穿刺部不限于腰部，故穿刺不慎可直接损伤脊髓。因此，技术要求高。其禁忌证和腰麻基本相同。

（三）硬膜外腔穿刺的护理

1. 体位护理

病人的准备和体位与腰麻相同。

2. 并发症的护理

如果病人出现呼吸困难、呼吸停止、血压下降、神志消失、全身瘫痪时，可能是刺伤脊神经和脊髓，或穿破血管而引起的硬膜外血肿。应立即报告医生进行人工呼吸，输液并给适量升压药，病人经过 45～90 分钟，麻醉作用消失，呼吸、血压、神志均可恢复。若有延误，则因缺氧使心脏骤停而死亡。

三、椎管内麻醉护理

（一）麻醉前准备

（1）体检。在术前护理时，应注意观察病人的血压，有无水、电解质失衡；有无心脏病史；是否妊娠；同时，还应检查脊柱有无畸形，腰部皮肤有无感染病灶等。并应记录在病历上，以便及时处理或更改麻醉方式，防止出现麻醉意外。

（2）遵医嘱给药。

（3）其他护理。术前应严格按医嘱进行禁食、禁饮水等，并做必要的药物皮试等。

（二）腰麻后护理

腰麻后头痛是其主要并发症。头痛的发生，多在术后 1～2 日内开始，第 3 日最剧烈，可持续 10～14 日。头痛部位不定，但枕部最多，顶部和额部之次。头痛的特点是坐起时加剧，卧倒后减轻。头痛的原因多数是穿刺进针处的脊膜留有针孔，脑脊液不断的流失，使脑压降低所致。具体护理如下：

（1）手术后应常规去枕平卧6～8小时以减少脑脊液的流失等措施，可预防头痛的发生。

（2）对脑压降低的头痛，应卧床休息，静脉补液。

（3）对血管扩张性头痛，可用苯甲酸钠咖啡因能使脑小动脉收缩，血流量降低，脑脊液生成减少而降低脑压，从而使脑血管性头痛减轻。其他可用镇静止痛药或针刺止痛对症治疗。

（三）硬膜外麻醉后护理

（1）体位护理。硬膜外麻醉穿刺时，因交感神经阻滞后，血压多受影响，故回病房后亦需平卧4～6小时，但不必去枕。麻醉后观察血压、脉搏，其平稳后，即可按手术本身需要采取适当卧位。

（2）其他症状护理。麻醉后病人若出现局部感觉异常或消失，运动障碍、剧烈头痛，并出现呕吐、颈项强直等脑膜刺激征，同时伴有寒战、高热，则可能是继发感染引起硬膜外脓肿。应立即报告医生进行紧急处理。

04 | *局部麻醉与护理*

用药物阻断神经末梢或神经干（丛）的传导，使局部组织痛觉暂时消失，产生局限性的麻醉区，称为局部麻醉，简称局麻。

一、常用局麻方法

1. 表面麻醉
利用局麻药的渗透作用，透过黏膜阻滞浅表的神经末梢，称为表面麻醉。通常用1%～2%利多卡因溶液喷雾或涂敷在鼻、口腔、咽喉黏膜表面，使局部痛觉消失。眼科表面麻醉常用1%利多卡因等。

（二）局部浸润麻醉

将局麻药溶液按组织层次由浅入深注射在组织中，使神经末梢发生传导阻滞，称为局部浸润性麻醉，是应用最广泛的麻醉方法。常用药物为普鲁卡因，一般为1%

溶液，药液中加少量肾上腺素，以降低其吸收速度并减少出血。

二、护理要点

凡使用普鲁卡因者，应常规做过敏试验。

护士与麻醉师认真核对局麻醉药的药名和浓度是预防麻醉意外的重要措施。

麻醉期间观察有无局部麻醉药的毒性反应。在短时间内过量用药，致进入全身血循环的局麻药超过了身体的耐受剂量，即可出现毒性反应。反应轻重除与药物浓度、药量、应用部位以及药物本身的毒性大小相关外，还与病人年龄、全身情况和个体差异密切相关。

一般局麻手术后病人不需特殊护理。门诊病人可在手术室休息片刻，无异常反应方可离去。

第六章
常用外科引流与护理

01 | 概述

外科引流有预防与治疗作用。为了预防血液、脓液、胆汁、肠内容物的蓄积而安置引流，具有预防性引流作用；当有脓性分泌物、坏死组织、瘘管时，防止伤口早期闭合而安置引流是治疗性引流。任何引流不能代替止血和正确的外科技术。

外科引流的种类有被动引流和主动引流两种。

一、主动引流

引流管外接抽吸装置，在伤口内产生一种吸引力使液体流出叫主动引流。主动引流大致可分为深腔引流和闭路吸引引流两种。

1. 深腔引流

深腔引流是接吸引器、又通大气的引流。它在吸引腹腔液体时，效果为被动引流的两倍。它的优点是减少换药次数、减少污染组织的机会。其吸引力一般以 80 ~ 120 mmHg 为宜。

2. 闭路吸引引流

用于缝合的手术切口，引流管从小的戳创引出，再接吸引装置。这种引流广泛用于乳癌根治术后或其他手术后，减少了感染和皮肤坏死。其吸引力一般为 150 mmHg。

二、被动引流

利用内外压力差或借助重力作用，使液体体轻引流物向外溢出叫被动引流。如橡皮片引流、烟卷引流。

02 | 创口引流护理

一、创口内引流物的使用

（一）目的

伤口内引流物的放置有排出分泌物、减少毒素吸收、利于感染控制、促进肉芽生长等作用。创口引流是感染性伤口换药时一项重要技术。

（二）方法

脓性分泌物增多时，应用盐水或抗菌药物纱条、橡胶条、碘仿纱条或用塑料引流管较适宜。创面较干净或已有肉芽生长时，应有凡士林纱条引流，以利于促使肉芽增生，但使用过久可致肉芽水肿。引流管或引流条应放置创面底部，以避免伤口浅层闭合深部感染存在的"假性愈合"。引流管还有冲洗深部伤口或注入抗菌药物的作用。引流条的放置应松紧适度，由深至浅，保持伤口愈合过程中底小口大的形态。

二、观察与护理

保持引流畅通，并应密切观察各种引流物的性质、颜色、气味和量，并应进行及时的记录。

保持引流处创面表层敷料不被分泌物湿透。如果敷料被污染，应及时更换，避免感染。

03 | 胸腔闭式引流护理

一、引流的意义及装置

外伤性或自发性气胸、血胸、脓胸及心胸手术后，均需行胸腔闭式引流术。其目的是排除胸腔内的液体、气体和血液，恢复和保持胸腔内负压，维持纵隔的正常位置，促使术侧肺迅速膨胀，防止感染。

二、胸腔闭式引流的种类

胸腔闭式引流装置有单瓶、双瓶或三瓶等三种。

1. 单瓶水封式系统

水封瓶橡胶瓶塞上有 2 个孔，分别插入长、短玻璃管各 1 根，瓶内盛无菌盐水 500 mL，为避免空气进入胸膜腔，长玻璃管的下端应插至水平面下 3 ~ 4 cm，短玻璃管远离水平面。使用时，将病人胸膜腔引流连接于水封瓶的长玻璃管，接通后即见管内水柱随呼吸上下移动。如水柱不动，则提示引流管位置不当或引流管不通畅。

2. 双瓶水封式系统

双瓶水封系统包括相同的水封瓶与积液瓶。在引流胸膜腔内液体时，水封下的密闭系统不会受到引流量的影响。

3. 三瓶水封式系统

此系统与双瓶式相似，只是增加了一控制瓶所施加的抽吸力。抽吸力通常由通气管没入水面的深度来决定。例如，没入水面 15 ~ 20 cm，就相当于对该病人施加了 1.5 ~ 2 kPa 的负压抽吸力。如果抽吸力超过了没入水面管子深度时，外界的空气即会被吸入此系统中，所以压力控制瓶中会一直有水泡产生，表示正在行使功能中。

安装闭式引流通常在手术室进行。但是，在某些急诊情况下，也可在急诊室或病房床旁安置。

三、护理

1. 保持管道的密闭和无菌

使用前应仔细检查引流装置的密闭性能，注意引流管有无裂缝，引流瓶有无破损，各衔接处是否密封。保持管道连接处衔接牢固，必要时用丝线捆扎，防止滑脱。水封瓶长玻璃管没入水中 3 ~ 4 cm，并始终保持直立。胸壁伤口引流管周围，用油纱布包盖严密。更换引流瓶时，务必先双重夹闭引流管，以防止空气进入胸膜腔。严格执行无菌操作规程，防止感染。

2. 有效体位

胸腔闭式引流术后，常置病人于半卧位，此体位有利于呼吸和引流。鼓励病人进行咳嗽、深呼吸运动，利于积液排出，恢复胸膜腔负压，使肺充分扩张。

3. 维持引流通畅

闭式引流主要靠重力引流，水封瓶液面应低于引流管胸腔出口平面 60 cm。任何情况下引流瓶不应高于病人胸腔，以免引流液逆流入胸膜造成感染。定时挤压引流管（1次／30～60分钟），防止其受压、折曲、阻塞。检查引流是否通畅最简单的方法是观察引流管是否继续排出气体和液体，以及长玻璃管中的水注是否随呼吸上下波动，必要时请病人深呼吸或咳嗽。水柱波动的幅度反映残腔的大小与胸腔内负压的大小。正常水柱上下波动 4～6 cm。如无水柱波动，病人出现胸闷气促、气管向健侧偏移等肺受压的症状，应疑为引流管被血块堵塞，需设法捏挤或使用负压间断抽吸引流瓶、短玻璃管，促使其通畅，并立即通知医生处理。使用三瓶负压吸引者，如病人胸痛难忍，可能系负压过大，试调整负压后继续观察。

4. 妥善固定引流管

引流管一般长度为 100 cm。为了保持引流管的通畅或防止滑脱，应妥善固定于床旁。运送病人时需用双钳夹管，水封瓶置于床上病人双膝之间，防止滑脱。下床活动时，引流瓶位置应低于膝关节，并保持其密封。使用三瓶负压吸引者，其活动范围以不超过吸引管长度为限。若引流管从胸腔滑脱，立即用手捏闭伤口处皮肤，消毒处理后，用凡士林纱布封闭伤口，协助医生做进一步处理。如引流管连接处脱落或引流瓶损坏，应立即用双钳夹闭胸壁导管，按无菌操作更换整个装置。

5. 观察、记录引流情况

注意观察引流液的量、性状、水柱波动范围，并准确记录。每日用无菌生理盐水更换引流液，并作好标记，便于观察引流量。

6. 拔管指征

48～72 小时后，引流量明显减少且颜色变淡，24 小时引流液 <50 mL，脓液 <10 mL，X 线胸片示肺膨胀良好无漏气，病人无呼吸困难即可拔管。方法：嘱病人先深吸气一口屏气拔管，迅速用凡士林厚纱布覆盖，宽胶布封闭，胸带包扎 1 日。

7. 拔管后护理

注意观察病人有无胸闷、呼吸困难、切口漏气、渗液、出血、皮下气肿，拔管后第 2 日需更换敷料。

04 ｜胆道引流护理

病人施行胆道手术后，由于手术创伤引起胆疲乏水肿，缝合口胆汁外漏可引起胆汁性腹膜炎、膈下脓肿等并发症。因此，术后常规放置 T 型管引流。术中证实胆囊管有结石、胆囊内有泥砂样结石、胆总管扩张、狭窄或有炎症也需置 T 型管引流。

一、护理措施

1. 妥善固定

T 型管一端通向肝，一端通向十二指肠，由戳口穿出后用缝线固定于腹壁，下垫纱布，每次换药后应用胶布固定。T 型管不宜太短，并要吊在床边或将橡皮胶管用别针固定在床单上，严防病人因翻身、搬动、起床活动时牵拉而脱落。昏迷或烦躁不安的病人，应约束病人的双手。

2. 保持引流通畅

随时检查 T 型管是否通畅，避免受压、折叠、扭曲，应经常挤捏。术后 5～7 日内禁止加压冲洗引流管，因此时引流管与周围组织及腹壁尚未形成粘连，有可能导致脓液或胆汁随冲洗液进入腹腔，引发腹腔或膈下感染。若发现阻塞，可用细硅胶管插入 T 管内行负压吸引。每日调换消毒连接管与引流瓶（袋）；在病情允许的情况下，应鼓励病人尽早下床，活动时引流袋的位置应低于腹部切口高度，平卧时不能高于腋中线，防止胆汁返流引起逆行感染。引流袋位置放置也不宜太低，以免胆汁流失过度。长期引流易造成胆汁流失，影响脂肪消化和吸收，可口服胆盐。

3. 密切观察记录胆汁量与性状

胆汁引流量一般在 300～700 mL。量过少可能因 T 型管阻塞或肝功能衰竭所致；量过多可能与胆总管下端不够通畅。正常胆汁为深绿色或棕黄色，较清晰无沉淀物。若引流物颜色过淡、过于稀薄（表示肝功能不佳）、混浊（有感染）、有泥沙样沉淀（有结石），均属不正常。如果病人出现高热和严重腹痛，可能是胆汁渗漏于腹腔所致胆汁性腹膜炎。出现上述症状时，应及时报告医生，进行必要的处理。

4. 引流口皮肤护理

病人对橡皮布过敏出现水疱时，应及时小心地抽去疱液，外涂甲紫溶液。出现胆汁渗漏时，应及时更换渗湿的敷料，必要时局部敷氧化锌软膏。

5. 拔管

T型管一般术后放置 10 ~ 14 日，如体温正常，黄疸消失，引流量逐渐减小，无特殊情况即可拔管。

二、护理健康教育

（1）低脂肪饮食，应定期肠道驱虫。

（2）告诫病人胆管结石复发率高，出现腹痛、高热、黄疸时及早来院诊治。

（3）嘱托病人家属要注意对病人的饮食、情志的调养，使之保持平和的心态；并要劳逸结合，注意加强运动，不断提高病人的身体素质，及机体的抗病能力。

（4）进行T型管留置者的家庭护理指导。需二期手术者，应向病人解释T型管的重要性。应避免提举重物或过度活动，防止T型管脱出，拉扯伤口。尽量穿宽松柔软的衣服。避免盆浴，淋浴时可用塑料薄膜覆盖置管处。由于胆汁刺激性大，易侵蚀皮肤，每日至少换药1次。一旦敷料湿透时应立即更换。敷盖的纱布剪有开口，以利充分地敷盖创面和吸收引流液。对皮肤有过敏者，应局部用凡士林或氧化锌软膏涂擦，并要保持置管处皮肤的清洁干燥。

（5）指导病人应及时倾倒引流液，防止因引流液体过多而引起返流，造成腹腔继发感染。并要观察及记录引流液颜色和量。若有异常或T型管脱出，突然无液体流出时，应及时就医。

05 | 腹部外科引流护理

一、胃肠减压

（一）胃肠减压的目的与装置

1、胃肠减压的目的

胃肠减压术是利用负压的作用原理，通过胃管将积聚于胃肠道内的气体及液体吸出，对胃肠道梗阻病人可减低胃肠道内的压力膨胀程度；对胃肠道穿孔病人可防止肠内容物经破口继续漏入腹腔；并有利于胃肠吻合口的愈合。因此，适用范围很广。常用于急性胃扩张、肠梗阻、胃肠道穿孔修补或部分切除术，以及胆道或胰腺手术后，是腹部外科的重要治疗措施之一。

2. 胃肠减压器的装置

胃肠减压装置种类很多，但其结构均由导管、负压产生部分、液体收集瓶组成。采用负压吸引瓶、气箱式吸引瓶进行吸引。

（二）胃肠减压病人的护理

1. 插管前护理

（1）心理护理。插管往往会给病人带来痛苦的感受，再加病人对插管的目的和方法不甚了解。因此，极易使病人对插管产生恐惧、忧虑的心理反应。对此，首先要对病人进行有关知识的宣教，向病人解释胃肠减压的目的、治疗的意义及插管过程中的感受。尽可能地减轻病人的负性心理反应，积极地配合护理与治疗。

（2）插管前的准备工作。认真检查胃肠减压装置的各管道安装是否正确，有无故障，并要准备好其他所需物品。

2. 胃肠减压期间的护理

（1）病人应禁食及停止口服药物。如医嘱指定从胃管注入药物时，须将胃管夹住，暂停减压1小时，以免药物被吸出。

（2）随时检查吸引是否有效，如有阻塞可用注射器以等渗盐水冲洗，保持通畅。

（3）持续减压时间较长时，应注意口腔护理，预防口腔及咽部黏膜的感染。每日可用银花水等进行雾化吸入。

（4）随时注意病人的脱水情况，如果病人出现口干、口渴、欲饮、皮肤弹性减弱等津液亏乏症状时，应及时报告医生，并遵医嘱给予静脉补充适当液体，以维持水和电解质的平衡。

（5）密切观察引流物的性质和量，并应及时记录。如发现有鲜红血液或吸引出的液体过多时，应停止吸引，并及时报告医生进行处理。防止因贮液过多而被吸入减压器内，故应及时更换吸引瓶（袋）。

3. 拔管的护理

经减压后，如病情好转，肠蠕动恢复，腹胀消失或肛门排气，可考虑停止胃肠减压和拔管。拔除导管时，应先将吸引装置与胃管分离，捏住导管，嘱病人屏气，迅速拔出；拔管后清理病人鼻孔及颊部的胶布痕迹，并及时清洗胃肠减压器及胃管，消毒后备用。

二、双引流管引流

（一）作用与适应证

因其管开孔较多，接触面广，吸引效果好，而且能控制压力，对有大量渗出的瘘道更为有用。故适用于胃肠道瘘、胆瘘、胰腺炎等病人作持续吸引用。

（二）装置

选用两根粗细不等的孔胶管，细管套入粗管内。一般细管直径为 0.4 ~ 0.6 cm，头端剪一侧孔；粗管内径为 0.8 ~ 1.0 cm，围绕管壁剪 6 ~ 8 个孔，以利引流，两管用针线缝扎固定。粗管细管之间借负压吸引相互流通，以使引流通畅无阻。

（三）护理

（1）使用双套引流时应将管子近端置于引流腔的最低位，不使渗液滞留于腔内。然后将管子妥善固定。保持引流管周围皮肤清洁干燥，可用凡士林纱布或氧化锌油膏保护局部皮肤。

（2）注意引流管通畅，如出现引流液突然减少，病人感腹胀、伴发热、应及时检查管腔有无阻塞或管子脱落。若有阻塞可先用生理盐水冲洗，如阻力过大可将管子拔出清洗、消毒后再放入。一般应每周更换管子 1 ~ 2 次，随着引流液逐渐减少，可相应更换较细管子。

（3）观察引流液的颜色并记录 24 小时引流液总量。以便提供补充液体和电解质的依据。防止水与电解质失衡。

三、烟卷引流

（一）适应证

烟卷是用狭长形薄型乳胶套里面卷入纱布制成，一般长 20 ~ 25 cm，用于胆囊、胆道手术后病人和腹腔引流，亦用于软组织广泛剥离、术后渗血渗液较多的伤口。

（二）护理

使用前在乳胶套的一端剪 3 ~ 4 孔，将此端置于引流腔内，暴露于伤口外端则用安全别针固定，防止陷入腔内。每天换药时应转动烟卷使引流通畅，亦有每天将烟卷向外拔出少许，部分剪去，再将安全别针下移，待引流液逐渐减少可全部拔除。

四、腔管引流

（一）适应证

用于门静脉高压症、食道和胃底静脉曲张破裂所致上消化道出血的病人。起病急骤、出血量多，使用三腔双气囊、压迫止血是抢救的重要措施。

（二）装置

三腔管又名双气囊管，管子全长 120 cm，头端有 2 个气囊，中间有 3 个腔，中腔最大，作吸引用，其余 2 腔分别通至食道气囊和胃气囊，食道囊一般可充气 150 ~ 200 mL，胃囊可充气 250 ~ 300 mL。

（三）护理

1. 插管前的护理

使用前检查管子是否通畅，两个气囊是否漏气，必须分别充气测试，可放在盛水的药碗内注气观察有无气泡，同时检查其牢固程度，若橡皮囊已毛糙变薄不宜使用，以免插后气囊破裂。检查合格可予使用，然后在管子远端贴上胃囊、食道囊的标记，以免搞错。

2. 心理护理

由于病人缺少对插管的有关知识的了解，所以极易产生恐惧心理。对此一定要注意加强情志护理，向病人讲明插三腔管的必要性和感受，并取得病人的配合。

3. 插管的护理

（1）插管期间注意保持鼻腔和口腔清洁。病人若出现喉痛，可用生理盐水或银花水、甘草煎水清洗或漱口。

（2）使用三腔管期间禁止进食、饮水，以防流人肺内，引起吸入性肺炎。并应及时清除口腔内的分泌物。

4. 拔管的护理

在停止出血 24 小时后可作拔管准备，先开放气囊，观察 24 小时，确认无血性胃液流出，方可拔管。拔管前 20 ~ 30 分钟可口服石蜡油 30 mL，促使食管、胃壁与气囊滑润分离易于拔除。拔管时不宜用力过猛，以防撕脱黏膜。

第七章
疮疡

01 | 疖

疖是一种生于皮肤浅表的急性化脓性疾患，随处可生，小儿、青年多见。《外科理例》谓："疖者，初生突起，浮赤无根脚，肿见于皮肤，止阔一二寸，有少疼痛，数日后微软，薄皮剥起，始出青水，后自破脓出。"本病多发于夏秋季节，突起根浅，肿势局限，燃红疼痛，范围多在 3 cm 左右，易肿，易溃，易敛。初起可分为有头、无头两种，一般症状轻而易治，所以俗话说"疖无大小，出脓就好"。但亦有因治疗或护理不当形成"蝼蛄疖"，或反复发作、日久不愈的。多发性疖病则不易治愈。本病相当于西医的单个毛囊及其皮脂腺或汗腺的急性化脓性炎症。

一、病因病机

由于内郁湿火，外感风邪，两相搏结，蕴阻肌肤而成；或由于在夏秋季节感受暑湿热毒之邪而生；或因天气闷热，汗出不畅，暑湿热毒蕴蒸肌肤，引起痱子，复经搔抓，破伤染毒而发。

患疖肿后，若处理不当，疮口过小，脓液引流不畅，致使脓液潴留；或由于搔抓碰伤，以致脓毒旁窜，在头皮较薄之处发生蔓延，窜空而成蝼蛄疖。

阴虚内热之消渴病病人或脾虚便溏病人，病久后气阴双亏，容易感染邪毒，并可反复发作，迁延不愈，而致多发性疖病。

二、临床表现

局部皮肤红肿疼痛，可伴发热、恶寒、口干、便秘、小便黄等症状。

（1）有头疖。患处皮肤上有一色红灼热之肿块，约 3 cm 大小，疼痛，突起根浅，中央有一小脓头，脓出便愈。

（2）无头疖。皮肤上有一红色肿块，范围约 3 cm，无脓头，表面灼热，压之疼痛，2 ~ 3 日化脓后为一软的脓肿，溃后多迅速愈合。

（3）蝼蛄疖。好发于儿童头部。临床上可见两种类型。一种以疮形肿势小，但根脚坚硬，溃脓后脓出而坚硬不退，疮口愈合后，过一时期还会复发，常一处未愈，他处又生。另一种疮大如梅李，相连三五枚，溃后脓出而疮口不敛，日久头皮窜空，如蝼蛄窜穴之状。

（4）疖病好发于项后、背部、臀部等处，几个到数十个，反复发作，缠绵数年不愈。亦可在身体各处散发，此处将愈，他处又起。尤好发于皮脂分泌旺盛、消渴病及体质虚弱之人。

三、诊断要点

夏秋季节发病、红肿等。皮肤出现红肿疼痛之小硬结，渐扩大成小脓肿。感染重者可伴有发热、食欲不振等。脓肿区涂片可获病原菌。

四、处理原则

以清热解毒为主。暑疖须兼清暑化湿；疖病多虚实夹杂，必扶正固本与清热解毒并施，或兼养阴清热或健脾和胃，应坚持治疗以减少复发；对伴消渴病等慢性病者，必须积极治疗相关疾病。

五、一般护理

（一）环境与休息

应保持室内清洁、安静，温、湿度适宜，注意通风，切忌在阳光下暴晒。疖肿多发，伴高热者宜卧床休息。

（二）情志护理

关心体贴病人，经常与之交谈，根据其不同的心理给予开导。若出现疖病、蝼蛄疖者，宜安慰病人，鼓励其树立起战胜疾病的信心；对幼儿病人应采用温和的语言及柔和的动作进行安抚，使其积极配合医护人员做好治疗。

（三）饮食护理

饮食以清淡为原则，少食甜食。若有糖尿病病史，应严格控制甜食。若溃破后，不宜过食生冷之品，以防伤脾而运化失职，热无出路。忌食葱、蒜、鱼腥发物。

（四）用药护理

（1）疖肿早期遵医嘱，局部用5%碘酊或75%酒精涂擦，不宜用稠厚的药膏外敷。

（2）使用掺药者，观察疮面的皮疹及瘙痒感情况，防止外用药过敏。箍围敷药宜保持湿润，调敷时干湿要适宜。

（3）初期如用洗剂或箍围药，敷药范围应大于创面，脓成后可遵医嘱切开排脓，并保持引流的通畅。溃破后如遵医嘱使用含升丹的掺药，不能撒在正常皮肤上，并观察局部用药后的反应。若皮肤出现过敏者禁用丹剂类药物，同时立即报告医师。

（五）病情观察

（1）注意观察疮形的变化，面部疖伴有全身发热、周围组织出现红肿、硬结、热痛，病情加剧，应立即报告医师及时救治。

（2）密切观察生命体征变化，并做好记录。

（3）高热病人应做好皮肤护理，及时擦干汗液、更换衣服及床单等，保持皮肤清洁，防止感冒，同时做好口腔护理。可选用一枝黄花漱口液、生理盐水等中西药液擦拭口腔，预防口腔感染。

（4）禁忌用手挤压、碰撞、挑剔，尤其是颜面部疖肿更要重视，以免毒邪扩散，转成疔疮重证。若疖在头顶皮肉较薄之处，应保持引流通畅，防止出现头皮窜空，转变成蝼蛄疖。

（5）疖肿周围毛发应剃除，药线垂直向下，以免疮口引流不畅而导致蛄蝼疖。

（6）疮口脓水淋漓者，应及时更换敷料，保持局部皮肤清洁、干燥。

六、健康教育

（1）夏季气候炎热，出汗多，需多进水分，并饮清凉解毒饮料。保持皮肤清洁，勤沐浴、换衣，并尽量避免在阳光下暴晒。

（2）防止儿童患痱子，如已发生痱子的要勤沐浴，外用爽身粉。室内通风，减少出汗，预防疖的发生。

（3）早期发现小的毛囊及皮脂腺发炎，及时门诊随访，可遵医嘱用75%酒精或2.5%碘酊涂擦，忌用手挤压。

（4）有糖尿病及体质虚弱者，应积极治疗原发病，以增强体质。

（5）药物：① 清解片，成人每次 5 片，每日 2 ~ 3 次吞服；儿童减半量；婴儿服 1/3 量。② 六应丸或六神丸，成人每次 10 粒，每日 3 次吞服；儿童减半量；婴儿服 1/3 量。

七、药膳食疗

（1）蒲公英粥。鲜蒲公英 90g（干品 45g），粳米 100g。先将蒲公英洗净切碎，加水煎煮，去渣取汁，与淘洗干净的粳米一同入锅，加水适量，先用旺火烧开，再转用文火熬煮成稀粥。清热解毒，消肿散结。主治疖肿，局部皮肤潮红，次日肿痛，根脚很浅、舌红。

（2）凉拌马齿苋。马齿苋 500 g。马齿苋洗净，放入沸水中烫数分钟，取出略挤干，切碎，加入香干末、糖、盐、味精、麻油拌和，分次佐餐服用，也可空腹服。清热解毒。主治疖未成脓时，局部潮红，也可用于夏天预防疖肿。

（3）天然白虎汤。西瓜 1 只。西瓜靠皮处用匙刮汁，每日 2 ~ 3 次，每次 200 mL。清热解暑。主治疖肿早期者。

（4）金银花饮。金银花 15 g。金银花用开水冲泡待凉后当茶饮，每日 5 ~ 6 次，连服数日。清热解毒。主治疖肿中期，局部出现红肿痛者。

（5）山药粥。山药粉 9 g，大米若干。山药粉放入大米内煮粥吃，并加牛肉汁佐餐。健脾养阴。主治蝼蛄疖，体虚神疲乏力，舌淡苔薄者。

（6）绿豆汤。绿豆 100 g。绿豆洗净，加水 1 000 mL，先用旺火烧开，再用文火煮烂，分次服用，每日 2 ~ 3 次。清热解毒。主治疖肿，局部皮肤红肿，根浅者。

（7）炒西瓜皮。西瓜 1 只。西瓜去红瓤及外皮，切成条状，用盐少许拌匀，1 ~ 2 小时后用素油炒食或麻油凉拌食之。清热解暑。主治疖肿，伴见胸闷、气虚、口干欲饮者，并可预防中暑。

02 | 疔疮

疔是指发病迅速而且危险性较大的急性感染性疾病，多发生在颜面和手足等处。若处理不当，发于颜面者易引起走黄危证而危及生命，发于手足者则可损筋伤骨而影响功能。孙思邈《备急千金要方·疔肿》云："初起必先痒后痛，先寒后热，热定则寒，多四肢沉重，头痛，心惊眼花，若大重者，则呕逆，呕逆难治……经五六日不瘥，眼中见火，神昏口干，心烦即死也。"陈实功《外科正宗·疔疮论》云："夫疔疮者，乃外科迅速之病也。有朝发夕死，随发随死……"疔的范围很广，包括西医的疖、痈、坏疽的一部分，皮肤炭疽及急性淋巴管炎。因此名称繁多，证因各异，按照发病部位和性质不同，分为颜面部疔疮、手足部疔疮、红丝疔、烂疔、疫疔五种。

一、颜面部疔疮

颜面部疔疮是指发生在颜面部的急性化脓性疾病。相当于颜面部疖、痈。其特征是疮形如粟，坚硬根深，如钉子之状。该病病情变化迅速，易成走黄危证。颜面部疔疮由于发生部位不同，名称各异。如生在眉心的，叫眉心疔；生在眼胞的，叫眼胞疔；生在鼻部的，叫鼻疔；生在迎香穴的，叫迎香疔；生在人中的，叫人中疔；生在人中两旁的，叫虎须疔；生在口角的，叫锁口疔；生在唇部的，叫唇疔；生在颏部的，叫承浆疔；生在地角穴的，叫地角疔等。

（一）病因病机

本病总以火热之毒为患，常见有下列 3 种原因：

（1）感受火热毒邪，蕴结肌肤。感受火热之气，或因昆虫咬伤，或因抓破染毒，毒邪蕴蒸肌肤，以致经络阻隔、气血凝滞而成本病。

（2）脏腑蕴热，火毒结聚。七情内伤，气郁化火，火炽成毒，或恣食膏粱厚味、醇酒炙煿，损伤脾胃，运化失常，脏腑蕴热，发越于外，火毒结聚于肌肤而发为本病。

（3）头面乃诸阳之首，火毒蕴结于此，则反应剧烈，变化迅速，如不及时治疗或处理不当，毒邪易于扩散，有引起走黄的危险。

（二）临床表现

多发于唇、鼻、眉、颧等处。初起在颜面部的某处皮肤上突起一粟米样脓头，或痒或麻，渐渐红肿热痛，肿胀范围在 3 ~ 6 cm，根深坚硬，状如钉子。重者可伴恶寒发热。5 ~ 7 日肿势逐渐增大，四周浸润明显，疼痛加剧，脓头破溃。此时可伴发热口渴、便秘、溲赤。7 ~ 10 日顶高根软溃脓，脓栓（疔根）随脓外出，随之肿消痛止，身热减退而愈。

凡颜面部疔疮，症见顶陷色黑无脓、四周皮肤暗红、肿势扩散，以致头面耳项俱肿，伴壮热烦躁、神昏谵语、胁痛气急、舌红绛、苔黄燥、脉洪数等症状，此乃疔毒有越出局限范围之象，是为走黄。

辅助检查：血白细胞总数及中性粒细胞增高。症状严重者应做血细菌培养。

（三）诊断要点

多先有疔疮病史，其中以颜面部疔疮及烂疔合并走黄者多见。疮顶忽然陷黑无脓，肿势软漫，迅速向周围扩散，边界不清，皮色由鲜红转为暗红。颜面部疔疮并发者，还可见面目俱肿，口鼻肿胀等症。全身寒战，高热多在 39 ℃以上，头痛、烦躁、胸闷、四肢酸软无力；或伴恶心、呕吐、口渴喜饮、便秘腹胀或腹泻；或伴咳嗽、气喘、胁痛、痰血。病情严重者，可出现神昏谵语、痉厥等症状。血白细胞总数在 15 000 以上，中性白细胞 80% 以上，血培养多有细菌生长。可有流注、附骨疽、肺痈等并发证。疔疮毒邪走散称为走黄，其他疮疡引起疮毒走散，称为内陷。走黄来势急暴，正盛邪实；内陷来势较缓，除邪实之外，尚有正虚的一面。

（四）处理原则

疔疮的病因是热毒、火毒蕴结，流注于经络所致，故宜清热解毒。

（五）一般护理

1. 环境与休息

病房应整洁、通风，伴有高热者应卧床休息。

2. 情志护理

保持心情愉快，少说话，忌发怒，避免增加局部肿痛。

3. 饮食护理

以清凉、易消化为原则。疼痛剧烈者，为减少咀嚼动作，宜进流质或半流质饮食。忌辛辣、鱼肉等食物，戒烟、酒。

4. 用药护理

中药汤剂宜偏凉服。

5. 病情观察

（1）如疮顶陷黑无脓、四周暗红、头面耳项俱肿，并伴有高热神昏等症状，可疑为走黄，应及时报告医师。

（2）忌灸法，忌早期切开及针挑，忌挤压排脓及碰撞。

（3）遵医嘱。使用拔脓祛腐药时，应严格掌握剂量，并保持周围皮肤清洁。

（六）健康教育

（1）保持皮肤清洁，如皮肤破损，患有疮疡，要及时治疗，严禁自行挤压。

（2）饮食宜清淡，多食新鲜蔬菜、水果，忌食辛、辣、荤、腥发物。

（3）避免损伤皮肤，如有昆虫咬伤、抓伤、跌倒损伤等情况发生，应及时治疗。

（七）药膳食疗

（1）葱白、生蜜各适量。用法：上药共捣如泥，敷于患处，药干则换新药。

（2）葱白、猪胆（风干）各适量。用法：共捣烂如膏状，敷于患处，盖以纱布，胶布固定，每日换药1次。

（3）荔枝干果5~7枚，海带15 g，黄酒适量。用法：加水适量煎服。

（4）南瓜蒂适量、黄酒适量。用法：南瓜蒂焙焦存性，研末，每次2.5 g以黄酒冲服，每日2次，另加醋调外敷。

（5）槐花（微炒）、核桃仁各60 g，酒100 g。用法：加水适量煎服，每日2次。主治：疔疮肿毒，及一切痈疽发背。

（6）苦瓜叶、黄酒各适量。用法：前一味晒干研末，黄酒送服10 g。

（7）白芷3 g，生姜30 g。用法：水酒煎，去渣顿服。

二、手足部疔疮

手足部疔疮是指发生于手足部的急性化脓性疾患。由于发病部位、形态及预后不同，而有多种病名。生于指头顶端者，叫蛇头疔；生于指甲周围者，叫沿爪疔；发于指甲旁的，叫蛇眼疔；生于甲后者，叫蛇背疔；生于手指螺纹的，叫螺疔；生于手指骨节间的，叫蛀节疔；一指通肿者，叫泥鳅疔；生于指中节前，肿如鱼肚者，叫鱼肚疔或蛇腹疔；生于手掌中心者，叫托盘疔；生在足掌中心者，叫足底疔。临床较为常见的有蛇眼疔、蛇头疔、蛇腹疔、托盘疔等，分别相当于西医的甲沟炎、化脓性指头炎、手指化脓性腱鞘炎、掌中间隙感染等。本病若治疗失误，容易损伤筋骨，继而影响手足功能。

（一）病因病机

由火毒蕴结，血凝毒滞，经络阻隔、热胜肉腐而成。其诱因常为外伤，如针尖、竹、木、鱼骨刺伤或昆虫咬伤、感染毒气等；内因脏腑蕴热蓄积，两邪相搏，阻于皮肉之间，以致气血凝滞，经络阻隔而发病。

（二）临床表现

（1）蛇眼疔。初起多局限于手指甲一侧边缘的近端处，有轻微的红肿疼痛，一般2~3日即成脓。如不及时治疗，可蔓延到对侧形成指甲周围炎；若脓液侵入指甲下，可形成指甲下脓肿，此时指甲背面可透现出黄色或灰白色的脓液积聚阴影，造成指甲溃空或有胬肉突出。

（2）蛇头疔。初起指端觉麻痒而痛，继而刺痛，灼热疼痛，有的红肿明显，有的红肿不明显，随后肿势逐渐扩大，手指末节呈蛇头状肿胀，红热明显。成脓时有剧烈的跳痛，患肢下垂时疼痛更甚，局部触痛明显，往往影响睡眠和食欲。常伴恶寒、发热、头痛、全身不适等症状。一般 10 ~ 14 日成脓。溃后脓出黄稠，逐渐肿消痛止，趋向痊愈。若处理不及时，任其自溃，溃后脓出臭秽，经久不尽，余肿不消，多为损骨征象。

（3）蛇腹疔。整个患指红肿，呈圆柱状，形似小红萝卜，皮肤发红而光亮，关节轻堕屈曲，不能伸展，手指做任何活动均会引起剧烈疼痛。7 ~ 10 日成脓。因指腹部皮肤坚厚，不易测出波动感，也难以自行溃破。溃后脓出黄稠，症状逐渐减轻，2 周左右愈合。如损伤筋脉，则愈合缓慢，并影响手指的活动功能。

（4）托盘疔。患侧手掌肿胀高突，失去生理凹陷，形如托盘状，手背肿胀常常更为明显，甚至延及手臂，疼痛剧烈。伴恶寒、发热、纳差等症状。2 周左右成脓。因手掌皮肤坚韧，虽已成脓，但不易向外穿透，可向周围蔓延，损伤筋骨。

辅助检查：血白细胞总数及中性粒细胞可明显增高。X 线摄片检查可确定有无死骨。

（三）诊断要点

（1）常有手足部外伤史，本病手部较足部多见。

（2）初起时局部无头者较多，有头者较少，或痒或麻，继则掀热疼痛，红肿明显或不明显，成脓时肿热逐渐扩大，红热显著，疼痛剧烈呈搏动性。患在手部可引起肘部或腋部臖核，足部的可引起股缝臖核。患部中软应指者是脓已成；溃后一般出脓黄稠，逐渐肿消痛止而愈。可伴有恶寒发热，饮食减少，睡眠不安及患部活动障碍。

（3）辨别有脓无脓，除可依据一般化脓日期及利用触诊外，还可采用透光验脓法。如指趾部上面有深黑色阴影者，为脓已成；如清晰鲜红，则尚未化脓。

（4）辨别死骨：用药线或探针探查疮口，如能触及粗糙的骨质，为有死骨之象。可用 X 线摄片，以取得正确的诊断。

（5）辨别伤筋：患指趾屈而难伸，伸则剧痛，则为伤筋。

（6）手部疔疮需与蛴螬蛀相鉴别。蛴螬蛀多生于手指中节，其证初起不红不热不痛而渐次坚肿，形如蝉腹，须与手部疔疮的蛇蝮疔鉴别。然蛴螬蛀发生隐渐，历数月至数年始腐溃。X 线摄片，可明确诊断。

（四）处理原则

清热解毒。

（五）一般护理

1. 环境与休息

病室宜清洁、通风。伴有高热者应卧床休息。

2. 情志护理

劝导病人避免急躁情绪。增强信心。

3. 饮食护理

饮食以清淡、易消化、富有营养的食物为主，忌食辛辣、刺激、鱼腥发物。

4. 用药护理

参照本章"01 疔"、"03 有头疽"相关护理常规处理。

5. 病情观察

（1）观察局部红肿热痛及手掌部的活动情况。出脓后，观察脓腐的量与色，以及引流情况。

（2）注意观察疮口内有无死骨及异物的存在，如有应及早取出，同时以三角巾悬吊固定。疔疮生在掌心者宜手背向上。

（六）健康教育

（1）注意劳动时保护手部皮肤组织的完整性，避免损伤。

（2）剪指甲不宜过深，避免针尖、竹、木、鱼骨刺伤。

（3）如手指皮肤破损或手指感染，应及时就诊。

（七）药膳食疗

（1）荔枝干果、海带、黄酒适量。用法：加水适量煎服。

（2）南瓜蒂、黄酒各适量。用法：南瓜蒂焙焦存性，研末，以黄酒冲服，另加醋调外敷。

（3）葱白、生蜜各适量。用法：上药共捣如泥，敷于患处，药干则换新药。

（4）葱白、猪胆（风干）各适量。用法：共捣烂如膏状，敷于患处，盖以纱布，胶布固定。

（5）生葱、生蜜。用法：刺破疔疮挤去败血，葱、蜜共捣贴 2 小时，用醋汤微温洗去，主治：疔疮恶肿。颜面部禁用。

（6）三七、米醋适量，用法：三七磨米醋贴于患处，已破溃者可用三六研末涂患处。

（7）白芷，生姜，用法：水酒煎，去渣顿服。

（8）生姜，用法：生姜切片，中心挖一圆孔，敷于肿处，以石雄末和艾绒捻成艾炷，置姜孔面灸，再取枣肉敷之。主治：疔疮初起。若已成脓，用剪刀剪脓尖，再用此方，颜面部勿用。

（9）多吃新鲜蔬菜、水果，如西瓜、藕、苹果、香蕉、葡萄、甘蔗、百合等。

（10）宜吃清热类食品，如丝瓜、薏米仁、绿豆等。

（11）宜吃凉血解毒食物，如绿豆、粳米、黄瓜、苦瓜、马齿苋、绿茶等。

（12）在日常生活中疔疮病人应忌葱、蒜、姜、桂皮等温热、辛辣刺激性食物。

三、红丝疔

红丝疔多因手足皮肤损伤，感染邪热火毒，走注经络所致，以细红丝一条，迅速向上走窜手臂或小腿，疼痛发热，或出现走黄为主要表现的疔疮。相当于西医的急性管状淋巴管炎。

（一）病因病机

多因肌肤不洁、铁木刺伤而妄施针挑挤压，以致邪毒乘隙侵袭，蕴结肌肤；或因恣食膏粱厚味和酗酒等，以致脏腑蕴热，毒从内发；若毒热内盛则流窜经络，内攻脏腑则属危候。

（二）临床表现

红丝显露先从手、前臂或足、小腿部开始，可延伸至肘、腋或膝、股缝处，同时有结核肿痛，肿胀疼痛。病变深者，皮肤微红或不见红丝，但可触及条索状肿胀和压痛。一般有恶寒、发热、头痛、脉数等症状。四肢远端有化脓性病灶或创伤史。血白细胞总数及中性粒细胞增高。

（三）诊断要点

（1）红丝显露先从手、前臂或足、小腿部开始，可延伸至肘、腋或膝、股缝处，同时有结核肿痛，肿胀疼痛。病变深者，皮肤微红或不见红丝，但可触及条索状肿胀和压痛。

（2）一般有恶寒、发热、头痛、脉数等症状。

（3）四肢远端有化脓性病灶或创伤史。

（4）血白细胞总数及中性粒细胞增高。

（四）处理原则

清热解毒。

（五）一般护理

1. 环境与休息

病室宜安静、整洁、舒适，定时开窗通风，温、湿度适宜。

2. 情感护理

做好病人解释疏导工作，使其保持良好的心情，配合治疗。

3. 饮食护理

宜食清淡、易消化、富有营养的食物，多吃新鲜蔬菜、水果、蛋白质、维生素等，忌食辛辣、炙煿与鱼腥发物，戒酒。

4. 用药护理

（1）中药汤剂凉服，若有呕吐应及时补服，采用少量多次服，并及时报告医师。

（2）其他治疗按医嘱执行。观察用药后效果与反应，抗生素要现用现配，以免降低疗效。

5. 病情观察

（1）观察红丝蔓延、淋巴管、淋巴结肿胀、疼痛、化脓等情况，并及时报告医师。

（2）观察体温、舌苔、脉象、二便等全身情况。

（3）若红丝蔓延至躯干，伴有高热、神昏、胸痛、咯血等症，为走黄之征象，应立即报告医师，协同急救处理。

（4）全身症状明显者，应卧床休息。高热者按高热护理。

（5）脓肿切开换药者，严格遵守无菌操作规范，同时遵医嘱，积极治疗原发病灶。

（六）健康教育

（1）保持良好的精神状态，不生气，不动怒，情绪开朗，心气调和，保证充足的睡眠。

（2）饮食宜清淡，多食清淡利湿之品，忌食辛辣、刺激、油腻、鱼腥发物，戒酒。

（3）恢复期适当参加肢体的功能锻炼，以增强体力、增强抗病能力。

（4）保持皮肤清洁，避免破损。积极治疗原发病灶，以利疾病的康复。

（5）有糖尿病者，应积极治疗，控制血糖，合理饮食，利于保护皮肤的完整性。

（6）保持良好的大便习惯，平时多饮水，以利毒素外泄。

（七）药膳食疗

1. 适宜吃的食物

（1）水梨。是沙梨的一种，沙梨因其黄中透亮，形似芒果，又像腰鼓，故称"金珠果"。加之独特的保健功能，被人们誉为梨中珍品。其肉质酥脆细腻，汁液丰富，酸甜浓郁，蕴涵山欧李、山楂、山樱桃等多种野生山果之独特清香，令人百食不厌。并具有显著的润肺止咳、养颜排毒、软化血管、健脑益智、延缓衰老等保健功效。沙梨极耐贮藏和运输，采收后在 0～15 ℃条件下可贮藏 5 个月，保持质不变，果皮有较强的韧性，容易长途运输，是一种抗病晚熟、品质优、丰产性高、风味独特的高营养保健型新品种。

（2）丝瓜。为葫芦科植物丝瓜或粤丝瓜的鲜嫩果实，又称吊瓜，原产于南洋，明代引种到我国，成为人们常吃的蔬菜。丝瓜的药用价值极高，全身都可入药。丝瓜所含各类营养在瓜类食物中较高，所含皂苷类物质、丝瓜苦味质、黏液质、木胶、瓜氨酸、木聚糖和干扰素等特殊物质具有一定的特殊作用。

（3）箭虾。属甲壳尖动物。主要分布于山东、辽宁、河北、天津沿海，以天津河口尾红、爪红的箭虾为最好。

（4）黄蟮。一种软体动物，介壳形状像心脏，有环状纹，生在淡水软泥里，肉可吃，壳可入药。

2. 不适宜吃的食物？

（1）咖啡等兴奋性饮料。

（2）葱、蒜、姜、桂皮等温热、辛辣刺激性食物。

（3）烟、酒。

（4）肥腻、油煎、霉变、腌制食物。

四、烂疔

烂疔是一种发于皮肉之间、易于腐烂、病势凶险的急性传染性疾病。《备急千金要方》云："烂疔其状色稍黑，有白瘢，疮中溃有脓水流出，疮形大小如匙面。"《诸病源候论·疔疮候》云："亦有肉突起，如鱼眼之状，赤黑，惨痛彻骨，久结皆变至烂成疮,疮下深孔如大针穿之状……令人恶寒,四肢强痛……一二日疮形便变焦黑色,肿大光起,根硬强,全不得近……"本病多见于农民和士兵,发病者有手足等部位的创伤和泥土脏物等接触史,发病急骤,皮肉腐败,腐烂卸脱,容易合并走黄,危及生命。相当于西医的气性坏疽。

（一）病因病机

多因皮肉破损,接触潮湿泥土,感染特殊毒气,加之湿热火毒内蕴,以致毒凝肌肤,气血凝滞,热盛肉腐而成。湿热火毒炽盛,热盛肉腐,毒气弥漫,则易并发走黄之症。

（二）临床表现

本病好发于四肢暴露部位,常有外伤史,伤口深且常夹杂潮湿泥土。潜伏期一般为1～4天,最短为6～8小时。初起患肢有沉重、包扎过紧感,继则出现"胀裂样"疼痛,四肢皮肤高度水肿,紧张光亮,按之凹陷,不能即起,肿胀迅速,蔓延成片,状如丹毒,皮肤呈灰白或棕黄,或如紫铜色。1～2日后,肿胀疼痛剧烈,皮肤上出现许多含暗红色液体的小水疱,积聚融合成数个大水疱。疮面略带凹陷,形如匙面,按之局部有握雪音。溃后有浅棕色湿浊稀薄脓水,混杂气泡,气味臭秽。此后,腐肉大片脱落,疮口较大。初起即伴有高热（40 ℃以上）、寒战、头痛、呕恶、烦躁、极度疲乏、大量汗出、食欲不振、大便秘结、小便短赤;甚或神昏谵语、面色苍白、四肢厥冷、黄疸,是为走黄之征象,可危及生命。

辅助检查:血白细胞总数可增高至$(15～20)×10^9$/L以上,血红细胞数及血红蛋白含量明显低于正常,并可呈进行性下降。局部脓液涂片检查和细菌培养可发现革兰氏阳性菌;梭状芽胞杆菌和大量红、白细胞。X线检查见气泡阴影。

（三）诊断要点

（1）好发于四肢部,四肢远端有化脓性病灶或创伤史。

（2）伤口或病灶部位,红肿热痛,继则起红丝一条,迅速向上走窜,可延伸至肘、腋或膝、股缝处,同时有臀核肿痛。轻者红丝较细,可无全身症状;重者红丝较粗且有多条红丝,其中有的可有结块,可有全身症状。病变深者,皮肤微红或不见红丝,但可触及条索状肿胀和压痛。

（3）一般有恶寒、发热、头痛、脉数等症状和体征。

（4）血常规检查白细胞总数及中性粒细胞比率增高。

（5）应与血栓性浅静脉炎、血栓性深静脉炎等相鉴别。

（四）处理原则

治疗以清热解毒凉血、利湿消肿为原则。

（五）一般护理

1. 环境与休息

病房宜安静、整洁、舒适，定时开窗通风，温度、湿度适宜。

2. 情感护理

做好病人解释疏导工作，使其保持良好的心情，配合治疗。

3. 饮食护理

宜食清淡、易消化、富有营养的食物，多吃新鲜蔬菜、水果、蛋白质、维生素等，忌食辛辣、炙煿与鱼腥发物，戒酒。

4. 用药护理

（1）中药汤剂凉服，若有呕吐应及时补服，而且少量多次服，并及时报告医师。

（2）其他治疗按医嘱执行。观察用药后效果与反应，抗生素要现用现配，以免降低疗效。

5. 病情观察

（1）观察疼痛、化脓等情况，并及时报告医师。

（2）观察体温、舌苔、脉象、二便等全身情况。

（3）伴有高热、神昏、胸痛、咯血等症，为走黄之征象，应立即报告医师，协同急救处理。

（4）全身症状明显者，应卧床休息。高热者按高热护理。

（六）健康教育

（1）本病具有传染性，应对病人进行隔离。局部所用敷料宜焚烧，所用器械宜彻底消毒。

（2）对感染严重的伤口，注射多价气性坏疽抗毒血清，一般用1万单位肌注或皮下注射；超过24小时，剂量最大可增加2～3倍。注射前作过敏试验。

（3）对污染伤口或战伤创口，应及时进行彻底清创，敞开伤口，不予缝合，保持引流通畅，避免包扎过紧。

（七）注意事项

（1）并发症处理：并发走黄，应选用有效抗生素，纠正水、电解质平衡等中西医综合治疗。

（2）积极治疗原发病灶。

（3）避免皮肤损伤。

（4）行砭镰法时，需严格消毒。

（5）红丝较粗者，病情较重，应早期应用有效抗生素治疗。

（6）饮食：忌酒，忌辛辣刺激食物。

五、疫疔

疫疔是皮肤接触疫畜染毒而生的一种特殊疔疮，具有传染性，又称为"鱼脐疔"、"紫燕疔"。《诸病源候论·鱼脐疔疮候》云："此疮头黑深，破之黄水出，四畔浮浆起、狭长似鱼脐，故谓之鱼脐疔疮。"其特点是初起如虫叮水疱，很快干枯坏死如脐凹，全身症状明显，有传染性、职业性，或并发走黄。《证治准绳》云："若因剥割疫死牛马猪羊，瞀闷身冷，遍体具有紫疱；疫疔也。"本病多见于从事畜牧业者。相当于西医的皮肤炭疽。

（一）病因病机

由于感染疫畜之毒，阻于皮肤之间，以致气血凝滞、毒邪蕴结而成。疫毒内传脏腑则致走黄。

（二）临床表现

多见于从事畜牧业、屠宰或皮毛制革等工作者，有接触疫畜之病史。一般在1～3日后发病。初起发痒，继则出现红色斑丘疹，单发或多发，奇痒不痛，伴轻微身热；第2日顶部变成水疱，内有淡黄色液体，周围肿胀焮热。第3～4日水疱干燥形成暗红色或黑色坏死，并在坏死区周围再发成群绿色小水疱，疮形如脐凹，类似牛痘为其特征。同时局部肿势散漫增剧，软绵无根，并有臀核肿大。伴有发热，头痛骨楚，周身不适等症状。10～14日后，如中央腐肉与正常皮肉开始分离，或流出少量脓水，四周肿势日趋局限，身热渐退者，为顺证，以后坏死组织渐渐脱落，3～4周痊愈。若局部肿势继续发展，伴高热神昏，痰鸣喘急，身冷脉细者，为并发走黄之象。

辅助检查：血液培养或疱液涂片培养可发现革兰氏阳性炭疽杆菌。

（三）诊断要点

（1）颜面部疔疮疮形如粟，有脓栓，坚硬根深，锨热疼痛；无水疱及鱼脐征象，色不黑；无疫畜接触史。

（2）丹毒皮色鲜红，色如涂丹，边缘清楚；若有水疱也无鱼脐征；常有反复发作史。

（四）处理原则

清热解毒为主。

（五）一般护理

1. 环境与休息

病房宜安静、整洁、舒适，定时开窗通风，温度、湿度适宜。

2. 情感护理

做好病人解释疏导工作，使其保持良好的心情，配合治疗。

3. 饮食护理

宜食清淡、易消化、富有营养的食物，多吃新鲜蔬菜、水果、蛋白质、维生素等，忌食辛辣、炙煿与鱼腥发物，戒酒。

4. 用药护理

（1）中药汤剂凉服，若有呕吐应及时补服，而且少量多次服，并及时报告医师。

（2）其他治疗按医嘱执行。观察用药后效果与反应，抗生素要现用现配，以免降低疗效。

5. 病情观察

（1）伴有高热、神昏、胸痛、咯血等症，为走黄之征象，应立即报告医师，协同急救处理。

（2）全身症状明显者，应卧床休息。高热者按高热护理。

（六）健康教育

（1）隔离病人，病人所用敷料均应焚毁，所用器械必须严格消毒。

（2）加强屠宰管理，及早发现病畜，予以隔离或杀死。死畜须深埋或焚毁。

（3）疫疗病人接触过的皮毛应进行严格消毒，流行区对牲畜进行预防注射。

（4）制造皮革和加工羊毛工人，在工作时应该用橡皮手套、口罩及围巾保护。

03 | 有头疽

有头疽是发生在皮肤肌肉间的急性化脓性疾病。其特点是初起局部皮肤上即有粟粒样脓头，焮热红肿疼痛，易向深部及周围扩散，脓头亦相继增多，溃烂之后状如蜂窝。以中老年病人多发，尤其是消渴病病人多见，易出现内陷之证。《外科理例·疮名有三》云："疽者，初生白粒如粟米，便觉痒痛，触着其痛应心，此疽始之发兆……"本病根据患病部位不同而有不同病名，如生于项部的，名脑疽、对口疽、落头疽；生于背部的，名发背；生在胸部膻中穴处的，名膻中疽；生于少腹部的，名少腹疽。但其病因、症状和治疗基本相同，故合并论述。本病相当于西医的痈。

一、病因病机

（1）外感风温、湿热之邪。邪毒侵入肌肤，毒邪蕴聚以致经络阻塞，气血运行失常。

（2）脏腑蕴毒。情志内伤，气郁化火；或由于平素恣食膏粱厚味、醇酒炙煿，以致脾胃运化失常，湿热火毒内生。以上二者皆可致脏腑蕴毒。

（3）内伤精气。由于房室不节，劳伤精气，以致肾水亏损，水火不济；阴虚则火邪炽盛，感受毒邪之后，往往毒滞难化。

（4）体虚之际，容易发生，故消渴病人常易伴发本病。如阴虚之体，每因水亏火炽，而使热毒蕴结更甚；气血虚弱之体，每因毒滞难化，不能透毒外出，如病情加剧，极易发生内陷。

二、临床表现

好发于项后、背部等皮肤厚韧处。多发于中老年人。根据病程演化，临床上可分为三期。

初期：患处起一肿块，上有粟粒样脓头，肿块渐向四周扩大，脓头增多，色红灼热，高肿疼痛。伴发热恶寒、头痛、纳差。

溃脓期：肿块进一步增大，疮面渐渐腐烂，形似蜂窝，肿块范围常超过 10 cm，甚至大于 30 cm。伴壮热、口渴、便秘、溲赤等。

收口期：脓腐渐尽，新肉开始生长，逐渐愈合。整个病程 1 个月左右，病情初期在第一周，溃脓期在第二周到第三周，收口期在第四周。

辅助检查：血白细胞总数常在 $(15 \sim 20) \times 10^9/L$，中性粒细胞为 $80\% \sim 90\%$。应常规检查血糖、尿糖。可做脓液细菌培养。

三、诊断要点

初起皮肤上即有粟粒样脓头，焮热红肿胀痛，易向深部及周围扩散，脓头相继增多，溃烂之后，状如莲蓬、蜂窝，范围常超过 9 cm，甚至超过 30 cm。

凡在皮肤坚韧、肌肉丰厚之处均可发生，以项、背部为多见。好发于成年人，以中老年人居多。

按局部症状可分为四候，《疡科心得集·辨脑疽对口论》云："对疽、发背必以候数为期，七日成形，二候成脓，三候脱腐，四候生肌。"古时称 7 日为一候。

初期：局部红肿结块，肿块上有粟粒状脓头，作痒作痛，逐渐向周围和深部扩散，脓头增多，色红、灼热、疼痛。伴有恶寒发热，头痛，食欲不振，舌苔白腻或黄腻，脉多滑数或洪数等明显的全身症状。此为一候。

溃脓期：疮面腐烂形似蜂窝，肿势范围大小不一，常超过 10 cm，甚至大逾盈尺；伴高热口渴，便秘溲赤。如脓液畅泄，腐肉逐渐脱落，红肿热痛随之减轻，全身症状也渐减或消失。此为二候至三候，病变范围大者往往需 3 ~ 4 周。

收口期：脓腐渐尽，新肉生长，肉色红活，逐渐收口而愈。少数病例，亦有腐肉虽脱，但新肉生长迟缓者。此为四候，常需 1 ~ 3 周。

一般而言，发于项背部的病情较重，不易透脓，内陷变证多见；发于四肢部的病情较轻，容易透脓，内陷变证少见。但病情的轻重、顺逆、是否内陷，与热毒的轻重、气血的盛衰、病人年龄的大小等均有密切关系。

若兼见神昏谵语、气息急促、恶心呕吐、腰痛、尿少、尿赤、发斑等严重全身症状者，为合并内陷。体虚或消渴病病人容易并发内陷。

四、处理原则

疏风清热利湿、和营托毒，滋阴生津、清热解毒，扶正托毒。

五、一般护理

（一）环境与休息

病房宜整洁、通风、舒适、安静。高热者卧床休息，根据病情选择合适的卧位。

（二）情志护理

做好解释、疏导工作，劝说病人稳定情绪，配合治疗。

（三）饮食护理

宜食易消化食物。初期以清凉、易消化为主，可以菊花叶、绿豆、冬瓜佐食。高热者给予流质或半流质，糖尿病病人应严格控制摄入量。疾病恢复期宜食清补之品，保证各类营养物质的摄入，不宜食生冷瓜果。忌鱼腥、辛辣、刺激性食物。

（四）用药护理

中西药服用注意间隔时间。使用降糖药如出现头晕、乏力、出冷汗等低血糖症状，应立即报告医师。中药辨证用药及外用药，参见本章"01 疖"、"04 丹毒"章节相关内容。

（五）病情观察

（1）密切观察记录体温、舌象、脉象、呼吸、神志等全身情况。疾病初期可见寒热头痛，中期见高热，收口期体温可逐渐恢复正常。如见高热不退、烦躁不安、神昏谵语、气息急促、精神萎靡、嗜睡、手足欠温等，应及时报告医师，防止内陷发生。

（2）如发现疮顶不高、根盘散漫、疮色紫滞、疮面脓腐不透、疮口中央糜烂、疮色晦暗、脓少而薄，应及时报告医师。

（3）观察病变部位，若位于颈后及背部者，应取侧卧位，避免受压。

（4）创口护理时，初期外敷药膏应紧贴创面，厚而均匀，范围大于肿块基底部1 cm左右，掺药散布要均匀。溃疡期病灶周围毛发应剃净，脓性分泌物较多时应经常更换敷料，保持创周皮肤清洁。可选用黄连或黄柏液及时擦净疮周被脓腐污染的皮肤，此期药膏不宜太厚，以免使正常皮肤的毛孔被堵塞。收口期药膏宜薄摊，药粉宜少，若疮面四周皮下有空腔时可用垫棉疗法。

（5）切忌挤压创面，不同部位采用不同方法进行肢体固定，如颈部用四头带固定，上肢用三角巾悬吊，下肢应抬高减少活动。病变在背部或颈部，应采用左侧或右侧卧位。

六、健康教育

（1）养成良好的生活习惯，起居有规律，饮食有节，保持乐观情绪。

（2）糖尿病病人应积极治疗和控制饮食。

（3）养成清洁卫生的习惯，保持皮肤清洁。若皮肤出现丘疹、脓头，切忌搔抓、暴力挤压，应及时就诊。

（4）加强体育锻炼，增强机体免疫力。

（5）多食新鲜蔬菜、水果，少吃或不吃膏粱厚味之品，以免脾失运化、火毒内生。

（6）保持大便通畅，养成良好的排便习惯，以免毒邪结聚体内。

04 丹毒

丹毒是以患部突然皮肤鲜红成片，色如涂丹，灼热肿胀，迅速蔓延为主要表现的急性感染性疾病。《素问·至真要大论》云："少阳司天，客胜则丹胗外发，及为丹熛疮疡……"《诸病源候论·丹毒病诸候》云："丹者，人身忽然焮赤，如丹涂之状，故谓之丹。或发于足，或发腹上，如手掌大，皆风热恶毒所为。重者，亦有疽之类，不急治，则痛不可堪，久乃坏烂。"本病发无定处，生于胸腹腰胯部者，称内发丹毒；发于头面部者，称抱头火丹；发于小腿足部者，称流火；新生儿多生于臀部，称赤游丹。本病相当于西医的急性网状淋巴管炎。

一、病因病机

由于素体血分有热，外受火毒，热毒蕴结，郁阻肌肤而发；或由于皮肤黏膜破伤（如鼻腔黏膜、耳道皮肤或头皮破伤，皮肤擦伤，脚湿气糜烂，毒虫咬伤，臁疮等），毒邪乘隙侵入而成。凡发于头面部者，夹有风热；发于胸腹腰胯部者，夹有肝火；发于下肢者，夹有湿热；发于新生儿者，多由胎热火毒所致。

二、临床表现

多数发生于下肢，其次为头面部。新生儿丹毒，常为游走性。可有皮肤、黏膜破损等病史。发病急骤，初起往往先有恶寒发热、头痛骨楚、胃纳不香、便秘溲赤等全身症状。继则局部见小片红斑，迅速蔓延成大片鲜红斑，略高出皮肤表面，边界清楚，压之皮肤红色稍退，放手后立即恢复，表面紧张光亮，摸之灼手，肿胀、触痛明显。一般预后良好，经5～6日后消退，皮色由鲜红转暗红或棕黄色，最后脱屑而愈。病情严重者，红肿处可伴发淤点、紫斑，或大小不等的水疱，偶有化脓或皮肤坏死。亦有一边消退，一边发展，连续不断，缠绵数周者。患处附近臀核可发生肿痛。发于小腿者，愈后容易复发，常因反复发作，皮肤粗糙增厚，下肢肿胀而形成象皮腿。新生儿丹毒常游走不定，多有皮肤坏死，全身症状严重。

本病由四肢或头面走向胸腹者，为逆证。新生儿及年老体弱者，火毒炽盛，易致毒邪内陷，见壮热烦躁、神昏谵语、恶心呕吐等全身症状，甚至危及生命。

辅助检查：血白细胞总数常在 20×10^9/L 以上，中性粒细胞为 $80\% \sim 90\%$。

三、诊断要点

多发于小腿、颜面部。发病前多有皮肤或黏膜破损史。

发病急骤，初起往往先有恶寒发热、头痛骨楚、胃纳不香、便秘溲赤、苔薄白或薄黄、舌质红、脉洪数或滑数等全身症状。继则局部皮肤见小片红斑，迅速蔓延成大片鲜红斑，边界清楚，略高出皮肤表面，压之皮肤红色减退，放手后立即恢复。若因热毒炽盛而显现紫斑时，则压之不退色。患部皮肤肿胀，表面紧张光亮，摸之灼手，触痛明显。一般预后良好，经 5 ~ 6 天日消退，皮色由鲜红转暗红及棕黄色，脱屑而愈。

病情严重者，红肿处可伴发紫癜、瘀点、瘀斑、水疱或血疱，偶有化脓或皮肤坏死。亦有一边消退，一边发展，连续不断，缠绵数周者。患处附近臀核可发生肿大疼痛。

抱头火丹如由于鼻部破损引起者，先发于鼻额，再见两眼睑肿胀不能开视；如由于耳部破损引起者，先肿于耳之上下前后，冉肿及头角；如由于头皮破损引起者，先肿于头额，次肿及项部。流火多由趾间皮肤破损引起，先肿于小腿，也可延及大腿，愈后容易复发，常因反复发作，下肢皮肤肿胀、粗糙增厚而形成大脚风。新生儿赤游丹毒，常游走不定，多有皮肤坏死，全身症状严重。

本病若出现红肿斑片由四肢或头面向胸腹蔓延者，属逆证。新生儿及年老体弱者，若火毒炽盛易导致毒邪内攻，出现壮热烦躁、神昏谵语二恶心呕吐等全身症状，甚则危及生命。

四、处理原则

内治以疏风、利湿、凉血解毒为主，配合外治法治疗。

五、一般护理

（一）环境与休息

病房宜安静，温度、湿度适宜，床边隔离，定时空气消毒及开窗通风。急性期以卧床为主。病情稳定，可适当活动。

（二）情志护理

调畅情志，消除顾虑，保持心情舒畅，积极配合治疗。

（三）饮食护理

饮食宜清淡，多食健脾、益肾、利湿食物。高热病人予营养丰富、易消化的半流质饮食，多食新鲜蔬菜、水果，忌油腻及辛辣、刺激性食物。

（四）用药护理

（1）中药汤剂宜温服，服药后观察皮疹是否消退、退热效果及反应。

（2）敷药范围稍大于病变面积，敷药摊制厚薄均匀，包扎固定，以防松脱和受热后药物溢出脱落，如局部出现红疹、瘙痒为过敏现象，应暂停药物外敷治疗。

（五）病情观察

（1）观察皮损的颜色、水肿、疼痛的程度，并做好记录。若全身壮热烦躁、神昏谵语、恶心呕吐，应立即报告医师，并积极配合抢救。

（2）观察病情发展，若发病部位由颜面趋向胸腹或四肢走向胸腹多为逆症，应立即报告医师。

（3）根据病情及时测量体温，观察脉搏、呼吸、面色及有无恶寒、肢冷、口渴、汗出等情况，并做好记录。发热病人，卧床休息，多饮水。定时测量体温。高热者，按高热护理。便秘或排便不畅病人应遵医嘱，予通便药物，或用蜂蜜冲饮代茶，以润肠通便泄热。

（4）观察局部变化，每次更换剂型或改用其他外用药时，应用石蜡油或植物油擦去药迹，切忌用水洗、酒精擦拭，以免加重皮损。

六、健康教育

（1）环境清洁卫生，注意个人卫生与良好的生活习惯，避免毒邪入侵。

（2）饮食宜清淡、易消化，少食荤腥及辛辣、刺激之品。

（3）控制情绪，学会自我调适心理，以防气郁化火。

（4）积极治疗原发灶及皮肤黏膜的破损。彻底治疗足癣，防止下肢丹毒发生。

（5）保持大便通畅，以泻热利湿。

（6）症状改善后，不宜过早停药，应继续巩固治疗，防止复发。注意体育锻炼，提高身体抵抗力。

（7）病人应卧床休息，多饮水，床边隔离。

（8）流火病人应抬高患肢 30° ～ 40°。

七、药膳食疗

（1）外敷法。用玉露散或金黄散，以冷开水或鲜丝瓜叶捣汁或金银花露调敷。或鲜荷花叶、鲜蒲公英、鲜地丁全草、鲜马齿苋、鲜冬青树叶等捣烂湿敷。干后调换，或以冷开水时时湿润。

（2）砭镰法。患处消毒后，用七星针或三棱针叩刺患部皮肤，放血泄毒。此法只适用于下肢复发性丹毒，禁用于赤游丹毒、抱头火丹病人。

（3）若流火结毒成脓者，可在坏死部位作小切口引流，掺九一丹，外敷红油膏。

05 | 流注

流注是以发生在肌肉深部的转移性、多发性脓肿为表现的全身感染性疾病。《纱科真诠》云："流注发无定处，漫肿不红，连接三四处。"《诸病源候论·流注候》云："人体虚受邪气，邪气随血而行，或淫突皮肤，去来击痛，游走无有常所。"其特点是漫肿疼痛，皮色正常，好发于四肢、躯干肌肉丰厚之深处，并有此处未愈他处又起的特点。相当于西医的脓血症、肌肉深部脓肿。本病因发病原因及病情不同，而有许多病名，如发于夏秋之间的称暑湿流注；由于疔、疖后引起的，称余毒流注；产后恶露停滞或跌仆损伤而引起的，称淤血流注；仅发于髂窝部的，称髂窝流注。但其病机、证治基本相似，故一并叙述。

一、病因病机

本病多因正气不足，邪气壅滞，使经络阻隔，气血凝滞而成。暑湿流注因夏秋季节感受暑湿，客于营卫，阻于肌肉而成。余毒流注因患疔疮、疖、痈失治误治，或温热病失于诊治，火热之毒流注入于血分，稽留于肌肉之中而发。淤血流注多因跌打损伤，淤血停留，或产后恶露停滞，经络为气血壅滞而成。髂窝流注除由感受暑湿之邪外，还可由会阴、肛门、外阴、下肢皮肤破损或生疮疖，邪毒流窜，阻滞经络而成。

二、临床表现

多发于腰部、臀部、大腿后部、髂窝部等处。开始时在四肢近端或躯干部有一处或数处肌肉疼痛，漫肿色白，按之微热，2～3日后，肿胀焮热疼痛明显，可触及肿块。伴寒战高热、全身关节疼痛，头痛头胀，食欲不振等。以后肿块逐渐增大，疼痛加剧，2周左右，肿块中央皮肤微红而热，按之中软而应指；伴壮热不退，时时汗出，口渴欲饮等症。溃后脓出黄稠或白黏脓水，或夹有淤血块。脓出后肿消痛止，硬块渐消，身热也退，食欲渐增，经2周左右，脓尽收口而愈。若溃后身热不退，应仔细检查身体其他部位，常有此处未愈他处又起的现象，伴壮热不退、身体消瘦、面色无华等正虚邪恋之证。若兼神昏谵语、胸胁疼痛、咳喘痰血等，是为毒传脏腑，导致内陷变证或引发内痈。

三、诊断要点

（1）多发于躯干或四肢。一处或相继数处肌肉深处出现脓肿。初起患处酸痛漫肿，皮色不变；成脓时患处肿痛显著，皮色转红，按之应指；溃后脓出稠厚，肿痛渐消，疮口愈合。发于髂窝者，患肢屈曲难伸。

（2）发病前有疮疖等化脓性病灶，或跌仆损伤、感受暑湿等病史。

（3）有恶寒发热、汗出而热不退。

（4）以夏、秋季节发病居多。

（5）血白细胞总数及中性粒细胞增高，血培养可有致病菌生长。

四、处理原则

内治以清热解毒，散淤通络或扶正解毒为法；外治以消肿止痛、排脓、生肌为法。

五、一般护理

（一）环境与休息

病房宜清洁、安静，温度、湿度适宜。病情转重者，应卧床休息。

（二）情志护理

劝导安慰病人，尤其发于四肢者唯恐影响运动及行走，要稳定情绪，消除病人的恐惧心理，积极配合治疗，树立治疗疾病的信心。

（三）饮食护理

宜食清淡及富含维生素食物，忌食辛辣、膻腥、鱼腥海味发物。

（四）用药护理

中药汤剂一般应温服，服后观察效果及反应，并做好记录。

（五）病情观察

（1）观察疮形、肿势、范围、色泽、疼痛及脓液颜色、性质、气味与全身症状变化，并做好记录。

（2）如有下列情况，应及时报告医师，积极配合抢救：四肢或躯干等处续发肿块，疼痛，压痛或一侧大腿突然拘挛不适，不能伸直，或突然折曲，改变生理外形；溃后脓水清稀，肿仍不退，疼痛不减，虚热不止或溃后脓秽不止，肌肉瘦削，饮食锐减，低热皮粗；神昏谵语，胸胁疼痛，咳喘痰血。

六、健康教育

（1）保持心情舒畅，树立战胜疾病的信心，尽量减少精神刺激。

（2）均衡膳食，饮食宜清淡，忌辛辣、膻腥发物。

（3）及时治疗疖、痈等病，禁止挤压，防止毒邪旁窜，流注他处。

（4）注意个人卫生，保持皮肤清洁，勤沐浴换衣。避免久居湿地。

（5）起居有常，保持大便通畅，加强锻炼，增强机体抵抗力。

七、药膳食疗

组成：香椿、香椿芽、香椿头。

用法：取本品嫩叶，捣烂，和酒服之。或香椿叶 100 ~ 200 g，加水煎服。

功效：清热化湿，解毒。

注意事项：慢性病者不宜食用。

06 | 流痰

流痰多因先天不足，后天失调，肾亏骨弱，复感痨虫、风寒侵袭，痰浊凝聚，或有所损伤，或复感痨虫，蚀伤关节所致。以发生于骨与关节、起病缓、化脓迟、溃后流脓清稀或夹败絮样物、不易愈合、多损伤筋骨、在骨与关节间形成脓肿或窦道等为主要表现的慢性化脓性疾病。因其成脓后，可在病变附近或较远的空隙处形成脓肿，破溃后脓液稀薄如痰，故名流痰。《外科医案汇编》云："痰凝于肌肉、筋骨、骨空之处，无形可征，有血肉可以成脓，即为流痰。"本病的特点是好发于骨与关节，病程进展缓慢，初起不红不热，化脓亦迟，脓水清稀，并夹有败絮样物质，溃后不易收口，易形成窦道，常可损筋伤骨而致残废，甚至危及生命。因本病发病部位不同，尚有许多不同名称。如发生于脊背的，叫龟背痰；发生在腰椎两旁的，叫肾俞虚痰；发生在环跳部的，叫附骨痰；发生在膝部的，叫鹤膝痰；发生在足踝部的，叫穿拐痰；发生在手指骨节的，叫蜣螂蛀等。名称虽异，但其病因、证候和治法及预后基本一致，故统称为流痰。本病相当于西医的骨与关节结核的痨病类疾病。

一、病因病机

多因先天不足，肾气不充，骨骼柔嫩，或外来损伤，致气血失和，风寒痰浊凝聚留于筋骨而发病。成人多因劳倦内伤，肾精亏损，骨髓空虚，正不胜邪，风寒痰浊乘虚而入，侵袭经络骨髓而成。总之，本病的形成，先天不足，肾亏髓空，是病之本；痰浊凝聚，风寒侵袭，或有所损伤，是病之标。本病在发展过程中，其始为寒，其久为热；当其化脓之时，寒化为热，肉腐成脓；后期则阴虚火旺，虚火灼津；又由于脓水淋漓不断，常出现气血两虚的证候。

二、临床表现

多发于儿童与青少年。常可有其他部位的结核病史，尤以肺结核最多。发病部位以脊椎最多，其次为下肢髋、膝、踝关节，其次为上肢肩、肘、腕、指等骨关节间。一般多单发。

初期：骨内虽有病变，但外形症状不明显，不红不热，也不肿胀，仅觉患处隐隐酸痛，继则关节活动障碍，动则疼痛加剧，休息后可减轻。全身症状不明显。

中期：病后半年至1年以上，病变部位渐渐肿起，病变附近或较远处形成脓肿，不红不热或微红热。脓熟时，患处皮肤出现透红一点，按之应指。

后期：溃破之后，疮口流脓清稀，或夹有败絮样物质，久则疮口凹陷，周围皮色紫暗，易形成瘘管，难以收敛。如病在四肢者，则肌肉日渐萎缩；若病变在颈椎、胸椎、腰椎者，则四肢强直不遂或瘫痪不用，甚至二便失禁。如病久元气不支，食欲减退，则身体日渐消瘦，精神日渐萎顿，或伴有面色无华，形体畏寒，心悸失眠，自汗；或伴午后潮热，骨蒸盗汗，咽干口燥，食欲减退；或咳嗽痰血，渐成骨痨，预后较差。如脾胃未败，尚有治愈可能。凡病变在大关节者，治愈率较低；若在小关节者，则治愈率较高。

流痰由于发病部位不同，各部位的流痰又有一些特殊的临床表现。

病变在颈椎部者，病人常以手托下颌而呈颈缩俯行之态，其脓肿多出现于颈部，可引起呼吸或吞咽困难。

病变在胸椎部者，背脊骨外突，状如龟背，走路时常以两手支撑腰胁，其脓肿多出现于肾俞附近。

病变在腰椎部者，脊骨突出不明显，腰部挺起如板状，行动不便。小儿如患此症，腰部僵直，失去正常生理前凸曲线。其脓肿大多出现于少腹、胯间或大腿内侧。

病变在髋关节部者，患肢关节伸屈困难，大腿、臀部肌肉萎缩，两臀部肌肉不对称，可有跛行；患处不痛，痛反在膝部。脓肿可出现在髋关节附近或大腿外侧较远处。

病变在膝关节部，可出现大小腿肌肉萎缩，尤以大腿肌肉为甚，关节肿胀明显，状如鹤膝，患肢渐渐不能屈伸。脓肿发生在膝关节周围，日久形成脱位或膝内翻或外翻畸形，患肢较正常为短。

病变在踝部，踝关节前后外侧先肿胀，继而流窜向内侧，小腿肌肉萎缩，并呈内翻畸形。

辅助检查：血白细胞和血红蛋白降低，淋巴细胞数增高；红细胞沉降增快。X线摄片显示，早期滑膜肿胀，骨质疏松，有脱钙现象，以后关节软骨破坏，或有病理性脱位，骨关节面明显破坏，有死骨形成。

三、诊断要点

（1）起病缓慢，初起仅感病变关节略有酸痛，皮色不变，活动不利，动则疼痛加剧，数月或经年以后，可有寒性脓肿出现。脓肿溃后，脓水稀薄，夹有败絮状物，不易收口。

（2）早期全身症状不明显，中、后期出现低热、颧红、纳呆、盗汗、消瘦、精神疲乏、脉细数等虚弱症状。

（3）发病部位以脊椎居多，其次为髋、膝关节。常见病变关节特征如下：

胸椎：脊骨外突，行走时常以两手支持腰胁。脓肿多出现于肾俞穴附近。

腰椎：脊骨突出，腰部强直，俯仰不利，拾物试验阳性。其脓肿多出现于小腹、胯间或大腿内侧。

髋关节：关节肿胀，强直，活动受限。患肢先长后短，偏向外侧可有反射性膝痛，肌肉萎缩，跛行。脓肿多出现于病变关节附近。

膝关节：关节肿胀，强直，活动受限，大、小腿肌肉萎缩，形如鹤膝。脓肿多出现于病变关节附近。

（4）好发于儿童及青少年。病者及家属可有肺痨病史。

（5）活动期红细胞沉降率明显增快，结核菌素试验呈强阳性。

（6）X线摄片：早期显示骨质疏松、脱钙，甚至部分破坏模糊，稍晚可见死骨游离，死骨吸收后可见骨空洞，晚期关节间隙狭窄或消失，呈畸形。

（7）脓液培养可有结核杆菌生长。

四、处理原则

以扶正祛邪为总则，根据疾病不同阶段的特点，应审虚实，察寒热，分证辨治。常规配合西医抗结核药物及对症处理；必要时可辅以手术治疗。

五、一般护理

（一）环境与休息

病房宜空气流通，温度、湿度适宜。如有肺结核活动病灶，要做好呼吸道隔离及食具、用具消毒，病情属于开放性者，应转专科医院治疗。

（二）情志护理

本病是病程较长的慢性病，且多数可能引起残废。病人容易有悲观失望的情绪，应耐心解释，诚意劝导，以保持乐观的情绪，静心静养，配合治疗及护理。

（三）饮食护理

多食富含维生素、血肉有情之品，同时注意饮食的色、香、味，以促进病人的食欲。阴虚火旺者，给予清淡补阴之品，病情加重，局部化脓时饮食宜忌鱼腥、酒类及葱、辣椒、大蒜等辛燥发物。

（四）用药护理

（1）中药汤剂宜温服，观察用药后效果与反应，并及时记录。

（2）局部外敷用药时，应观察用药后效果与反应，并注意对周围皮肤的保护。

（五）病情观察

（1）观察患部肿胀、疼痛、形态、皮肤光泽、肌肉萎缩情况，局部有无瘘管及其大小深浅，有无脓液与朽骨排出。注意观察病人的神色、发热、舌苔、脉象、血压、体重等变化，并做好记录。

（2）脊椎流痰病人，应观察双下肢活动度与痛、温、触觉的变化，以及二便排出情况并记录之。

（3）限制患部活动，发作时用夹板或石膏固定，以避免痰毒扩散。病变在胸、腰、脊椎或髋关节者，需卧木板床。病变在四肢者，应作妥善固定。搬动患肢时宜动作轻柔，以防病理性骨折、脱位。

（4）全身症状明显，属活动期的病人，应绝对卧床休息，加强生活护理。瘫痪病人二便污染衣被后应及时更换衣被，要定时翻身，预防褥疮发生。高热者按高热护理，盗汗多者及时更换内衣、被服。

（5）保持二便的通畅，鼓励病人多饮水，注意观察尿量、颜色、性状，发现异常遵医嘱，留取晨尿检验。截瘫病人有尿潴尿、尿失禁者，可采用针灸、按摩等方法或定时压迫膀胱以排尿，必要时留置导尿并做好导尿管护理。腹胀便秘者以蜂蜜冲饮代茶或腹部顺时针方向按摩，每日 1～2 次，每次 100 下，以促进肠蠕动，促使排便，或遵医嘱口服润肠片。虚证者可遵医嘱予开塞露纳肛，必要时遵医嘱予以灌肠。

（6）局部分泌物多时，应随时更换敷料，有瘘管者保证引流通畅。换药时注意无菌操作及隔离，以免交叉感染，换下的敷料应集中焚毁处理。器械消毒处理后高压灭菌备用。

六、健康教育

（1）患病期间需调畅情感，保持心情舒畅，避免忧伤、情绪波动。

（2）因骨骼破坏而有致残的可能，则卧床休息，禁止活动，以防骨折。

（3）脊椎结核病人一般要经医师检查，确定下床时间后，方可按期下床活动。

（4）饮食宜多样化，根据康复情况，调整食谱，但不能过食肥甘厚味，以免助湿生痰化热，而致反复。

（5）慎起居，避风寒，适冷热。体虚畏寒，应注意保暖，预防感冒。

（6）病人出院时告知其不要碰撞患肢，避免剧烈活动，坚持治疗，以减少或防止复发。

（7）避免劳倦，精心调养，保证充足睡眠。

（8）积极治疗其他部位的结核病。新生儿接种卡介苗，对预防本病的发生有着重要意义。

（9）根据自身情况，进行适当的户外活动和身体锻炼，以增强机体的抗病能力。

七、药膳食疗

（1）白萝卜双花膏。大白萝卜 5 kg、藏红花 60 g、丁香花 30 g。将大萝卜洗净，切碎，纳入无锈锅内煮沸，去渣，续加温熬至黑色膏药样即可。另以藏红花、丁香花加水 1 500 mL，熬至 500 mL。与上膏放在一起再煎至稠厚如膏药。埋于地下 1 m，6 个月后即可使用。用时，将膏药摊布上敷于患处，或填充空洞处。每日或隔日换药 1 次。活血散瘀、燥湿温中。主治骨结核、淋巴结核、寒性脓肿等。

注：据《中医验方及实例》及《食物疗法精粹》介绍，此方治颜姓病人，患淋巴结核，4 周而愈；李姓女病人，患腰椎结核（寒性脓疡，局部瘘孔 2 个）2 年，用本方 2 个月愈；王姓女病人，患足关节结核（溃疡脓肿）4 年，用本方 2 个月亦愈。

（2）龟炭大枣丸。龟炭粉 250 g、大枣（去核）250 g。龟炭的制法是，将活龟用绳绑紧，黄泥封固，放在火上煅焦后，去泥，捣碎，研成细末。两味共捣和为丸。早晚各服 12 g。养阴血。主治骨关节结核、脊椎结核破溃。

（3）烟丝槟榔。烟丝 100 g，槟榔 100 g，牡蛎（先煅末）50 g，白芷 50 g，姜汁、面粉各少许。共研和，以姜汁加面粉调如糊。敷于患处，每日更换 1 次。杀菌、镇痛。主治骨结核、化脓性膝关节炎等。

（4）热姜水治骨结核。鲜姜（或干姜）多量。将姜洗净，捣烂，加水煮沸 1 小时。趁热把手巾浸入其中，稍拧半干敷于患处，如此反复至局部发红为度。每日早晚各 1 次。温暖、散瘀、止痛。主治骨结核未溃。

（5 虾肉黄芪汤托里解毒。活虾 10 只、生黄芪 15 g。同煮汤。每日早晚各服 1 次。主治骨结核及寒性脓疡流脓流水、久不收口、恶核。涂治而愈。

第八章
乳房疾病

01 | 乳痈

乳痈是发生于乳房部的急性化脓性疾病。其临床特点为乳房部结块、肿胀疼痛、伴有全身发热、溃后脓出稠厚。常发生于哺乳期妇女，尤以尚未满月的初产妇多见。《诸病源候论·妒乳候》云："此由新产后，儿未能饮之，及饮不泄；或断儿乳，捻其乳汁不尽，皆令乳汁蓄积，与气血相搏，即壮热大渴引饮，牢强牵痛，手不得近也……。"根据发病时期的不同，又有几种名称：发生于哺乳期者，称外吹乳痈；发生于怀孕期者，名内吹乳痈；在非哺乳期和非怀孕期发生者，名非哺乳期乳痈。本病相当于西医的急性乳腺炎。

一、病因病机

（1）肝郁气滞。乳头属足厥阴肝经，肝主疏泄，能调节乳汁的分泌。若情志内伤，肝气不舒，厥阴之气失于疏泄，使乳汁发生壅滞而结块；郁久化热，热胜肉腐则成脓。

（2）胃热壅滞。乳房属足阳明胃经，乳汁为气血所生化，产后恣食肥甘厚味而致阳明积热，胃热壅盛，导致气血凝滞，乳络阻塞而发生痈肿。

（3）乳汁淤滞。乳头破损或凹陷，影响哺乳，致乳汁排出不畅，或乳汁多而婴儿不能吸空，造成余乳积存，致使乳络闭阻，乳汁淤滞，日久败乳蓄积，化热而成痈肿。

二、临床表现

多发于产后尚未满月的哺乳妇女，尤以乳头破碎或乳汁淤滞者多见。

初期：病人感觉患侧乳房肿胀疼痛，并出现硬块（或无硬块），多在乳房外下象限，乳汁排出不畅；同时伴有发热、寒战、头痛骨楚、食欲不振等全身症状。经治疗后，若2~3日内寒热消退、肿消痛减，病将痊愈。

成脓期：上述症状加重，硬块逐渐增大，继而皮肤发红灼热，疼痛呈搏动性，有压痛，患侧腋窝淋巴结肿大，并有高热不退，此为化脓的征象。若硬块中央渐软，按之有波动感者，表明脓肿已熟。但深部脓肿波动感不明显，需进行穿刺才能确定。

溃脓期：自然破溃或切开排脓后，一般肿消痛减、寒热渐退、逐渐自愈。若脓流不畅，肿热不消，疼痛不减，身热不退，可能形成袋脓，或脓液波及其他乳囊（腺叶），形成"传囊乳痈"，亦可形成败血症。若有乳汁从疮口溢出，久治不愈，则可形成乳漏。

辅助检查：血常规检查，白细胞总数高于 $10 \times 10^9/L$，中性粒细胞高于 75%。

三、诊断要点

（1）初起乳房内有疼痛性肿块，皮肤不红或微红，排乳不畅，可有乳头破裂糜烂。化脓时乳房肿痛加重，肿块变软，有应指感，溃破或切开引流后，肿痛减轻。如脓液流出不畅，肿痛不消，可有"传囊"之变。溃后不收口，渗流乳汁或脓液，可形成乳漏。

（2）多有恶寒发热、头痛、周身不适等症。

（3）患侧腋下可有结核肿大疼痛。

（4）病人多数为哺乳妇女，尤以未满月的初产妇为多见。

（5）血白细胞总数及中性粒细胞增高。

四、处理原则

乳痈治疗以消为贵。淤滞者以通为主，成脓者以彻底排脓为要。对并发脓毒者，及时采用中西医结合综合疗法。

五、一般护理

（一）环境与休息

病房宜保持空气流通，卧床休息。疼痛剧烈时，尽量减少患侧上肢的活动。哺乳时应取坐位，侧卧哺乳易造成乳汁淤积。脓肿切开后，可取半卧位或取患侧卧位，以利脓液引流。

（二）情志护理

病人多对疼痛忍受度较低，容易造成情绪低落，故应耐心、体贴、关心病人，并指导其正确喂奶，介绍回乳等有关知识，增强病人战胜疾病的信心。

（三）饮食护理

急性炎症期宜进清淡、富含维生素、易消化的食物，少食脂肪、蛋白质及汤类，以减少乳汁分泌。不宜过食生冷瓜果等食物。溃破脓出后，给予高蛋白食物，促使创口早日愈合。

（四）用药护理

（1）中药汤剂一般温服，热毒炽盛证宜凉服。服用回乳药时，如有恶心、呕吐等副作用发生，应立即报告医师。

（2）药膏的大小、厚薄，宜以疮面大小及肿硬程度而定。如肿硬疼痛者，药膏宜厚。如皮肤有溃破者，药膏宜薄，宜用油纱布贴敷。观察疮面情况，若出现皮肤瘙痒，或敷贴部位出现皮疹等症状，应将药膏迅速去除，擦净疮面，用温水清洗，同时报告医师。

（五）病情观察

（1）观察双乳乳汁分泌情况。观察患侧乳房肿胀的范围、皮肤的色泽温度、疼痛的程度。

（2）观察溃后脓液的色、量、气味，疮口有无乳汁溢出，是否带脓现象。

（3）观察有无寒战高热，白细胞计数明显升高，警惕脓毒血症等并发症的发生。

（4）在未成脓早期或溃破后，均宜用吸奶器充分吸去乳汁或指导病人作自我按摩或热敷法。保持乳房部清洁，病人取卧位，患乳搽以少量润滑油，左手托起乳房，右手五指采用指腹揉、推、挤、抓的方法，按摩患乳的硬肿结块。按放射状从乳房四周向乳晕部揉抓，右手拇指与食指夹持患侧乳晕及乳头部，不断轻拉提捏，若按摩前先行热敷，效果更佳。

（5）成脓期外敷药时应暴露乳头，保持乳汁分泌通畅，病人应尽量减少上肢活动，可用乳罩托起患乳，避免牵拉痛，使脓液畅流，防止化脓。

（6）溃脓期应及时更换敷料，保持创周皮肤清洁。如有袋脓现象时采用垫棉疗法，将棉垫衬在疮口的下方空隙处，并用绷带固定，防止脱落。绷带松紧适宜。

六、健康教育

（1）妊娠后期，宜每日用温水或肥皂水擦洗乳头，使乳头保持清洁及乳头上皮坚韧，但不宜用酒精擦洗，酒精可使乳头、乳晕皮肤变脆，反易发生皲裂。

（2）乳头凹陷者应在产前开始矫正，经常用手挤、捏、提、拉，也可用乳头内陷矫正器矫治；女婴出生后1周，应将其内陷乳头挤出，可防止成人后乳头内陷。

（3）保持婴儿口腔卫生，及时治疗口腔炎，不可让婴儿含乳而睡。

（4）乳母宜心情舒畅，避免情绪过于激动。保持乳头清洁，定时哺乳，每次哺乳后需吸尽乳汁，避免当风哺乳，发现有乳汁淤积时，应即用毛巾热敷，再以手法按摩，以消除淤积的乳汁。乳母皮肤及内衣要保持干净。

（5）乳头如有破损或皲裂，应及早进行处理，可用麻油或蛋黄油搽涂患处，身体其他部位有化脓性感染时应及时治疗。

（6）断奶时应先减少哺乳次数和时间，再行断奶。断乳前用麦芽、山楂煎汤代茶饮。用芒硝装入纱布袋中外敷，以促使其消散。

七、药膳食疗

（1）猪蹄 1 只、黄花菜 25 g。炖熟后不加佐料食之，每日 1 次。用于乳腺炎初期未成脓者。

（2）乳鸽 1 只、黄芪 30 g、枸杞子 30 g。将乳鸽洗净，黄芪、枸杞子用纱布包好与乳鸽同炖，熟后去药渣，吃鸽肉饮汤。用于乳腺炎溃破后康复期。

（3）粳米 100 g、蒲公英 50 g。将蒲公英煎水取汁，加粳米煮粥，每日分服。用于乳腺炎溃破后脓尽余热者未清者。

（4）葱须不限量、枯矾少许。将葱须洗净，切碎放入枯矾同捣为泥，捏成小丸如黄豆大，每服 4 丸，每日 2～3 次，服后微发汗。本方治乳疮，具有消肿散瘀、行气活血的作用。

（5）鲜大葱 250 g，将葱洗净，切碎，捣烂取汁 1 杯，加热顿服，每日服 1 次，可连续服用。本方可治妇女乳生痈疮，红肿热痛，具有解毒、散热、消肿之功效。

（6）鲜葱须不拘多少，枯矾用量斟酌与葱须能捣成丸即成。先将葱须洗净切碎，再和枯矾同捣如泥。捣时，枯矾须逐渐增入，以防湿干不匀。捣匀后抟为丸，如黄豆大。每次服 4 丸，用白开水送服，每日 2～3 次。服后微发汗。本方用治乳疮。服此丸后，有时出现发生心烦不安现象，是药力所致，片刻即安。

（7）栀子仁 3 g 碾成细末备用，粳米 50 g 淘洗后入砂锅煮成稀粥，快熟时调入栀子仁末稍煮即可。每日 2 次，每次 1 剂，温食。具有清热泻火、消炎解毒功效。

（8）猪瘦肉 150 g，金银花 20 g，柴胡 10 g，连翘 15 g，蒲公英 30 g，赤芍10 g，益母草 15 g，薏苡仁 30 g，木通 4 g，紫花地丁 20 g。把全部用料放入锅内，武火煮滚，后用文火煲 1 小时。

（9）取粳米 50 g 淘净煮粥，快熟时加入白梅花 3 g，继续煮片刻即可，每日 2 次，温服。能健胃开胃、舒肝理气、清热解毒、症见乳房肿胀，内结硬块，排乳不畅等。

（10）取新鲜油菜250 g洗净切料，与适量陈皮共入砂锅煮汤，具有化痰理气、抗炎抗菌、利胆利尿的作用。

（二）偏方

（1）甜橙黄酒。甜橙1只，黄酒15 mL。甜橙洗净，去皮去核，以纱布绞汁，和黄酒一起放入杯中，加温开水冲服，每日2次，连服1周。凉血，解毒，消肿。主治急性乳腺炎红肿，便结，属乳汁瘀积型。

（2）薏苡赤小豆汤。薏苡仁30 g，赤小豆30 g。薏苡仁、赤小豆分别洗净，置锅中，加清水500mL，急火煮开5分钟，改文火煮30分钟，分次食用。利湿清热，通乳。主治急性乳腺炎属乳汁瘀积型，见乳汁排泌不畅者。

（3）橘核黄酒饮。橘核15 g，黄酒30mL。橘核略炒，加黄酒煎沸，去渣温服。疏肝理气通乳。主治急性乳腺炎乳汁瘀积型，见有乳房胀痛，乳汁排而不畅者。

（4）炒黄花菜。黄花菜500 g。洗净，如家常菜炒后，佐餐。清热解毒，消肿散结。治急性乳腺炎属乳汁瘀积型者。

（5）蒲公英米粥。蒲公英30 g，粳米50 g。蒲公英洗净，切细，置锅中，加清水500 mL，加粳米，急火煮开5分钟，改文火煮30分钟，成粥，趁热食用。清热解毒。治急性乳腺炎属热毒酿脓型，乳房灼热肿痛、口干、发热、大便干者。

（6）马兰头拌豆腐。马兰头50 g，鲜嫩豆腐200 g。马兰头洗净，切细末，开水浸泡2分钟，捞起挤干，与豆腐一起拌匀，调味后即可食用。清热解毒，透脓。主治急性乳腺炎属热毒酿脓型，乳房肿痛，发热，大便不畅者。

（7）丝瓜汁饮。鲜丝瓜200 g。鲜丝瓜洗净，去皮去子，切碎后挤汁，服饮其汁。清热、解毒、通乳。主治急性乳腺炎属热毒酿脓型，乳房灼热胀痛，排乳不畅者。

（8）油菜粳米粥。鲜油菜200 g，粳米50 g。鲜油菜叶洗净，切细，置锅中，加清水500 mL，加粳米，急火煮开3分钟，改文火煮30分钟，成粥，趁热食用。清热解毒，托里透脓。主治急性乳腺炎属热毒酿脓型，肿块灼热、触痛者。

（9）鸡爪黄花蛋汤。鸡爪50 g，黄花菜20 g，鸡蛋2只。鸡爪洗净，黄花菜洗净切碎，鸡蛋打散。鸡爪置锅中，煮熟，加黄花菜，加鸡蛋，调味后食用。

属性偏温性的肉类食品有鸡肉及其内脏、羊肉及其内脏、牛肉、狗肉、猪肝、猪肚，炎性乳腺炎病人尤其是成脓期有发热等热毒症状的，不宜食用。有乳腺结核的病人，体质多偏阴虚，以上肉类也不宜食用。但对于乳腺炎后期溃脓后，有气血虚亏，伤口肉色苍白，久不收口的，可适当选用乌鸡、羊肉、猪肝等炖汤以补气血，帮助收口。

平性食品有青蛙肉、鸭蛋、鸭血、瘦猪肉、牛奶等，这些食品有清热生津、健脾养阴的作用，各种炎症的乳房病都可选用。

温性类的蔬菜水果有韭菜、辣椒、香菜、荔枝、桂圆等，对体质偏热或有阴虚内热者如乳房结核、急性乳腺炎等各种炎症性乳房疾病都不适用。但大蒜有抗结核的作用，乳房结核患者可食用。

味甘淡，性平类蔬菜水果有胡萝卜、卷心菜、马铃薯、木耳、银耳、香菇、无花果、葡萄、石榴、苹果等。

味甘、淡、苦，性凉的蔬菜水果有白萝卜、白菜、黄瓜、海带、紫菜、发菜、苦瓜、荸荠、罗汉果、甘蔗、番茄、香蕉、梨子等，这些食品有益胃生津、清热除烦、润肠通便的功能，对乳腺的炎症性疾病在热毒蕴盛期尤为适用。

忌食生冷、辛辣刺激、荤腥油腻的食物。

02 | 乳癖

乳癖是以乳房有形状大小不一的肿块、疼痛、与月经周期相关为主要表现的乳腺组织的良性增生性疾病。《疡科心得集·辨乳癖乳痰乳岩论》云："有乳中结核，形如丸卵，不疼痛，不发寒热，皮色不变，其核随喜怒消长，此名乳癖。"好发于30～50岁妇女，约占全部乳腺疾病的75%，是临床上最常见的乳房疾病。本病有一定的癌变危险，相当于西医的乳腺囊性增生症。

一、病因病机

由于情志不遂，或受到精神刺激，导致肝气郁结、气机阻滞、思虑伤脾、脾失健运、痰浊内生、肝郁痰凝、气血淤滞，阻于乳络而发；或因冲任失调，上则乳房痰浊凝结而发病，下则经水逆乱而月经失调。

二、临床表现

多见于青中年妇女，常伴有月经失调、流产史。常同时或相继在两侧乳房内发生多个大小不一的肿块，其形态不规则，或圆或扁，质韧，分散于整个乳房，或局限在乳房的一处。

肿块与周围组织分界不清，与皮肤和肌肉筋膜无粘连，推之移动，腋下淋巴结不肿大。常感乳房胀痛，在月经前 3 ~ 4 日更甚，经后痛减或消失。有时乳头溢出黄绿色、棕色或血性液体。本病病程较长，常达数年，肿块的生长和发展多为间歇性，常在经前加剧，也可出现一段较长时间的缓解。

辅助检查：B 型超声波可显示乳腺增生部位不均匀的低回声区，以及无回声的囊肿。X 线造影示各级乳管失去正常树枝样结构，管网大小不均、紊乱和异位，大乳管有囊状扩张，但无充盈缺损。乳头溢液者取分泌物作涂片检查，可帮助排除癌变的可能。对疑为癌变的肿块应取活体组织做病理切片检查。

三、诊断要点

（1）多数在乳房外上象限有一扁平肿块，扪之有豆粒大小韧硬结节，可有触痛。肿块边界欠清，与周围组织不粘连。

（2）乳房可有胀痛，每随喜怒而消长，常在月经前加重，月经后缓解。

（3）本病多见于 20 ~ 50 岁妇女。

（4）钼钯 X 线乳房摄片、冷光源强光照射、液晶热图像等检查有助诊断。必要时可做组织病理学检查。

四、处理原则

止痛与消块是治疗本病之要点。对长期服药而肿块不消反而增大且质地较硬者，应进行活检。

五、一般护理

（一）环境与休息

病室宜安静、整洁，定期通风换气。病人宜多卧床，避免久站，以减轻乳房胀痛。

（二）情志护理

应保持良好的精神状态，医护人员做好解释工作，使病人消除和缓解不良情绪，有利于疾病康复。

（三）饮食护理

宜进食鸡蛋、鱼、乳品、新鲜水果及蔬菜等食物，限制动物性脂肪的摄入量，控制糖类的摄入，忌辛辣、油炸、生冷食物，戒烟、酒。

（四）用药护理

本病疗程较长，中药需按疗程规则服用。病情好转后仍要坚持服药，一般在月经来潮期宜停用，月经干净后再服药。用激素类药物易出现恶心、呕吐等胃肠道反应及肝脏损害，服用某些抗生素类药物易出现食欲不振、腹泻、肝脏增大等症状，如发现上述症状，应及时报告医师。

（五）病情观察

（1）观察乳房肿块的大小、质地、活动度及乳房肿胀、疼痛与月经的关系，观察月经的周期和量。

（2）若对外用药过敏，应立即报告医师，同时予以停药。

六、健康教育

（1）适时婚育，积极哺乳，避免外伤。慎用含雌激素类的美容护肤之品。

（2）保持心情舒畅，情绪稳定。应适当控制脂肪的摄入，宜多食含有复合维生素的食物。

（3）起居有规律，劳逸结合，并注意保持大便通畅。

（4）积极治疗月经不调等妇科疾病和其他内分泌疾病。

（5）定期进行乳房自查及普查。

七、药膳食疗

（1）桃仁茴香。桃仁、八角茴香各1颗。将桃仁、八角茴香洗净，放在口中嚼烂咽下，每日3次，连用1月。

（2）桔叶桔核茶。桔叶、桔核各10 g。将桔核敲碎，与桔叶一起加水煎汁约200mL，当茶饮，每日2次，可吃数周。

（3）海带淡菜芋芳汤。海带25 g，淡菜15 g，芋芳50 g。海带、淡菜漂洗去腥味，切碎，芋芳去皮切块，加水共煮，熟后加调味。吃海带、淡菜、芋芳及汤，可作为菜肴常吃。

03 乳岩

乳岩是以乳房部肿块、质地坚硬、高低不平、病久肿块溃烂、脓血污秽恶臭、疼痛日增为主要表现的肿瘤性疾病。《妇人大全良方》云："若初起，内结小核，或如鳖、棋子，不赤不痛。积之岁月渐大，巉岩崩破如熟石榴，或内溃深洞，此属肝脾郁怒，气血亏损，名曰乳岩。"相当于西医的乳腺癌，为女性最常见的恶性肿瘤之一，在我国占全身各种恶性肿瘤的 7%～10%，在女性仅次于子宫颈癌，且近年有超过子宫颈癌的倾向。

一、病因病机

（1）情志失调。女子以肝为先天，肝主疏泄，性喜条达而恶抑郁，肝属木，克脾土，情志不畅，所愿不遂，肝失条达，气机不畅，气郁则瘀；肝郁克犯脾土，运化失职则痰浊内生，肝脾两伤，经络阻塞，痰瘀互结于乳房而发病。

（2）饮食失节。久嗜厚味炙博则湿热蕴结脾胃，化生痰浊，随气流窜，结于乳中，阻塞经络，气血不行，日久成岩。

（3）冲任不调。冲为血海，任主胞胎，冲任之脉隶属于肝肾。冲任失调则气血失和，月经不行，气滞血瘀，阻塞经络，结于乳中而成乳岩。乳岩多发于绝经期前后，故与冲任失调有密切关系。

此外，在经气虚弱的情况下，感受毒邪之气，阻塞经络，气滞血瘀，日久停痰结瘀，亦可导致乳岩。

总之，乳岩的发病是情志失调、饮食失节、冲任不调或先天禀赋不足引起机体阴阳平衡失调、脏腑失和而发病。

二、临床表现

本病好发于 40～60 岁妇女，绝经期妇女发病率相对较高。乳癌多见于乳房的外上象限，其次是乳头、乳晕和内上象限。早期为患侧乳房出现无痛性单发的小肿块，质硬，表面不光滑，与周围组织分界不清，在乳房内不易被推动。一般由病人在无意中发现。随着肿块逐渐生长和增大，肿块表面皮肤出现凹陷，乳头内缩或抬高，皮肤呈"橘皮样"改变，这些都是乳癌的重要体征。乳癌发展至晚期，肿块固定于胸壁，不易推动，皮面出现多个坚硬的小结或小索、甚至彼此融合、弥漫成片；如伸延至背部和对侧胸壁，则可紧缩胸壁，限制呼吸，称铠甲状癌。有时皮肤可破溃形成溃疡，中央凹陷似弹坑，有时外翻似菜花，时流紫红血水，恶臭难闻。

乳癌淋巴转移最初多见于腋窝，肿大淋巴结先为散在，数目少，质硬，无痛，可被推动，以后数目渐多，黏连成团。晚期可发生广泛淋巴结转移（锁骨上或对侧腋窝），常伴有远处转移。若癌细胞堵住腋窝主要淋巴管，可引起该侧上肢淋巴水肿。癌细胞远处转移至肺及胸膜时，常引起咳嗽、胸痛和呼吸困难。转移至椎骨则发生背痛，肝转移可引起肝肿大和黄疸。

某些特殊形式乳癌的发展规律和临床表现与临床最常见的硬癌有所不同，特别值得注意的是乳头湿疹样癌和炎性乳癌。

乳头湿疹样癌很少见，恶性程度低，发展缓慢。初发症状是乳头刺痒、灼痛。临床上出现慢性湿疹性病变，乳头和乳晕的皮肤发红，糜烂，潮湿，有时覆有黄褐色的鳞屑样痂皮。病变皮肤发硬，边界较清。病变继续发展，则乳头内陷、破损。有时可在乳晕深部扪到肿块。淋巴转移出现很晚。

炎性乳癌临床少见。多发于年轻妇女，尤其在妊娠期或哺乳期。发病急骤，乳房迅速增大，肿胀疼痛，皮肤发红灼热，犹如急性炎症。扪诊时整个乳房肿大发硬，而无明显的局限性肿块。炎性乳癌转移早而广，对侧乳房常被侵及。预后极差，病人可在发病后数月即死亡。

辅助检查：B超检查可见实质性占位病变。病人如有乳头溢液，可取分泌物作涂片检查，寻找癌细胞。针吸细胞学检查和活体组织切片检查对确诊具有重要意义。目前，术中快速病理切片为常用方法。

三、诊断要点

发病年龄一般在40～60岁，绝经期妇女发病率相对较高。

乳腺癌可分为一般类型乳腺癌及特殊类型乳腺癌。

（一）一般类型乳腺癌

常为乳房内出现无痛性肿块、边界不清、质地坚硬、表面不光滑、不易推动，常与皮肤黏连，出现病灶中心酒窝征，个别可伴乳头溢液。后期随着癌肿逐渐增大，产生不同程度疼痛，皮肤可呈橘皮样水肿、变色；病变周围可出现散在的小肿块，状如堆栗；乳头内缩或抬高，偶可见到皮肤溃疡。晚期，乳房肿块溃烂，疮口边缘不整齐，中央凹陷似岩穴，有时外翻似菜花，时渗暗红血水，恶臭难闻。癌肿转移至腋下及锁骨上时，可触及散在、数目少、质硬无痛的臖核，以后渐大，互相黏连，融合成团。逐渐出现形体消瘦、面色苍白、憔悴等恶病质貌。

（二）特殊类型乳腺癌

1. 炎性癌

临床少见，多发于青年妇女，半数发生在妊娠或哺乳期。起病急骤，乳房迅速增大，皮肤水肿、充血，发红或紫红色，发热；但没有明显的肿块可扪查到。转移甚广，对侧乳房往往不久即被侵及，并很早出现腋窝部、锁骨上淋巴结肿大。本病恶性程度极高，病程较短，常于1年内死亡。

2. 湿疹样癌

临床较少见，其发病率占女性乳腺癌的0.7%～3.0%。临床表现似慢性湿疮，乳头和乳晕的皮肤发红，轻度糜烂，有浆液渗出，有时覆盖着黄褐色的鳞屑状痂皮。

此类病变的皮肤甚硬，与周围分界清楚。多数病人感到奇痒，或有轻微灼痛。中期，数年后病变蔓延到乳晕以外皮肤，色紫而硬，乳头凹陷。后期，溃后易于出血，乳头蚀落，疮口凹陷，边缘坚硬，乳房内也可出现坚硬的肿块。

四、处理原则

早期诊断是乳岩治疗的关键。原则上以手术治疗为主。中医治疗多用于晚期病人，特别是对手术后病人有良好的调治作用，对化疗有减毒增效的作用，可提高病人生存的质量，或延长生存期。

五、一般护理

（一）环境与休息

病房应安静、整洁。

（二）情志护理

保持健康的心理和乐观的情绪是预防乳房癌发生和发展的重要因素，鼓励病人谈自己的想法，消除抑郁、急躁等情绪。手术者，做好术前、术后的心理护理，以提高病人的生存质量。

（三）饮食护理

宜多样化平衡饮食，包括粗粮杂粮搭配，富含热能，适量蛋白质及维生素类。

宜低脂肪、低盐、低糖膳食，忌煎炒、油腻、荤腥、厚味及发物等。手术后予以益气养血、理气散结之品，如山药粥、丝瓜等食物。放疗时易耗伤阴津，故宜服甘凉滋润食品，如杏仁、乌梅等。化疗时宜食鲜姜汁、黑木耳等和胃降逆、益气活血食物。

（四）用药护理

（1）化疗时应严格核对药物，用药前后进行诱导注射，注药时应缓慢，注意观察病人对用药的反应。注射结束时，应用干棉球按压进针处片刻。

（2）用药过程中出现的全身性不良反应，应及时报告医师。

（3）白细胞严重减少，甚至出现骨髓抑制的病人，应采取保护性隔离措施，防止交叉感染，遵医嘱定期检测血象。病房应定期消毒。

（五）病情观察

（1）观察乳房肿块的大小、质地、范围、活动度和乳房表面皮肤、乳头有无凹陷、乳头溢液、疼痛，以及淋巴结肿大等情况。

（2）乳腺癌晚期应注意观察是否有淋巴转移及血行转移的症状发生，及时遵医嘱对症治疗。

（3）避免乳房部强力挤压。若遇出血，可遵医嘱用棉花或明胶海绵蘸药粉填塞疮口，并加压绑缚。

（六）手术前后护理

（1）术前护理。解除病人紧张、郁闷心情，告之手术过程以及注意事项。做好术前各项准备工作。

（2）术后护理。

1）观察病人有无气胸、胸闷、呼吸窘迫等症状。保持各种引流管通畅。

2）观察皮瓣有无坏死，保持负压引流通畅，妥善固定引流管，引流管长度以病人卧床变动体位有余地为宜。观察引流液的色、质、量。引流量每小时超过 100 mL 提示有活动性出血，应立即报告医师。

3）切口加压包扎者，注意观察患侧上肢血运、水肿、皮下积液、包扎松紧度等情况。疼痛剧烈时可遵医嘱予止痛剂。手术侧上肢避免进行各项穿刺。

4）避免内衣擦破皮肤，忌戴胸罩等。告之并发症的预防，解释继续治疗的重要性等。

5）密切观察病情变化，术后注意功能锻炼，促进肢体血液回流，防止手指肿胀。

3～5日后活动肘部以上、5～7日后活动肩部，拆线后加大肩部活动范围。病人宜作上肢手指爬墙运动、梳理头发等，以恢复肢体功能。

六、健康教育

（1）应保持心情舒畅，避免不良情绪困扰。

（2）优生优育，提倡母乳喂养婴儿。

（3）养成良好的生活习惯。饮食宜清淡，忌膏粱厚味，不宜过多服用保健饮品，慎用雌激素类药品。

（4）酌情参加体育锻炼，以增强体质。

（5）妊娠期、哺乳期乳腺癌病人，应立即停止哺乳、妊娠，防止癌变迅速发展。

（6）有乳腺增生病、乳腺导管内乳头状瘤及乳腺纤维腺瘤、乳腺癌家族史妇女，应掌握自查的方法。普及防癌知识，定期自我检查，以便早期发现、早期治疗。

04 | 乳疬

乳疬是以男性、儿童单侧或双侧乳晕部发生扁圆形肿块，触之疼痛为主要表现的乳房异常发育症。分为男性乳房发育异常和儿童乳房发育异常两大类，前者见于中、老年男性，多为继发性；后者见于10岁左右儿童，多为原发性。

一、病因病机

乳头属肝，男子乳房属肾，故本病与肝肾有关。乳疬多因情志不畅，肝气郁结，气郁化火，炼液成痰，痰气互结，脉络失和而成；或先天肾气不足，后天肝肾亏虚，冲任失调，肝失所养，气滞痰凝而成。

二、临床表现

一侧或双侧乳晕部出现扁圆形肿块，质地中等或稍硬，边缘清楚，或单侧乳房明显增大，或双侧乳房呈对称性或不对称性增大，大小不一，状如发育期的少女乳房。多伴有乳房胀痛和轻度压痛。还可伴有其他女性特征，如声音变尖，缺少胡须，阴毛呈女性分布。肝脏功能损害严重、前列腺疾病、睾丸疾病的病人，亦易并发本病。

三、诊断要点

（1）乳房单侧或双侧、对称或不对称性增大。在乳晕后方有一扁圆形肿块，韧硬、境界清楚、与皮肤及深部组织不粘连，伴有触痛。少数病人乳房增大隆起，而无明显肿块。

（2）男性青春发育期者，持续数月可自行消散。

（3）如单侧乳房肿块、坚硬而不规则者，应做病理活检以排除乳岩。

（4）排除慢性肝炎、肝硬化、长期服雌性激素、异烟肼、洋地黄等引起的乳房异常发育。

四、处理原则

本病以疏肝清火、化痰散结；温补肾阳、化痰活血；补肾填精、活血化淤；柔肝养肝、理气散结为原则。配合外治。

五、一般护理

（一）环境与休息

病室宜舒适、整洁、安静。病人宜多卧床休息。

（二）情志护理

本病好发于青春期和老年期病人，调节病人情绪，保持心情愉快，避免恼怒忧思，克服病人害羞心理，使其建立良好的心态，积极配合治疗。

（三）饮食护理

宜食高蛋白、低脂肪、易消化之食物，多食新鲜水果。儿童忌食各类保健品。不宜过食油腻辛辣之品，戒烟、酒。

（四）用药护理

可服用氯米芬，严格掌握服药时间和药物剂量。服药期间忌食生冷、辛辣之品。

（五）病情观察

（1）观察乳房肿块、质地、是否单侧或双侧，按之是否有胀痛或刺跳痛，有无白色乳汁样分泌物；男性是否伴前列腺肥大、声音女性化等。询问有无长期服用雌激素等药。

（2）外贴于患处的药膏，每 3 ~ 5 日换药 1 次，保持疮面清洁，胶布妥善固定，避免敷料脱落。

六、健康教育

（1）乐观开朗，劳逸结合。

（2）戒烟、酒，不宜过食油腻、辛辣之品。

（3）患病期间，应注意局部乳房的清洁卫生，防止乳头及表皮破损，以防合并感染。

（4）及时诊治，找出乳病原因，定期门诊就医。

七、药膳食疗

（1）明矾绿豆丸。生明矾 250 g，绿豆粉 250 g，研细末，用饭和丸如梧桐子大，每日早晚各服 5 丸，或明矾 7 粒（如米粒大），晨起空腹开水送下。适用于气滞痰凝型男性乳房发育症。

（2）海带绿豆水。海带 60 g，薏苡仁 50 g，绿豆 100 g。上述各物加水煲熟烂，加入红糖适量调味，每日早晚各食 1 次。适用于阳虚痰凝型男性乳房发育症。

（3）牡蛎肉炒鸡蛋。牡蛎肉 250 g，鸡蛋 1 个，精盐少许，生姜丝 3 g。文火炒熟食，每日分早晚各食 1 次，15 日为 1 个疗程。

饮食富含营养而易消化的食物，饮食上要少吃酸性食物如奶酪、酸奶、黑鱼、火腿、鸡肉、培根、猪肉、面包、奶油、油炸豆腐、章鱼、泥鳅等等；可多食一些红豆、大豆、番茄、橘子、香蕉、菠菜、苹果、洋葱、萝卜、海带、葡萄等。

忌肥腻，避免寒冷及刺激性食品。

05 | 乳核

乳核是以乳中结核，状如鸡卵，表面光滑，边界清楚，推之能移，不痛，与月经周期无关为主要表现的肿瘤性疾病。好发于 20 ~ 25 岁的青年妇女。相当于西医的乳腺纤维腺瘤。

一、病因病机

（1）情志内伤，肝气郁结，或忧思伤脾，运化失司，痰湿内生，气滞痰凝。

（2）冲任失调，气滞血瘀痰凝，积聚于乳房胃络而成。

二、临床表现

多见于 20～30 岁的青年妇女。乳房内出现肿块，常为单发性，或多个在单侧或双侧乳房内出现，乳房各个象限均可发生，而以外上象限较多见。肿块形似丸卵，大小不等，小如黄豆，大如禽蛋，皮色不变，质地坚实，表面光滑，活动度好，边界清楚，与皮肤无粘连，肿块一般无疼痛，少数可有轻微刺痛或胀痛，但与月经无关。肿块一般生长缓慢，可能数年不变，不会溃破。若在妊娠期迅速增大，应考虑恶变的可能。

辅助检查：钼钯乳房 X 线摄片可见圆形或卵圆形致密肿块阴影，边缘清楚，有时肿块周围可见一薄层透亮晕，偶见规整粗大的钙化点。B 型超声波检查显示肿块均为实质性，边界清楚。

三、诊断要点

（1）多数发生在一侧乳房，肿块多为单发，以乳房外上象限为多见。

（2）肿块呈卵圆形，大小不一、质地坚硬，表面光滑，境界清楚，活动度大，不与周围组织粘连，无疼痛和触痛。生长缓慢，不会化脓溃烂。与月经周期无关。

（3）好发于青少年女性。

（4）钼钯 X 线摄片，红外线热图像等检查，可帮助诊断。必要时做病理检查。

四、处理原则

对单发纤维腺瘤的治疗切除为宜，对多发或复发性纤维腺瘤可使用中药治疗，可起到控制肿瘤生长、减少肿瘤复发，甚至消除肿块的作用。

五、一般护理

（一）环境与休息

病室宜清洁、通风。

（二）情志护理

病人应保持良好的精神状态，豁达开朗。医护人员要耐心宽慰病人，使之解除压力，配合治疗和护理。

（三）饮食护理

宜食新鲜水果、蔬菜、豆制品及菌类等健康绿色食物，限制动物性脂肪的摄入量，控制糖类的摄入量、忌油炸、辛辣、刺激性食物，戒烟、酒。

（四）用药护理

局部药膏外敷，观察皮肤情况，若出现过敏反应应及时停药。

（五）病情观察

观察肿块的大小、质地、活动度的变化。

（六）手术前后护理

1. 术前护理

（1）了解病人生命体征、有关实验室检查、手术部位的皮肤情况、月经来潮日期等，做好术前准备。

（2）向病人说明手术的重要性，术中、术后可能出现的情况以及注意事项，以期配合。

2. 术后护理

（1）生命体征、伤口渗液、渗血等情况。如有恶心呕吐、麻醉反应或切口外观潮湿，应立即通知医师处理。

（2）病人端坐或站立时，手用三角巾托起患侧上肢，以免牵扯，引起伤口疼痛。

六、健康教育

（1）在服用汤药期间，应注意饮食宜忌，不要食生冷、油腻、腥发及刺激性食物；注意经期停服；发生感冒等感染性疾患时停服。如果服用一段时间中药后，腺瘤不仅没有缩小，而且继续增大，且增长比较迅速，则宜停止中药治疗，而及时予以手术。

（2）除了辨证论治之外，还有一些常用的中成药，以及各医院根据单方验方自制的院内制剂，均可在医生的指导下服用，并定期复查。

（3）心理上的治疗非常重要，紧张刺激忧虑悲伤，造成神经衰弱，会加重内分泌失调，促使增生症的加重，注意少生气，保持情绪稳定。

（4）改变饮食，防止肥胖少吃油炸食品，动物脂肪，甜食及过多进补食品，要多吃蔬菜和水果类，多吃粗粮。

（5）生活要有规律、劳逸结合，保持性生活和谐。

（6）多运动，防止肥胖提高免疫力。

（7）禁止滥用避孕药及含雌激素美容用品、不吃用雌激素喂养的鸡、牛肉。

（8）避免人流，产妇多喂奶，能防患于未然。

（9）自我检查和定期复查。

06 乳衄

乳衄是以乳窍溢出血性液体，乳头或乳晕部可触及活动的质软、不痛肿块为主要表现的乳房肿瘤。《疡医大全·乳衄门主论》云："妇女乳房并不坚肿结核，惟乳窍常流鲜血，此名乳衄。"本病多发生于40～50岁妇女，相当于西医的乳腺导管内乳头状瘤、乳头状癌。本节所讨论的是乳腺导管内乳头状瘤，虽属良性肿瘤，但其中6%～8%可恶变成乳头状癌。

一、病因病机

由于情志抑郁、肝气不舒、郁而化火、灼伤血络、迫血妄行、旁走横溢而发；或由于思虑伤脾、统血无权、血流胃经、溢于乳窍而成。

二、临床表现

不在月经期间出现乳头溢出血性液体，多呈间歇性，自溢性，病人内衣上经常见有棕黄色的血迹存在，无痛感。有的乳晕部可触及豆大圆形肿物，质软，不与皮肤黏连，推之活动，如轻轻挤压肿物，即可从乳头内溢出血性或黄色液体。肿物增长速度缓慢，如果突然增大，常与出血或恶变有关。

辅助检查：乳腺导管造影对早期诊断乳管内病变有较高价值。也可做乳头分泌物涂片细胞学检查，但阳性率较低，无决定性价值，必要时做活体组织检查以明确肿瘤性质。

三、诊断要点

本病的辨证主要分清虚实及是否恶变。一般而言，乳头溢血鲜红，局部或可触及结块，压之胀痛，舌红或黯，脉弦者，属实证。若乳头溢血淡红或红黄夹杂，面色苍白，神疲乏力，舌淡脉细无力者，属虚证。若乳头溢血日久，呈混合性，乳房内出现肿块，质偏硬实，活动受限者，则应注意是否恶变，配合有关检查，以明确诊断。

四、处理原则

本病传统的治疗方法以内治为主，辨证止衄为要，属肝经郁热者，宜疏肝理气，清泄肝火；属脾胃气虚者，宜健脾益气；属痰凝血淤者，宜祛淤化痰。若治疗无效、反复发作、或已怀疑或确诊癌变者，应及时手术治疗。

五、一般护理

（一）环境与休息

病房宜安静、整洁，空气流通，保证充足的睡眠。

（二）情志护理

劝慰病人保持心情舒畅，避免急躁、动怒，向病人说明情绪对疾病的影响及重要性，并告知病人家属共同配合。

（三）饮食护理

饮食以易消化而又富有营养的食物为宜。多食补脾健胃的食物，以增加食欲。

（四）用药护理

局部有肿块者，可用阳和解凝膏和阳毒内消散外敷，或用生大黄粉以蜂蜜调成糊状敷涂肿块处，可消肿止痛。

（五）病情观察

（1）观察是否有自发性、间歇性乳头溢血。记录溢血量、肿块大小、活动度，与皮肤有无粘连。

（2）术前 2 日禁止挤压乳房，避免排尽积液，否则易造成术中定位困难，影响手术效果。

（3）保持疮口清洁，及时擦净脓液，更换内衣，注意乳头的清洁。

六、健康教育

（1）调整情志，保持心情舒畅。

（2）重视乳房普查和自我检查，定期门诊随访。

（3）慎服含雌激素类的药物和食品。

（4）尽早诊断，及时治疗，无效时尽早手术治疗，并行活体组织检查，若发现癌变，应立即施行乳腺癌根治术。

07 | 乳痨

乳痨是以乳房结块如梅李，不痛，边界不清，皮肉相连，肿块化脓溃后脓出稀薄，疮口不易收敛，病程缓慢为主要表现的结核性疾病。《纱科理例·乳痈》云："乳内肿一块如鸡子大，劳则作痛，久而不消，服托里药不应，此乳痨症也。"《外科大成·乳痨》云："乳房结核初如梅子，数月不疗，渐大如鸡子，串延胸胁，破流稀脓白汁而实相通，外见阴虚等症。"

本病临床较少见，多发生在 20 ~ 40 岁妇女，以妊娠期和哺乳期发病率较高，相当于西医的乳房结核。

一、病因病机

本病多由素体肺肾阴虚，阴虚火旺，灼津为痰，痰火凝结而成；或由情志内伤，肝郁化火，耗伤阴液，痰凝气郁而成；或由肺痨、瘰疬、肾痨等病继发。

二、临床表现

病人多原有结核病史，常为 20 ~ 40 岁已婚并曾生育的妇女。病程进展缓慢。

初起：乳房部一个或数个结节状肿块，大小不等，边界不清，硬而不坚，肤色如常，压痛不明显。

成脓：肿块逐渐增大，相互融合，与皮肤粘连，推之不动，压痛或隐隐作痛，皮色微红微肿，成脓较迟，常需数日之久。若肿块软化，则已形成寒性脓肿，多位于一侧乳房部偏上方。患侧腋窝淋巴结肿大。有时肿块不软化，而发生纤维组织增生，引起病变乳房部的硬化，使乳房严重变形或乳头内陷。伴有潮热盗汗，形瘦食少，神疲乏力等症。

溃后：脓肿溃破后发生一个或数个窦道或溃疡，排出混有豆腐渣样碎屑的稀薄脓液，腐肉不脱，极难收口，或形成疮口日久难敛，或形成乳漏，局部有潜在性空腔或窦道。伴低热，盗汗，食欲不振等症。

辅助检查：活动期血沉加快，混合感染时白细胞总数及中性粒细胞升高。结核菌素试验活动期为强阳性。脓液涂片检查无脓细胞，有时可发现结核杆菌。胸部 X 线摄片有时可发现有结核性肋骨骨体炎存在，或肺部有显著的结核病灶。钼靶 X 线摄片可见多发性边界不清的结节状阴影，或单发性结节阴影，周围有钙化灶。必要时取活体组织病理切片检查。

三、诊断要点

由于肺肾阴虚，致阴虚火旺为本；肺津不布，灼津为痰，痰凝为标。久病可致气血双虚。

（1）发病缓慢，乳房偏上方有一个或数个结块，皮色不变，推之可动。

（2）化脓时结块增大，与表皮粘连，色转暗红，有轻微波动感，轻度触痛。

（3）溃后脓出稀薄，并夹有败絮样物，可形成漏管，愈合缓慢，有时可窜延胸胁、腋下。

（4）本病常发生在 20～40 岁已婚素体虚弱的妇女。病久可伴有潮热、盗汗、消瘦、颧红等症状。

（5）红细胞沉降率增快，脓液涂片可找到结核杆菌，脓液培养有结核杆菌生长。必要时做病理组织活检。

四、处理原则

中医多应用解郁化痰、软坚散结、养阴清热等方法治疗。原则上常规应用抗痨药物。

五、一般护理

（一）环境与休息

保持病室整洁，注意卧床休息，适应气候变化，起居要有规律，劳逸结合，有利于提高身体的抵抗力。

（二）情志护理

病程较长，疮口不易愈合，病人多表现为情绪低落，应多与其交谈，使其保持健康的心理状态和乐观情绪，有利于疾病康复。

（三）饮食护理

宜多食富有营养的食物，如牛奶、鸡蛋等滋补之品，多食含丰富维生素的新鲜蔬菜和水果，如菠菜、胡萝卜、苹果等食物，戒烟，不食酸辣、刺激性食物。

（四）用药护理

按时服用抗痨药。遵医嘱定期查血象及尿常规，并观察用药后的效果及反应。

（五）病情观察

（1）观察乳房肿块的大小、活动度、数量、质地，体温变化有无规律，有无面色潮红、盗汗等症状，溃脓后流脓畅否，性质如何。注意观察体温、脉搏、呼吸等变化，如出现高热、咳嗽加剧，应立即报告医师。

（2）切开排脓伤口应保持引流通畅，及时更换敷料，避免袋脓。

六、健康教育

（1）建立良好的心理素质，加强体育锻炼，注意劳逸结合。

（2）结核病病人须遵医嘱长期服药，并定期复查有关项目，伴肺结核者须执行呼吸道隔离。

（3）多食富有营养的食物，如牛奶、鸡蛋等滋补之品。

七、药膳食疗

青橘叶、青橘皮、橘核各15 g，黄酒适量。将上3味洗净，然后以黄酒加水煎汤。每日1剂，分2次温服。

高蛋白、高热量、高维生素的饮食。

（1）应供给充足的高蛋白质和足够的热能，以补充消耗。脂肪摄入不宜过高，荤素搭配适当，不要过于油腻，以免影响消化。膳食应含有丰富的无机盐和维生素，有利于病灶的钙化、病体的康复。

（2）注意膳食纤维素的供给量，保持大便通畅。多吃新鲜的蔬菜、水果、粗粮，对消化功能较差者，饮食以清淡爽口、多样化为好。可用高蛋白少油半流食，以提高病人的营养和增进食欲。

（3）饮食可多选有滋阴退虚热的鳗鱼、鳖、乌龟、黑鱼、鸭蛋、鸭、银耳、甘蔗、菱、黑木耳、海蜇皮、山药、豆浆、香蕉、梨、西瓜等。

乳痨病人服药期间不宜吃菠菜和菠萝。菠菜含有大量草酸，草酸进入人体内可与钙元素结合生成不溶性草酸钙，使人体无法吸收钙质，进而造成体内钙缺乏，导致结核病灶不易钙化。菠萝含有蛋白水解酶，可使肺部病灶的纤维组织溶解，容易使病灶扩散。应忌食。

第九章
头颈部疾病

01 气瘿

气瘿，俗称"大脖子"，是由于缺碘、甲状腺素需要量增加以及甲状腺激素合成障碍等因素引起的甲状腺持续性肿大。依其形态，可分为弥漫性甲状腺肿和结节性甲状腺肿。依发病流行情况，又可分为地方性甲状腺肿和散发性甲状腺肿。患病率女性较男性略高。一般多发生在青春期，在流行地区亦常见于入学年龄的儿童。其临床特点是颈部增粗，严重者可产生压迫症状，一般无甲状腺功能的改变。本病相当于西医单纯性甲状腺肿。

本病的发生多由于情志郁结，忧怒无节，气化失调，脾失健运，湿痰凝聚，加之平素饮水或食物中含碘不足所致。

一、病因病机

《诸病源候论》谓："瘿者，由忧恚气结所生，亦曰饮沙水，沙随气入于脉，搏颈下而成之。"说明本病的原因是：一为忧恚，二为水土。主要由于忧恚情志内伤，以致肝脾气逆，脏腑失和而生。其与生活地区和所饮水质有关者，亦每因动气而增患。故《诸病源候论》说："诸山水黑土中出泉流者，不可久居，常食令人作瘿病，动气增患。"总之，外因系平素饮水或食物中含碘不足；内因为情志不畅，忧怒无节，气化失调，升降障碍，营运阻塞。此外，产后肾气亏虚，外邪乘虚侵入，亦能引起本病。

西医学认为本病的病因可分为三类，即甲状腺激素原料（碘）的缺乏、甲状腺激素需要量的激增、甲状腺素生物合成和分泌的障碍。

二、临床表现

好发于青年，女性多于男性，尤以怀孕期及哺乳期的妇女多见，在流行地区常见于学龄儿童。

气瘿从颈块的形态上可分为弥漫性和结节性两种。弥漫性肿大者颈部两侧呈弥漫性肿大，但仍显示正常甲状腺形状。结节性肿大常一侧较显著，囊肿样变结节若并发囊内出血，结节可在短期增大。一般来说，弥漫性肿大者肿势逐渐增大，边缘不清，无疼痛感，皮色如常，按之柔软，有的肿胀过大而呈下垂，感觉局部沉重。结节性肿大者，结节常为多个，表现凹凸不平，随吞咽上下移动。若肿块进一步发展可成巨大甲状腺肿，并压迫气管、食道、血管、神经，产生一系列压迫症状；气管受压，发生呼吸困难；压迫食道，引起吞咽不适；压迫颈深静脉，面部呈青紫色浮肿，颈、胸有浅静脉曲张；压迫喉返神经，出现声音嘶哑。

结节性甲状腺肿可继发甲状腺功能亢进，也可发生恶变。

三、诊断要点

本病的辨证需辨明在气在血、火旺与阴伤的不同及病情的轻重。颈前肿块光滑、柔软，属气有痰阻，病在气分；病久肿块质地较硬，甚则质地坚硬，表面高低不平，属痰结血淤，病在血分。本病有肝火旺盛及阴虚火旺之证，如兼见烦热、易汗、性情急躁易怒、眼球突出、手指颤抖、面部烘热、口苦、舌红苔黄、脉数者，为火旺；如见心悸不宁、心烦少寐、易出汗、手指颤动、两目干涩、头晕目眩、倦怠乏力、舌红、脉弦细数者，为阴虚。

四、处理原则

治疗以理气化痰，消瘿散结为基本治则。瘿肿质地较硬者，配合活血化瘀；火郁阴伤而表现阴虚火旺者，以滋阴降火为主。

五、一般护理

（一）心理护理

甲状腺肿大病人，大多心情烦躁、敏感，护理人员应深入了解病人的心理状态，营造一个安静、舒适、宽松的治疗环境。重视与病人的沟通、交流，认真做好心理疏导工作。主动介绍疾病发病因素及防治方法，让病人保持一个良好的心境，主动与医护人员配合。

（二）饮食调护

缺碘是单纯性甲状腺肿的主要病因，应重视饮食结构，指导病人多食海产品，少吃萝卜、黄豆、白菜。提供营养丰富、清淡、易消化的饮食，忌食生冷、辛辣、炙烤食物。

（三）预防

在流行地区，甲状腺肿的集体预防极为重要，一般补充加碘盐。常用剂量为每

10 ~ 20 kg 食盐中均匀加入碘化钾或碘化钠 1.0 g，以满足人体每日需要量。有些地区采用肌肉注射碘油，因其在体内吸收很慢，随身体需碘情况可自行调节，故较服用加碘盐更为有效。另外，鼓励进食海带、紫菜等含碘丰富的海产品。青春期、妊娠期、哺乳期机体消耗量增高的时期，应多食用含碘丰富的海产品。

（四）注意病情变化

告知病人结节性甲状腺肿有继发甲状腺功能亢进和恶变的可能，应定期门诊随访，必要时手术治疗。

六、健康教育

（1）在流行地区内，除改善饮水外，主要以食用碘化食盐做集体性预防，通常每公斤食盐加碘化钠或碘化钾 5 ~ 10 mg，服用至青春期过后。

（2）饮食宜少食多餐，多食新鲜蔬菜、水果。对于缺碘所致单纯性甲状腺肿者，应补充含碘高的食物及海产品，忌辛辣、香燥、肥腻及刺激性食物。

（3）帮助病人了解精神因素在发病中的重要作用，保持心情舒畅，勿郁怒动气。

（4）合理安排工作、学习和生活，做到劳逸结合。在疾病初始阶段应休息，以利控制病情，当症状控制后，即应参与一些有益活动、工作，以调节生活乐趣。生活有规律，保证睡眠充足。

（5）按医嘱准确服药，不随意加量减量，告知病人有关药物常见的副作用及注意事项。

（6）注意观察颈部肿块的形状及硬度、活动度及颈围的变化，若出现发热、心悸、纳差、乏力，应注意休息，不能缓解者，应及时就诊。

七、药膳食疗

（1）紫菜 20 g，白萝卜 300 g，陈皮 30 g。将紫菜切碎，萝卜洗净切丝，陈皮切碎，共放锅内加水适量煎煮 30 分钟。出锅前可酌加调味品调味，吃萝卜、紫菜，喝汤。每日 2 次，连服数周。

（2）郁金 9 g，丹参 15 g，海藻 20 g，红糖适量。前三味煎汤后去渣，兑入红糖调服。每日 1 剂，连服 15 日。

（3）海带 100 g，米醋 1000 g，香橼皮 10 g。将海带、香橼皮浸泡于米醋中 7 日后服食。

（4）五瘿酒。海藻 90 g, 昆布 90 g, 木通 60 g, 白蔹 60 g, 海蛤壳 60 g, 松萝 60 g, 肉桂 90 g, 白酒适量。

制法：以上 7 味共加工成细末，盛瓶备用；每次取 12 g, 用适量白酒调匀。分成 2 份。

功效与主治：消肿，化痰，散结。适用于五瘿。

02 | 肉瘿

肉瘿是以颈前喉结正中附近出现半球形柔软肿块，能随吞咽而上下移动为主要表现的甲状腺良性肿瘤。好发于青年及中年人，女性多见。相当于西医的甲状腺腺瘤。

一、病因病机

由于情志抑郁，肝失调达，遂使肝郁气滞，肝旺侮脾，脾失健运，饮食入胃，不能化生精微，形成痰浊内蕴，湿痰留注于任、督，汇集于喉结，聚而成形，遂成本病。

二、临床表现

本病多见于 30 ~ 40 岁女性。在喉结正中一侧或双侧有单个肿块，呈圆形或椭圆形，表面光滑，质韧有弹性，可随吞咽而上下移动，生长缓慢，一般无任何不适，多在无意中发现。若肿块增大，可感到憋气或有压迫感。部分病人可发生肿物突然增大，并出现局部疼痛，是因乳头状囊性腺瘤囊内出血所致。巨大的肉瘿可压迫气管，使之移位，但少有发生呼吸困难和声音嘶哑者，有的可伴有性情急躁、胸闷易汗、心悸、手颤等症。极少数病例可发生癌变。

辅助检查：甲状腺同位素 131I 扫描显示多为温结节，囊肿多为凉结节，伴甲亢者多为热结节。B 型超声为实质性肿块或混合性肿块。

三、诊断要点

情志不畅，肝气郁结，脾失健运，痰湿内停，痰气互结，结于颈前，则生瘿肿。

若肝气郁久则易化火，火盛必伤阴液，阴虚阳亢，则可见烦躁易怒，头晕目眩；热伤胃阴，则消谷善饥；心阴受损，则心悸失眠而多汗；肝阴不足，虚风易动而见手舌震颤。若木旺而土虚，疏泄不利，血行不畅，生化乏源，则可致月经量少，延迟乃至经闭；脾虚不运，则可见腹胀、纳呆、便溏、浮肿。瘿病久则耗伤气血，脾虚生化乏源，均可致气血两虚。气虚则神疲乏力，血虚则面白头晕，虚久及肾则可见腰膝酸软、畏寒肢冷。若病人一时郁怒过度，气极生火，火毒迫血妄行，可诱发肿块内出血，瘀血填积，故见肿块迅速增大而疼痛；瘀而化热，则见身热，局部皮色变红。

四、处理原则

一般采取内治法，以理气解郁、化痰软坚为主。

五、一般护理

（一）环境与休息

病人多心烦易怒，情绪波动，因此要保持安静而舒适的环境，指导病人安心静养。

（二）情感护理

建立良好的护患关系，常与病人沟通，引导病人与康复病友交流，参加适宜的娱乐活动，保持良好的心态，以配合治疗和护理。

（三）饮食护理

宜高蛋白、高热量、高维生素饮食，正餐之间要加餐，鼓励多饮水，忌鱼腥发物。

（四）用药护理

（1）服药期间突然出现结节增大，且有疼痛，应立即报告医师。

（2）服用中药汤剂一般需 1～3 个月后始见疗效，鼓励病人坚持服药。

（五）病情观察

如颈部肿块突然发生疼痛，肿胀迅速并加重，提示甲状腺囊内出血或感染可能。瘿肿长期不变化而近期突然迅速增大，提示有转为石瘿的可能。伴呼吸困难，可能为瘿肿压迫气管。吞咽不利，可能压迫食管。头面浮肿，面色变紫，可能压迫颈内静脉。声音嘶哑，提示喉返神经受损。如出现情绪激动、面赤口干、怕热多汗、多食善饥、眼凸手颤等症状，应立即报告医师。

（六）手术护理

1. 术前护理

解释手术目的、术中及术后注意事项。术前 2 周起病人开始戒烟，并做好手术前准备。

2. 术后护理

（1）备好氧气、心电监护仪、吸痰器、气管切开包。术后病人应平卧，头转向一侧。观察病人生命体征变化。全麻病人应注意防止术后舌后坠窒息，保持呼吸道通畅。如病人呕吐后应立即清除呕吐物，以免误入气管。

（2）术后出血一般在手术后 24～48 小时，病人颈部迅速肿大，呼吸困难，应保持呼吸道通畅，并立即报告医师处理。

（3）观察病人有无声音嘶哑，认真做好解释及安慰工作。

（4）术后 2～3 日可出现手足搐搦，轻症者仅有面部或手足强直感和麻木感，重者发生面肌及手足搐搦，严重者伴喉和膈肌痉挛引起窒息，应立即报告医师。可遵医嘱予静脉或口服钙剂、肌注维生素 D 等。病人宜多晒太阳，限制肉类及蛋类饮食。

六、健康教育

（1）保持心情舒畅，避免忧思郁怒。

（2）高原山区居民应使用含碘食盐或进食含碘食物。

（3）加强自检，如颈前有硬性结节肿块，应及早诊治。

（4）肉瘿病人长期无变化，突然增大时，应高度怀疑转为石瘿的可能，及早手术治疗。

七. 药膳食疗

（1）制香附 9 g、青陈皮各 6 g、郁金 9 g、制南星 9 g、海浮石 15 g、橘核 9 g、柴胡 9 g、川芎 9 g、海藻 9 g、海带 9 g、生甘草 6 g。用于肝郁痰凝，治宜疏肝理气、化痰散结。

（2）党参 9 g、焦白术 9 g、姜半夏 9 g、胆星 9 g、茯苓 12 g、白芥子 9 g、冰球子 9 g、陈皮 6 g、牡蛎 30 g、丹参 15 g。用于脾虚痰凝，治宜健脾化痰、软坚散结。

（3）太子参 9 g、生地黄 9 g、玄参 15 g、夏枯草 9 g、牡蛎 30 g、珍珠母 30 g、山慈菇 9 g、连翘 9 g、赤芍 9 g、昆布 15 g、生甘草 6 g、每日 1 剂、分 2 次煎服。用于气阴两亏，治宜益气养阴软坚。服中药期间，暂停其他疗法。疗程：以 3 个月为 1 个疗程。

（4）五瘿酒。海藻 90 g、昆布 90 g、木通 60 g、白蔹 60 g、海蛤壳 60 g、松萝 60 g、肉桂 90 g、白酒适量。将上 7 味共加工成细末，盛瓶备用；每次取 12 g，用适量白酒调匀。分成 2 份。消肿，化痰，散结。主治五瘿。

03 瘿痈

瘿痈是以急性发病，喉结两侧肿块、肿胀、色红灼热、疼痛为主要表现的急性炎症性疾病。相当于西医的急性甲状腺炎。

一、病因病机

由于风温、风火客于肺胃，或内有肝郁胃热，积热上壅，灼津为痰，蕴阻经络，以致气血运行不畅，气血痰热凝滞于肺胃之外系，结于喉部而成。

二、临床表现

多见于中年女性。发病前 1～2 周多有咽痛、鼻塞、头痛、全身酸痛等上呼吸道感染史。突然发病，寒战高热，甲状腺肿大，色红灼热，触痛，疼痛掣引耳后枕部，活动或吞咽时加重，严重者可有声嘶、气促、吞咽困难等。若化脓则胀痛跳痛，成脓后可出现波动感。

辅助检查：急性期血白细胞总数及中性粒细胞增高。甲状腺超声波检查有助于诊断。

三、诊断要点

瘿痈是颈前喉结两侧急性炎症性疾患，相当于西医学急性甲状腺炎，其特征为颈前喉结两侧结块色红灼热，甚则化脓，常伴发热头痛等全身症状。

四、处理原则

以疏肝清热、解毒消痈为主要治疗大法。

五、一般护理

（一）环境与休息

病房以冷色调为宜，保持安静。病人应卧床休息，高热时保持皮肤和口腔清洁。

（二）情志护理

保持情绪稳定，适当控制探视时间，以利于病人疾病恢复。

（三）饮食护理

饮食以清淡、易消化为主。发热病人可给予热粥，促使其发汗散热，鼓励病人多饮水。晚期病人应以高营养饮食为主，忌辛辣、刺激之品。伴吞咽困难者可采用流质饮食。严重者可用鼻饲，并做好鼻饲护理。

（四）用药护理

（1）服用中药汤剂后应休息避风，也可给予热粥或热姜糖水饮服，以助药力。

（2）观察药后反应，若服药后汗出遍身，尤应避风，及时擦干汗液，更换衣物，以免重感风寒而加重病情。

（3）服药期间宜进辛温、清淡饮食，如葱、姜、米粥等，忌荤腥发物或肥腻、生冷助湿生痰之品。

（五）病情观察

（1）观察肿块大小、范围、硬度、温度、发热、舌苔和脉象的变化。

（2）遵医嘱早期局部冷敷，晚期热敷以减轻肿胀，促使肿胀吸收。疼痛剧烈难忍者，可遵医嘱予止痛剂。

六、健康教育

（1）保持心情舒畅。

（2）加强锻炼，增强机体抵抗力。

（3）病发时忌食辛辣刺激性食物。

（4）病重者需卧床休息，保持呼吸道通畅。切开引流者需注意预防气管痉挛的发生。

七、药膳食疗

五瘿酒：海藻 90 g、昆布 90 g、木通 60 g、白蔹 60 g、海蛤壳 60 g、松萝 60 g、肉桂 90 g、白酒适量。将上 7 味共加工成细末，盛瓶备用；每次取 12 g，用适量白酒调匀。分成 2 份。消肿、化痰、散结。主治五瘿。

04 ｜ 石瘿

石瘿是以颈前肿块坚硬如石、推之不移、凹凸不平为主要表现的恶性肿瘤。好发于 40 岁以上的妇女，本病较常见，约占全身恶性肿瘤的 1%。相当于西医的甲状腺癌。

一、病因病机

由于情志内伤，肝气郁结，脾失健运，痰湿内生，气郁痰浊结聚不散，气滞则血淤，积久淤凝成毒，气郁、痰浊、淤毒三者痼结，上逆于颈部而成。

二、临床表现

既往常有肉瘿病史。颈前肿块于初期较小，每被忽视，偶然发觉时肿块即质硬而高低不平。肿块逐渐增大，吞咽时肿块上下移动度减少，晚期常压迫气管、食管、神经，出现呼吸困难、吞咽困难或声音嘶哑。石瘿也有由肉瘿多年不愈，突然迅速增大变硬，生长迅速恶变而成者。石瘿病理方面可分为：①乳头状腺癌。为最常见的甲状腺癌。多见于青年女性。此型生长缓慢，属低度恶性，转移多在颈部淋巴结。②滤泡状腺癌。多见于中年人。此型发展较迅速，属中度恶性。主要转移途径是从血液到达肺和骨。③未分化癌。多见于老年人，此型发展迅速，属高度恶性。发病早期即可发生局部淋巴结转移，或侵犯喉返神经、气管或食管，并常经血液转移至肺、骨等处。④髓样癌。此型恶性程度中等，较早出现淋巴结转移，且可血行转移到肺。

辅助检查：甲状腺同位素 131I 扫描，多显示为凉结节（或冷结节）。配合 B 超、

CT 扫描检查有助诊断。

三、诊断要点

甲状腺癌的发生主要由于情志内伤，肝脾气逆，痰浊内生，气郁痰浊，结聚不散，气血为之壅滞，且血随气滞而成瘀，积久瘀凝成毒，气滞、痰浊、瘀毒三者痼结而成，为本病的主要病机。一般多属实证邪毒为主，治疗时重在祛邪解毒。结合病机应疏肝理气解郁，化痰软坚散结，活血化瘀消瘿。如病邪迁延日久不愈，气血暗耗，阴精受损，则痰气瘀毒，壅结愈甚，以致肿块增大迅速，质地坚硬，根固不移，终成虚实夹杂之证，应详加辨治。

四、处理原则

石瘿为恶性肿瘤，一旦确诊，宜早期切除。

五、一般护理

（一）心理护理

关心体贴病人，提供整洁、安静、舒适的住院环境，减轻环境压力；解释病情，使其了解手术的必要性，以及术前、术后的注意事项和配合方法，减轻对手术的恐惧；鼓励病人表达出其内心的感受并加以疏泄，减轻内心压力，增加安全感。可依不同病理类型的甲状腺癌预后，结合个体差异进行疏导，让病人知道保持良好心境的意义。指导病人调整心态，配合治疗。

（二）皮肤准备

术前一日清洁颈部皮肤，行颈部淋巴结清扫术者，需剃其耳后毛发。

（三）功能锻炼

颈淋巴结清扫术者，斜方肌不同程度受损，因此，切口愈合后应开始肩关节和颈部的功能锻炼，随时注意保持患肢高于健侧，以纠正肩下垂的趋势。功能锻炼应至少持续至出院后 3 个月。

（四）药物护理

对于甲状腺全切除者，应早期给予足够量的甲状腺素制剂，以抑制促甲状腺激素的分泌，预防肿瘤复发。应告知病人不正确服药的危害。每天按时服药，出现心慌、多汗、急躁或畏寒、乏力、精神萎靡不振、嗜睡、食欲减退等症状及时报告医师，以便调整剂量。不可随意停药或更改剂量，随年龄变化药物剂量有可能需要更改，应定期复查。

（五）定期复诊

教会病人自行检查颈部，出院后定期复诊，若发现结节、肿块，及时治疗。

六、健康教育

（1）肉瘿病人久治不愈，或结节突然增大变硬者，宜及时手术治疗，以防恶变。

（2）小儿患瘿肿硬者，因恶变率甚高，应早期手术切除。

（3）石瘿一经确诊，即宜早期施行根治性切除术，未分化癌则采用放射线外照射。

七、药膳食疗

五瘿酒：海藻 90 g、昆布 90 g、木通 60 g、白蔹 60 g、海蛤壳 60 g、松萝 60 g、肉桂 90 g、白酒适量。将上 7 味共加工成细末，盛瓶备用；每次取 12 g，用适量白酒调匀。分成 2 份。消肿、化痰、散结。主治五瘿。

05 | 发颐

发颐是指热性病后余毒结聚于颐颌之间的急性化脓性疾病。《医宗金鉴》："此症又名汗毒，发于颐颌之间，属足阳明胃经。"其特点是颐颌之间肿胀疼痛、张口受限、全身症状明显、病势严重者常可出现内陷变证。本病相当于西医的急性化脓性腮腺炎。

一、病因病机

多由伤寒或温病治疗不彻底，以致余邪热毒壅结少阳、阳明之络，经络阻塞，气血凝滞于局部，热胜肉腐化脓而成。或因术后脾胃亏损，阴津不足，毒邪上蕴阻络。

二、临床表现

多见于成年人，常由热病、全身性感染、腹部大手术后以及腮腺导管急性阻塞而继发。

发病急骤，一侧多见。初起颐颌间疼痛并有紧张感，轻微肿胀，张口稍有困难。继则肿胀逐渐加剧，并延及耳之前后。张口后，可见红肿的腮腺管口，若压迫局部，自管口开口处有脓性分泌物溢出。7～10日进入成脓期，此时疼痛加剧，呈跳痛性，皮色发红，肿胀更甚，可波及同侧眼睑、颊部、颈部等处，按之有波动感。同时腮腺导管开口处能挤出混浊黄色脓性分泌物。如不及时切开，脓肿可在颐颌部、口腔黏膜或外耳道溃破，脓出臭秽。初期有轻度发热，发展严重可伴高热、口渴纳呆、大便秘结等全身症状。如病人极度虚弱或失于治疗，可致痰涌气塞、汤水难下、神志昏糊等毒邪内陷之证。

辅助检查：血白细胞总数及中性粒细胞增高。

三、诊断要点

发颐为病，由火毒所生。火有虚实，实火得之于外感风寒化热，受之于风温余邪热毒，病之于胃火上壅；虚火结之于阴虚火炽，情志郁结。本病具有发病急剧，颐颌之间焮红肿痛，脓成不易溃出，或可自外耳道溃出，出脓黄稠的特点。

外感风寒化热，或风温遗毒于内，表之未解，汗之不透，风火上壅，结毒于颌颐之位，则痛生肿作，伴有恶寒发热，口干溲赤，脉象浮数。若饮食不节，恣食膏粱厚味，火毒内生，胃火循经上攻，蕴结于颌颐之间，亦可致颐部生痛作肿，张口困难，饮食难进，溲赤便结。若肝肾阴亏，相火炽盛，或情志内伤，肝郁化火，虚火上壅，结于颌颐而作痛，此为标实而本虚，脓成最难外溃，或自外耳道溃出，兼见发热口干，舌红少苔或无苔，脉细数。

四、处理原则

治疗以清热解毒消肿为原则。

五、一般护理

（一）环境与休息

病室宜清洁、安静、温度、湿度适宜，经常开窗通风。发作时以卧床休息为主，少活动。

（二）情志护理

劝导安慰病人，稳定情绪，配合医师治疗。

（三）饮食护理

予易消化、清淡的饮食，多食新鲜蔬菜、水果等，忌海腥发物及辛辣、炙煿燥热食物。

（四）用药护理

中药汤剂一般宜凉服，服药后观察效果和反应。用金黄膏或玉露膏外敷，膏药宜薄而均匀，敷料包扎牢固舒适，如有药物过敏，应及时报告医师。

（五）病情观察

（1）观察局部红肿、分布范围、消长及全身情况，如出现高热、神昏谵语等，应及时报告医师。

（2）观察溃口或切口处流脓多少、稠薄、色泽及收口情况；换药应严格执行无菌操作原则。

（3）便秘或排便不畅者应遵医嘱，适当给予通便食物与药物，以泄热毒，保持大便通畅。

六、健康教育

（1）注意休息，劳逸结合，寒温适宜，避免外邪侵入。保持乐观开朗的情绪，增强机体抗病能力。

（2）向病人讲解疾病常识，避免或去除致病因素。

（3）注意饮食卫生及宜忌，避免促发及诱发此病。保持口腔卫生，经常用淡盐水漱口，防止疾病的发生。

七、药膳食疗

（1）白豆沙。即大白豆（白芸豆）做的豆沙馅。辅料为糖、油。

（2）金银花。金银花自古被誉为清热解毒的良药。

第十章
外伤疾病

01 | 烧伤

烧伤是指因热力（火焰、灼热气体、液体、固体）、化学物质、放射性物质及电而引起的损伤。早在晋代（《肘后备急方》）就有"火灼伤用年久石灰敷之或加油调"和"猪脂煎柳白皮成膏外敷"的记载。烫伤后轻则局部红斑，次则水疱，重则皮肉焦黑或筋骨外露，损及脏腑。

一、病因病机

由于强热作用于人体，热毒入侵，气血淤滞，轻者皮肉腐烂，重者热毒炽盛，伤及体内阴液，或热毒内攻脏腑，以致脏腑失和，阴阳失调。

二、临床表现

烧伤的严重程度取决于受伤组织的范围和深度，按深度可分为Ⅰ度、Ⅱ度和Ⅲ度。Ⅰ度烧伤损伤最轻。烧伤皮肤发红、疼痛、明显触痛，有渗出或水肿。轻压受伤部位局部变白，但没有水疱。Ⅱ度烧伤损伤较深。皮肤水疱。水疱底部呈红色或白色，充满了清澈、黏稠的液体。触痛敏感，压迫时变白。Ⅲ度烧伤损伤最深。烧伤表面可以发白、变软或者呈黑色、炭化皮革状。由于被烧皮肤变得苍白，在白皮肤人中常被误认为是正常皮肤，但压迫时不再变色。破坏的红细胞可使烧伤局部皮肤呈鲜红色，偶尔有水疱，烧伤区的毛发很容易拔出，感觉减退。Ⅲ度烧伤区域一般没有痛觉。因为皮肤的神经末梢被破坏。烧伤后常常要经过几天，才能区分深Ⅱ度与Ⅲ度烧伤。

烧伤创面预后：Ⅰ度创面 2 ~ 3 日内症状消退，3 ~ 5 日痊愈，脱屑，无瘢痕。浅Ⅱ度如无感染，1 ~ 2 周痊愈，不留瘢痕。深Ⅱ度一般 3 ~ 4 周痊愈，不留瘢痕。Ⅲ度创面 3 ~ 4 周焦痂脱落，需要植皮后愈合，遗留瘢痕、畸形。

（一）烧伤面积估计

1. 中国九分法

此法将成人体表面积分为 11 个 9 等份。其中，头面颈部为 9%，双上肢为 2 个 9%（即 18%），躯干前后（各占 13%）及会阴（占 1%）为 3 个 9%，双下肢包括臀部为 5 个 9% +1%（46%）。

2. 手掌法

伤者五指并拢时手掌的面积，占其体表面积的1%。此法计算简便，常用于小面积或散在的烧伤面积估算。吸入性烧伤一般不须计算面积。

3. 小儿烧伤面积估算法

在各个不同年龄期的婴儿和儿童，身体各部体表百分比亦不同。其特点是头大肢小，年龄越小，头部相对面积越大，而下肢体表面积越小，其他部位相对体表面积与成人大致相同，计算公式如下：

头颈部面积% = 9 +（12 - 年龄）

双下肢面积% = 46 -（12 - 年龄）

（二）烧伤深度估计

烧伤深度一般采用三度四分法，即Ⅰ度、Ⅱ度（又分浅Ⅱ度、深Ⅱ度）、Ⅲ度烧伤。

Ⅰ度：局部红斑无水疱，毛发不易拔除，伴有疼痛。伤及表皮的浅层，其生发层完好，痊愈后脱屑无瘢痕。

浅Ⅱ度：较大水疱，表皮积液去除后创面红润水肿，伤及发层或真皮的乳头层。愈合后，短期有色素沉着，但不遗留疤痕。

深Ⅱ度：水泡较小，去表皮后创面明显水肿，红白相间偶有针状出血点，毛发较易拔除，微痛，伤及全层真皮，愈合后形成瘢痕。

Ⅲ度：创面苍白或益甲样炭化，干燥，可见粗大静脉网。伤及皮及皮下组织。毛发极易拔除，无痛。创面必须植皮修复，愈合后瘢痕明显或造成畸形。

三、诊断要点

本病的诊断实际是对烧伤后伤情作一个较准确的判断的过程，而准确地判断病人的伤情，对制定正确的治疗方案、判断预后好坏有重要意义。一般而言，烧伤后伤情的严重程度与烧伤的面积和深度有密切关系，另外与烧伤的部位、病人年龄、体质、烧伤的原因及是否有并发症等亦有关。

根据烧烫伤病史、临床表现，易于诊断。注意诊断要点应包括对烧伤严重程度的判断和对烧伤原因的鉴别。

四、处理原则

烧伤面积小而浅者，只需外治。严重烧烫伤者，必须内外合治，以清热解毒、益气养阴为原则。

（1）早期活血止痛、减少渗出、保护创面、调节伤区微循环、抑制淤滞区组织的进行性坏死。

（2）中期清热解毒、祛腐排脓、通畅引流。

（3）后期则祛腐生肌，促使创面组织修复、促进愈合。

五、一般护理

（一）环境与休息

严格按照烧伤病房的要求设置，病房宜清洁、安静、舒适，通风换气，严格消毒。根据病人的病情、体质、爱好的不同，适当安排休息与活动。

（二）情志护理

在烧伤早期，大多数病人处于心理性应激状态，病人往往表现为紧张、恐惧；在火毒炽盛期，由于肉体痛苦、生活不便，故易烦躁不安，痛苦难耐；在恢复期看到瘢痕增生、挛缩、畸形，情绪上忧郁悲观，此时护理人员宜耐心开导病人并取得其家属的配合，使病人消除顾虑，鼓起生活的勇气，树立战胜疾病的信心，并做好自我形象改变的心理准备，使其配合治疗。

（三）饮食护理

饮食以高蛋白、高热量、高维生素为宜。如不能进食而消化功能良好者，可遵医嘱予鼻饲或予静脉补充营养。

（四）用药护理

（1）中药汤剂一般温服，服后观察药物效果及反应，并做好记录。

（2）换药时遵守无菌操作原则，动作要轻柔敏捷。充分暴露创面，详细检查伤情，剃去头发、腋毛、阴毛及剪短指甲，遵医嘱用中西药液冲洗创面。

（3）手指烧伤应分开包扎，2日后换外层敷料，使创面保持干燥，1周后换药。如棉垫湿透或污染，应及时更换，原则上2周内不需打开。深Ⅱ度以上创面，3～7日更换敷料。

（4）大面积烧伤病人应遵医嘱，开放静脉通道，输入药液，抗生素注意现配现用，及时观察用药后效果及反应。

（五）病情观察

（1）观察创面深浅、色泽、大小、渗液等情况，注意有无水泡、红斑、出血、焦痂、坏死、脓苔，以及生命体征、神志、寒热、食欲、舌象、脉象等变化，并做好记录。

（2）若有下列情况时，应及时报告医师，积极配合抢救：病人躁动不安，神志昏糊，持续高热，食欲突然减退，舌质红，苔黄或舌质红绛少苔，脉滑或细数；病人烦躁不安、口干、尿少、面色苍白、神疲肢冷、血压下降、脉微细而数；创面出现绿色脓苔，或散在性白色霉斑，或片状坏死，或痂下积脓，或光面如镜；烧伤后期病人精神委顿、气促身凉，或指尖发冷，四肢或舌体震颤，舌淡嫩，脉虚大无力、重按无根，或微细。

六、健康教育

（1）加强防火、灭火的宣传教育，普及正确使用煤气、汽油、电力和其他易燃危险品的知识。

（2）加强劳动保护和化学易燃品的管理，遵守安全操作规程。各类电器加强维护和保养。

（3）日常生活中，注意开水、热汤、热粥等的妥善放置。

（4）家庭、幼儿园及学校要经常对儿童进行防火教育，避免玩火。

（5）对烧伤病人家属和所属地段、单位，进行现场宣传，有助减少烧伤的再发生。

（6）一般热力烧伤时，应尽快扑灭伤员身上的火焰，脱去或剪除衣服，脱离现场，用消毒或清洁敷料、被单包裹患肢，以免污染和再受损伤。

（7）化学物质烧伤者，应立即脱去或剪除被浸渍的衣服，尽快用大量清水冲洗身体。

（8）烧伤合并骨折时，应就地简单固定后再进行运送。如合并大出血、窒息、开放气胸等应立即抢救。

七、药膳食疗

（1）重度烧伤72小时内病人因大量体液丢失，口渴明显，此时要限制病人的饮水量，以免大量饮水造成胃扩张，影响胃功能。如果病人有饥饿感，且有食欲，给少量米汤、豆汁，可满足其对饮食的需要，也可中和胃酸，并通过饮食调节病人的情绪。在确定病人胃肠功能正常的情况下，鼓励多进食高蛋白、高维生素、易消化、少刺激的食物，多食水果、蔬菜汁等。尊重病人的饮食习惯，在不影响食物多样化的基础上，不强求按比例饮食。少量多餐，一次进食不宜过饱，以免影响消化与吸收。应多食含丰富维生素 A、C、B 族的食物，宜利尿清热、易消化吸收的食物。如新鲜瓜果汁（西瓜汁、梨汁等）、大枣、小米粥、蜂蜜水、菜汤、西红柿汁、红豆、牛奶、豆制品、绿豆汤等。

（2）对疑有胃肠出血、休克未纠正、胃肠反应重的烧伤者禁食水。忌助火辛辣、油腻、热性食物，长纤维食物，易胀气食物，烟酒。不宜吃韭菜、蒜苗、芹菜、菠菜、竹笋、橘子、樱桃、荔枝、羊肉、猪头肉、辣椒、辣油、芥末、茴香、洋葱、浓茶等。

（3）狗骨头适量于火中烧成炭，研为细末以香油调成糊状，搽抹烧烫伤处，每日 3 次。

（4）白糖 30 g，冰片 3 g，研为细粉，用香油调和好，搽抹创面处，每天 4 次，对轻度烧烫伤有一定的治疗效果。

（5）南瓜切开去掉籽，取瓢适量加芒硝少许，共捣成泥状，涂搽于创面处，每日 1 次，有止痛的作用。

（6）取绿豆皮适量炒黄，加冰片少许、研为细粉，撒敷于烫伤创面处，有解热、防止感染、保护创面等效果。

02 | 破伤风

破伤风是一种历史较悠久的梭状芽胞杆菌感染，破伤风杆菌侵入人体伤口，生长繁殖，产生毒素，可引起一种急性特异性感染。破伤风杆菌及其毒素不能侵入正常的皮肤和黏膜，故破伤风都发生在伤后。一切开放性损伤，均有发生破伤风的可能。

一、病因病机

中医学认为本病是在创伤后，或有感染病灶，失于调治，正气受损，风邪乘隙侵入，由表入里，引动肝风所致。

现代医学认为，本病的致病菌是破伤风杆菌，是一种革兰染色阳性的厌氧性芽孢杆菌，广泛存在于泥土和人畜粪便中。破伤风杆菌必须通过皮肤或黏膜的伤口侵入，并在缺氧的伤口局部生长繁殖，产生两种外毒素。一种是痉挛毒素，对神经有特殊亲和力，作用于脊髓前角细胞或神经肌肉终板，而引起特征性的全身横纹肌持续性收缩或阵发性痉挛；另一种是溶血毒素，可引起局部组织坏死和心肌损害。因此，破伤风是一种毒血症。

二、临床表现

（1）病人有开放性损伤感染史，或新生儿脐带消毒不严，产后感染，外科手术史。

（2）前驱期表现乏力，头痛，舌根发硬，吞咽不便及头颈转动不自如等。

（3）典型表现为肌肉持续性强直收缩及阵发性抽搐，最初出现咀嚼不便，咀嚼肌紧张，疼痛性强直，张口困难，苦笑面容，吞咽困难，颈项强直，角弓反张，呼吸困难，紧张，甚至窒息。

（4）轻微的刺激（如强光、风吹、声响及震动等），均可诱发抽搐发作。

（5）局部型破伤风，肌肉的强直性收缩仅限于创伤附近或伤肢，一般潜伏期较长，症状较轻，预后较好。

三、诊断要点

主要辨清病情轻重与病位深浅，积极治疗。

四、处理原则

中医治疗以息风、镇痉、解毒为原则。西医治疗应尽快消除毒素的来源和中和体内毒素，有效控制和解除痉挛，保持呼吸道通畅。必要时行气管切开，不能进食者可鼻饲，防止并发症等。

五、一般护理

（一）环境与休息

安排病人住单人病房，环境应尽量安静，防止声光刺激。

（二）饮食护理

高热量、高营养饮食，补充水、电解质和维生素 B、维生素 C。伤口严格隔离。用具要彻底灭菌，敷料要焚毁。

（三）用药护理

1. 主动免疫

注射破伤风类毒素作为抗原，使机体产生抗体，达到免疫的目的，是目前最有效、最可靠、最经济的预防方法。

2. 被动免疫

创伤发生后 24 小时内，皮下或肌肉注射破伤风抗毒素。适用于下列情况：①伤口污染严重；②严重的开放性损伤，如颅脑、胸、腹部开放性损伤及开放性骨折、烧伤；③伤后未及时清理创口或处理不当。破伤风抗毒素有两种：①破伤风抗毒素血清。注射后体内抗体可迅速上升，但仅能维持 5～7 日，注射前必须常规作过敏试验，以免发生过敏反应。②人体破伤风免疫球蛋白。由人体血浆中免疫球蛋白提纯而成。因无血清反应，故不需做过敏试验，是理想的破伤风抗毒素。

六、健康教育

破伤风病人常有外伤史，特别是有被铁锈或粪土等污染的伤口存在。它一般在伤口 1～2 周开始发病。此病虽很凶险，但只要发现得早并及时治疗，是可以治愈的。所以说，对于破伤风病人，抢救的关键是及早发现。

破伤风的早期症状是肌肉痉挛，即人们常说的抽筋。多数病人最早的症状是面部肌肉痉挛，其表现主要是嘴张不开，咀嚼食物时，双耳前方的肌肉痉挛疼痛。不少病人误以为是牙病而去口腔科就诊。口腔科医生检查时往往只发现咀嚼肌、颞肌痉挛，但口腔内并无引起张口困难的牙病。越是要病人张大口，病人越是张不开，甚至反而越闭越紧。此时若稍有疏忽，即可不了了之而被延误，但如有这方面的诊断知识，想到是破伤风并得到及时治疗，多数是可以痊愈的。但不少口腔科医生不一定都有这方面的知识，因而延误者多。

早期诊断破伤风的压舌试验法。其检查方法是：对某一近期有过割破刺伤皮肤的破伤风可疑病人，将一块压舌板或其他消毒干净的光滑小木板，甚至筷子、汤勺等，轻轻放入其口腔内的舌中部，用力下压。如果病人立即出现牙关紧闭，并将压舌板咬住，不易拔出，则为阳性，可判断为破伤风早期表现。这些人在 4～30 小时内，将全部出现典型破伤风症状。

七、药膳食疗

（1）独头蒜 1 个、威灵仙 25 g、芝麻油 5 g。共捣烂，加米酒少许，沸水冲泡，约1碗，去渣服。

（2）大蒜、黄酒各适量。煮极烂，食蒜喝汤。

（3）僵蚕末1.5 g，姜汁3 mL。调服，1日4次。

（4）大豆2碗、酒6碗。大豆炒半熟，粗捣筛，蒸约1小时后倾出盆中，加入酒（淋之），绞去渣，即得。每服适量，并以杏仁酒敷疮。主治金疮伤破见骨，中风口噤。

（5）蝉退、葱汁各适量。以葱汁调蝉退末外敷患处，并以葱60 g，蝉退12 g煎服。

（6）蝉退（炒研细末）30 g，酒500 mL。每取3 g蝉退末以酒1杯服下。主治破伤风发热。

（7）蜜蜡1块、酒适量。蜜蜡每取5～9 g，热酒1杯化开服。说明：配服玉真散（防风、自主、羌活、天麻、南星、白附子）更妙。

（8）蚕子不拘量、酒适量。每取3 g蚕子入碗细研，暖酒50 mL调服，1小时后再1服。

（9）杏仁50 g、酒500 mL。杏仁碎研，生用，不去皮尖，蒸后晾干再细研过，入酒，绞取汁，再服50 mL，每日2～3次，并摩敷疮上。主治金疮中风，角弓反张。

（10）生蒜头、黄酒适量。煮至蒜极烂（勿加水），每服250 mL左右，连渣顿服。主治金疮中风。

第十一章
溃疡

01 | 臁疮

臁疮是指发生在小腿下部的慢性溃疡,又称裤口毒、裙边疮,相当于西医的小腿慢性溃疡。本病多继发于恶脉(下肢静脉曲张)和丹毒等病。其临床特点是多发于小腿中下 1/3 交界处前内外侧,溃疡发生前患部长期皮肤瘀斑、粗糙,溃烂后疮口经久不愈,或虽已经收口,每易因局部损伤而复发。此病俗称"老烂腿"。

一、病因病机

多因久立或负重远行,过度劳累,耗伤气血,中气下陷,以致下肢气血运行不畅,或形成恶脉气血瘀滞于肌肤,肌肤失养,复因损伤(蚊虫叮咬、湿疮、碰伤等),湿热之邪乘虚而入,发为疮疡,肌肤溃烂,经久不愈。

二、临床表现

好发于小腿中下 1/3 交界处(踝骨上 9 cm)之内外侧,病人多有下肢恶脉(静脉曲张)、慢性丹毒等病史,或久站久立工作史。多发于中老年人。依据发病过程,其临床表现可分三期。

溃疡前期:小腿下段轻度肿胀,内臁或外臁处皮肤青紫瘀斑或红褐色,渐至皮肤粗糙,脱屑,色素沉着,苔藓样变,轻微瘙痒。

溃疡期:皮肤破溃、糜烂、渗液,若合并感染则渗流脓液,溃疡周围皮肤红肿坏死,当溃疡到一定程度,溃疡边界渐稳定,溃疡大小固定,周围皮肤红肿消退。有色素沉着,日久疮口凹陷,边缘形如缸口,疮面肉色灰白,渗流恶臭脓水,疮面容易出血,病程较长,溃疡深度可达胫骨骨膜。

溃疡愈合期:若溃疡周围皮肤黑褐、粗糙苔藓样变逐步改善,疮面干净,出现鲜红色,则溃疡可逐渐愈合,形成瘢痕。但周围皮肤仍干燥,粗糙,脱屑,色素沉着,青筋显露,如遇损伤仍会复发。

辅助检查:溃疡合并急性感染时,血常规检查白细胞和中性粒细胞可增高。疮面分泌物培养和药敏试验有助于正确选用抗生素。

三、诊断要点

本病初起以脾胃湿热表现为主。脾主四肢、肌肉,脾胃湿热卜注,经络阻滞,气血凝涩，则局部焮红漫肿；热微则痒，热盛则痛，湿盛则肉烂，热盛则肉腐，湿热蕴蒸则痒痛腐烂俱见。湿为阴邪，缠绵胶着，故滋水淋漓，疮腐不鲜。本病病程缠绵，经久难愈，日久气血被耗，脾胃虚弱，则以气血两虚表现为主。气血亏耗，正气不充，滋养乏源，则疮口下陷。气血虚弱，毒滞难化，则疮周皮色紫暗，疮面肉色晦暗，脓水腥臭，并伴神疲体倦，面色失华等脾虚气血虚弱症状。

四、处理原则

本病以清热利湿、调理气血为基本治疗原则。

五、一般护理

（一）环境与休息

病房宜空气流通，安静。根据伤口大小及愈合情况，适当安排休息和运动，如散步、打太极拳、做操等，休息时抬高患肢 15° ～ 30°。

（二）情志护理

本病容易反复，病程较长，病人容易出现烦躁、焦急的心情，要主动与病人谈心，详细介绍病情，说明治疗方法，分散对疾病的注意力，帮助病人树立战胜疾病的信心，积极配合治疗。

（三）饮食护理

宜食高营养、高蛋白、高维生素的饮食，如瘦肉、猪肝、新鲜蔬菜、水果等，以增强机体的抵抗力，加速臁疮的痊愈，忌鱼虾等海腥发物。

（四）用药护理

疮面有腐肉者，可遵医嘱用红油膏或八一丹外敷。并发湿疹样皮炎时，应保持患处滑爽干燥。遵医嘱应用抗生素。

（五）病情观察

（1）注意观察疮面大小、色泽、脓腐、疮缘形状。疮面有无湿疹、皮炎及患肢肿胀、静脉曲张程度。

（2）换药时轻轻擦拭疮面及疮口周围皮肤，腐肉未脱者使用提脓拔毒药，药膏不要太厚，腐尽新生疮口换药一般不宜用力擦拭疮面，只要在疮口周围用消毒棉球清洁皮肤，外敷药膏要薄，否则损伤新生上皮。如胬肉高突不利上皮细胞生长时，外用平胬丹或高渗葡萄糖湿敷，每日搽药1次。

（3）臁疮病人要注意休息，减少走动，卧床时抬高患肢，对采用缠缚疗法或用弹性护套固定患肢的病人，应注意松紧程度，检查趾端血液循环是否正常。

（4）胶布包扎法一般不适用于伴有湿疹或对胶布过敏的病人。

（5）保持皮肤清洁，皮损处忌用热水、盐水、碱水、肥皂水等清洗，应选用皮炎洗剂等清洗患部，然后敷药。

（6）避免搔抓，防止感染。观察皮疹、渗出、糜烂、瘙痒程度及全身情况。

（7）饮食宜清淡，忌辛辣、刺激之品和动风发物。戒烟、酒。

六、健康教育

（1）臁疮病人溃疡愈合后，宜常用弹力绷带或弹力护腿保护，以避免外来损伤与复发，也可作大隐静脉高位结扎和曲张静脉剥离术，防止复发。

（2）臁疮病人溃疡愈合后，要避免久站与负担重物，患足宜抬高，减少走动，小腿可用弹力绷带或弹力袜保护，患肢避免蚊虫咬伤、跌伤、撞伤，有皮肤破损和感染时要及时治疗。

（3）多食营养丰富的食物，经常服食赤豆、薏苡仁粥，禁腥味发物。

（4）有下肢静脉曲张或丝虫病等所致的臁疮，应查明原因，积极治疗。

（5）宜抬高患肢，减少走动以利静脉回流，减少水肿，促使溃疡早日愈合。

七、药膳食疗

（1）黄蛙。一种软体动物，介壳形状像心脏，有环状纹，生在淡水软泥里，肉可吃，壳可入药。

（2）箭虾属甲壳尖动物。主要分布于山东、辽宁、河北、天津沿海，以天津，河口尾红、爪红的箭虾为最好。

（3）治臁疮不愈可用骐竭敷涂。

（4）用柿霜、柿蒂等分，烧过，研末敷涂。甚效。

（5）有鲫鱼三尾，洗净，穿山甲二钱，一起夹在劈成两半的长皂荚之间，所定，烧存性研为末。先以水洗净脓血，待恶汁流眉尽，即用麻油轻粉调药末敷涂。一日涂1次。

（6）用胡粉煅过，研细，调桐油作成膏，摊纸上贴患处。

（7）用黄蘗末一两、轻粉三钱，调猪胆汁涂搽。单用蜜炙黄蘗研末敷搽。

（8）用韭菜地里的蚯蚓泥、研细，加轻粉、清油，调成膏状，贴在患处。

（9）用无名异、铅丹，共研为末，清油调搽。疮太湿，则用药粉干搽。

（10）用铅丹一两、黄蜡一两、香油五钱，熬成膏子。先以葱椒汤洗患处，然后贴敷药膏。又方：铅丹，水飞过，再炒过，取一两；黄，酒浸七日，焙干，也取一两；另取轻粉半两。分别研为细末。先以苦茶洗疮，随用轻粉把疮填满，再敷上铅丹，外层则用黄细末摊成膏贴上，不要揭动，几日即见效。

（11）用密陀僧末加香油调成膏，摊在油纸上反复贴患处。

（12）以畜汁温洗患处，拭干后，用葱汁调水银粉涂搽。又方：水银粉五分、黄蜡一两。先把水银粉铺纸上，再铺黄蜡，缚在疮上，黄水流出即愈。

（13）臁疮久烂。用陈年伏龙肝末、黄、黄丹、赤石脂、轻粉等分，调清油，敷布上，贴患处。如发痒，须忍住，数日可愈。

（14）臁疮（下腿前面的疮）流水。白垩煅过，研成末，调生油搽。

（15）血风臁疮。生用生虾、黄丹捣和，敷贴患处。

（16）血风臁疮的治疗验方。取黄蜡一两，熔化后，加银朱一两，搅匀，摊在纸上。先把臁疮刺孔，再把药纸贴牢。

（17）用生龟一个，取壳，醋炙黄，更煅存性，出火气后，加入轻粉、麝香。先用葱汤洗净患处，再搽药。

（18）治臁疮顽癣。用铜青七分，研细，加黄蜡一两共熬。另取厚纸一张，铺涂熬汁，两面垫一层纸，然后再贴到患处，以出水为好。亦治杨梅疮毒及虫咬。

（19）多年臁疮的治疗便方。用雄黄二钱、陈皮五钱，卷入布中成精捻子，烧烟熏疮，令热水流出。

02 压疮

压疮又称褥疮、压力性溃疡，是由于局部组织长期受压，发生持续缺血、缺氧、营养不良而致组织溃烂坏死。皮肤褥疮在康复治疗、护理中是一个普遍性的问题。据有关文献报道，每年约有6万人死于褥疮并发症。

一、病因病机

（一）压力因素

（1）垂直压力。引起褥疮最主要的原因是局部组织遭受持续性垂直压力，特别在身体骨头粗隆凸出处。如长期卧床或坐轮椅、夹板内衬垫放置不当，石膏内不平整或有渣屑等，局部长时间承受超过正常毛细血管的压迫，均可造成褥疮（一般而言，皮肤层下的血管可承受的压力约为 32 mmHg，如超过以上压力，局部血管便可能扭曲、变形而影响到血流的通过而有缺血的现象）。

（2）摩擦力。摩擦力作用于皮肤，易损害皮肤的角质层。当病人在床上活动或坐轮椅时，皮肤可受到床单和轮椅垫表面的逆行阻力摩擦，如皮肤被擦伤后受到汗、尿、大便等的浸渍时，易发生褥疮。

（3）剪力。剪力是一个作用力施于物体上后产生一平行反方向的平面滑动，由摩擦力与垂直压力相加而成。它与体位关系密切，例如，平卧抬高床头时身体下滑，皮肤与床铺出现平行的摩擦力，加上皮肤垂直方向的重力，从而导致剪力的产生，引起局部皮肤血液循环障碍而发生褥疮。

（二）营养状况

全身营养缺乏，肌肉萎缩，受压处缺乏保护。如长期发热及恶病质等，全身营养障碍，营养摄入不足，出现蛋白质合成减少、负氮平衡、皮下脂肪减少、肌肉萎缩，一旦受压，骨隆突处皮肤要承受外界压力和骨隆突处对皮肤的挤压力，受压处缺乏肌肉和脂肪组织的保护，引起血液循环障碍出现压疮。

（三）皮肤经常受潮湿、摩擦等物理性刺激

如石膏绷带和夹板使用不当、大小便失禁、床单皱褶不平、床上有碎屑等，使皮肤抵抗力降低。

（四）年龄

老年人皮肤松弛干燥，缺乏弹性，皮下脂肪萎缩、变薄，皮肤易损性增加。

二、临床表现

95% 以上的褥疮发生于下半身的骨隆突上。67% 的溃疡发生于髋及臀部周围，

29% 发生于下肢。比较典型的褥疮发生部位为骶骨、股骨大转子、坐骨粗隆、足跟及外踝。这些解剖部位是产生褥疮最危险的部位。

褥疮的临床表现可视为皮肤一系列的活动。颜色深度变化范围由红转白，无组织损失，深度破坏延伸到肌肉、关节囊及骨骼。皮肤的早期改变，白红斑的特征是红斑变化强烈，从粉红色变为亮红色。用手指压迫时变白，放开手指后迅速再现红斑。发红区域的温度增加常伴有皮肤的轻微水肿，如果知觉正常，可以有疼痛。解除压力后24小时内皮肤恢复正常，无后遗症。色斑体现出血管状态变化的严重性，颜色越重，皮肤的变化越剧烈，可由黑红色变为青紫色。其特点是手指压迫时无颜色改变，皮温有下降的表现，病损灶可感到柔软或硬化。有的色斑可以逆转，如果早预防并及时得到处理，1～3周可以完全消失。色斑部位组织中的进一步恶化反应是压缩性皮炎。表皮破裂，以及表皮下出现水疱，可出现大水疱、结痂、鳞屑。经过适当治疗，2～4周可能愈合，无持久性的病理改变。如缺乏认识以及处理压迫性皮炎不及时，而导致真正的褥疮形成。早期褥疮为色斑或压迫性皮炎糜烂，表皮组织受到损坏，水疱破裂或者被擦掉，使真皮暴露。早期溃疡为表面边界不清，底部反光，常由非白红斑区域包绕。不进行外科处理时，进一步发展成慢性褥疮是不可避免的。慢性褥疮的周边呈红斑时，用手指压迫时无变白改变，邻近的皮组织变硬，或变成花斑状。平均溃疡的基底测量在5～12 cm的直径以内，呈暗红色或黑红色，触之不易出血。可见溃疡部分很容易搞混，而小的皮肤表面之下可以有大的坏死腔。根据组织破坏的程度，溃疡分类为不同的阶段及等级。褥疮的文献报道中揭示，溃疡分类系统有3～6级的褥疮。有的分类以0开始，而另一些分类从1级开始。有的分类用图解或不同阶段的表现进行可视性描写。还有一种分类方法是采用字母而不用数字表示。

三、诊断要点

本病主要辨清原发病的虚实寒热，治疗原发病，以利康复。

四、处理原则

加强护理、重在预防。外治为主。积极治疗全身疾病，并给予必要的支持疗法，注意饮食营养。

五、一般护理

（一）药物治疗

（1）成纤维生长因子。将褥疮局部消毒，清洗后用2％的成纤维生长因子软膏均匀覆盖创面，用消毒敷料包扎，每日换药1次。能促进创伤愈合过程中所有细胞增生，加快创口的愈合速度。

（2）碘酊。具有使组织脱水，促进创面干燥、软化硬结的作用。将碘酊涂于疮面，每日2次。

（3）多抗甲素。它能刺激机体的免疫细胞增强免疫功能，促进疮面组织修复。对疮面较大者，先用生理盐水清创，然后用红外线灯照射20分钟，创面干燥后用多抗甲素液湿敷，再用红外线灯照射10分钟，最后用灭菌紫草油纱布覆盖，对渗出液多者，每日换药3次。

（4）灭滴灵。对杀灭厌氧菌有特效，并能扩张血管，增强血液循环。用此药冲洗后，湿敷创面，加红外线灯照射20分钟，每日3～4次。

（5）传统中药药膏。对于Ⅲ和Ⅳ期褥疮，传统中药药膏的应用十分重要。具有祛邪扶正、消炎排毒、托毒外出、消肿止痛、去腐生肌、加速局部血液循环等功效，促进成纤维细胞生长，促使溃疡面快速愈合。

（二）物理疗法

（1）氧疗。利用纯氧抑制创面厌氧菌的生长，提高创面组织中氧的供应量，改善局部组织代谢。氧气流吹干创面后，形成薄痂，利于愈合。方法：用塑料袋罩住创面，固定牢靠，通过一小孔向袋内吹氧，氧流量为5～6L/分钟，每次15分钟，每日2次。治疗完毕，创面盖以无菌纱布或暴露均可。对分泌物较多的创面，可在湿化瓶内放75％酒精，使氧气通过湿化瓶时带出一部分酒精，起到抑制细菌生长，减少分泌物，加速创面愈合的作用。

（2）气垫床疗法。使用气垫床的普及率低，也不能从根本上解决问题。且气垫床移动使用不便，价格昂贵，透气性差，易导致病人皮肤因汗液潮湿黏连，病人背部有不舒适感，长期耗电、有噪音，令病人烦躁，影响休息。绝大部分气垫床对褥疮无任何治疗功效。

（3）中药外用疗法。将桉树叶制成的烧伤粉，用生理盐水调成糊状，加地塞米松5mg涂于褥疮创面，每日2次。

（4）外科手术。对大面积、深达骨质的褥疮，上述保守治疗不理想时，可采用外科治疗加速愈合，如手术修刮引流，清除坏死组织，植皮修补缺损等。外科手术修复亦适用于战伤并发大面积褥疮，因战伤病人失血多，机体抵抗力差，褥疮迁延不愈，易造成全身感染。采用手术修复可缩短褥疮的病程，减轻痛苦，提高治愈率。

（三）常规护理

1. 目的

对于不能自理的病人，应经常改变体位，避免局部长期受压，预防并发症。

2. 操作方法

要领：托重心、用合力，不抓不捏找空隙；防撞碰、不擦皮，既轻又稳亦省力。

（1）一人节力翻身法（平卧翻左侧卧位）。

1）护士立于病人右侧，两腿距离 10～15 cm 以维持平衡，重心恒定。将病人左右手交叉置腹部。

2）移上身（上身重心在肩背部）。右手将病人右肩稍托起，左手伸入肩部，用手掌及手指扶托颈项部；右手移至对侧左肩背部用合力抬起病人上身移向近侧。

3）移下身（下身重心在臀部）。左手伸入病人腘窝，右手扶于足背，屈膝双下肢；右手沿腿下伸入达尾骶部，左手移至对侧左臀部，用合力抬起病人下身移向近侧。

4）调整体位。左手扶背，右手扶双膝，轻翻转病人，抬起病人右腿，拉平裤子，托膝使病人屈髋膝置于床旁；抬左腿拉平裤子放于床中。平整衣服，以软垫支持病人背部和双腿，取舒适卧位。侧卧翻平卧，护士立于病人左侧，步骤同上，两手动作相互调整。

（2）两人节力翻身法（平卧翻侧卧位）。对于身体胖重且不能活动者，如截瘫、偏瘫、昏迷等病人则宜采用两人协助翻身。两位护士站在病床的同侧，一人托病人两手放于腹部，托其颈肩和腰部，另一人托臀和腘窝部，两人同时将病人抬起移向床缘，分别扶托肩、背、腰、膝部位，轻推，使病人转向对侧。

（3）两人扶助病人翻身法。对有导管者，应先将导管安置妥当，翻身后检查导管，保持通畅。严重烧伤者可采用翻身床。颈椎和颅骨牵引者，须使头、颈、躯干保持在同一水平翻动。

3. 心理护理

长期卧床的病人，由于疾病的折磨，会产生各种不良情绪，心理压力大，甚至沮丧厌世，家属应多体贴、多理解，劝慰和开导病人，使其建立起战胜疾病的信心，培养稳定、乐观的情绪。通过听音乐、戏曲，看电视，读报纸，陪病人聊天等方式分散病人对自身疾病的注意力，以调整病人的情绪。

4. 人工护理

每1～2小时定时对病人进行翻身，按摩受压皮肤，劳动量大，需要护理人员有高度责任心；定期为病人清洁皮肤。实际护理中，由于病人行动不便，很难保证皮肤清洁。

六、健康教育

（1）给予高蛋白食品。

（2）多食用植物油，如花生油、芝麻油、豆油、菜籽油等，有润肠功效，利于缓解便秘。

（3）选用富含植物纤维的食物，如粗粮、蔬菜、水果、豆类等。

（4）食用富含维生素 B_1 的食物，如粗粮、豆类、瘦肉、动物内脏、新鲜蔬菜等。

（5）多食果汁、新鲜水果、果酱、蜂蜜等刺激肠蠕动。

（6）多喝水、饮料，以免大便干燥。

（7）必要时少食多餐，以利消化吸收。

（8）凡伴有消化不良、肠炎、腹泻、便秘的病人，宜多食用酸奶。

七、药膳食疗

乌贼鱼骨为乌贼科动物无针乌贼或金乌贼的内壳，又名海螵蛸。产于我国沿海如辽宁、江苏、浙江等地。功效收敛止血、固精止带、制酸敛创。《本草纲目》也有记载。现代药理研究表明，海螵蛸有多种功效。临床可见用于防治胃溃疡、有抗辐射、促进骨缺损修复方面的报道。乌贼鱼骨粉还具有良好的吸附作用，不仅可破坏病变的结膜上皮组织，而且可以吸附有毒素和细菌的血液与渗出黏液，因此可以用于压疮的治疗。我们初步的临床应用也表明，乌贼鱼骨粉治疗压疮同样具有操作简单、疗效确切的优点，且无全身不良反应，对局部皮肤也无损害发生，有较好的实用价值。

先将乌贼骨适量放在火上焙干，直至呈淡黄色为止，去掉外面的硬壳，将骨研成极细的粉末，装瓶备用。使用时，先将创面洗净、擦干，撒上乌贼鱼骨粉，将溃疡面撒满为止，盖上纱布。每日换药1次，直到溃疡面愈合没有渗出液后再上药1～2次。观察2周。

03 | 附骨疽

附骨疽是一种毒邪深沉、附着于骨的化脓性疾病。其特点是多发于四肢长骨，局部胖肿，附筋着骨，推之不移，疼痛彻骨，溃后脓水淋漓，不易收口，可成窦道，损伤筋骨。《备急千金方》云："以其无破，附骨成脓，故名附骨疽。"本病根据发病部位不同，又有不同名称。如生在大腿外侧的，叫附骨疽；生于大腿内侧的，叫咬骨疽。只生在股胫部的，叫股胫疽等。病名虽异，但其病变部位均在四肢长骨，病因、证治大致相同，故合并论述，相当于西医的急、慢性化脓性骨髓炎。

一、病因病机

疔疮、疖、痈等发病后，由于治疗护理不当；或麻疹、猩红热、伤寒等病后，病人因肝肾不足，气血两虚，湿热余毒壅盛，深窜入里，留于筋骨，使经络阻塞，气血不和，血凝毒聚而为本病。或由于外来伤害，尤其是开放性骨折，局部骨骼损伤，复因感染邪毒，邪热蕴蒸，以致经络阻隔，血留筋骨为患。

二、临床表现

好发于 2 ~ 10 岁的男孩。多发于四肢长骨，发病部位以胫骨为主，其次为股骨、肱骨、桡骨。发病急骤，先有全身不适，寒战，高热达 39℃ ~ 40℃，口干，溲赤，便秘；初起患肢疼痛彻骨，1 ~ 2 日内即不能活动。继之皮肤微红微热，胖肿骨胀。如发生在大腿部时，红肿则不易觉察，病变的骨端具有深压痛和叩击痛，可作为本病早期诊断的重要依据。一般在发病后 3 ~ 4 周化脓，此时身热持续不退，局部色红胖肿，骨胀明显。溃脓后，脓出初稠后薄，淋漓不尽，不易收口则成窦道。患处可摸到骨骼粗大，高低不平，以药线或探针探之，常可触及粗糙死骨，此时即转为慢性附骨疽。此后常反复发作，流脓，瘘管经久不愈，或时发时愈，窦口周围常并发湿疮、脓疱以及色素沉着。窦口凹陷，死骨可能是一大块，也可能是数小块，小的常能自行排出，大的不能自出，必须待死骨排出，疮口方可愈合。

辅助检查：血白细胞计数高达 30×10^9/L 以上，中性粒细胞在 80% ~ 90%，血沉加快，血液细菌培养常为阳性。放射性骨扫描对早期诊断本病有帮助。X 线摄片常在发病 2 周左右于骺端显示有模糊区和明显的骨膜反应，并可见囊肿状的软组织阴影，数周后可有骨质破坏影像，周围骨萎缩、死骨和空壳形成，以后可见硬化的死骨阴影。CT 检查较 X 线检查可提早发现病灶，并可清楚地显示软组织的变化，明确炎症位置。

三、诊断要点

本病始则全身不适，继而寒热交作，甚而壮热不退，或伴有汗出，便秘尿赤，肌骨胀痛，疼痛彻骨，拒按，是为实热之证。成脓期湿热郁滞于骨，热盛肉腐骨败，则焮肿日著，寒热交作，或日晡更甚，但患肢疼痛可略缓解。溃后诸症渐伏，精神渐佳，唯疮口脓水淋漓，迟迟不敛，或有腐骨从疮口排出，可形成漏道。若经久不愈，久耗气血，则见气血两虚之象。

四、处理原则

治疗以清热化湿解毒为原则。

五、一般护理

（一）环境与休息

病房宜安静、整洁，定时开窗通风换气，温度、湿度适宜。

（二）情志护理

本病迁延难愈，多有行动不便，病人思想负担重，要安定病人的情绪，耐心解释病情与预后，使其配合治疗和护理。

（三）饮食护理

急性期宜食清淡、富有营养、易消化的食物，多食新鲜蔬菜、水果等。后期和慢性期病人，应注意补充营养，多食含高蛋白的食物，有助于伤口的愈合，忌肥甘、生冷、辛辣、炙煿食物。

（四）用药护理

中药汤剂宜温服，观察用药后效果与反应。

（五）病情观察

（1）急性期密切观察患肢肿胀及疼痛程度，慢性期应观察患肢的形态、枯荣及双肢长短、粗细、皮肤色泽、窦道深浅和大小、周围皮肤湿疹情况等，并做好记录。

（2）若患肢出现疼痛、畸形、异常活动、高热不退、神昏谵语、烦躁不安等，应立即报告医师。

（3）局部肿痛较甚，为酿脓之兆，应仔细检查肿痛部位有无波动，如有波动，为脓已成，应及时报告医师。切开引流后的伤口如出现活动性出血或引流不畅，应报告医师及时处理。

（4）急性期病人应绝对卧硬板床，抬高患肢，用夹板或石膏托固定，并保持功能位，以减轻疼痛，防止畸形及病理性骨折。好动的患儿应限制其活动过度，防止坠床等意外发生。

（5）长期卧床者，应做好口腔、皮肤护理，二便后须用温水清洁会阴。便秘者作腹部顺时针方向按摩，每日 1～2 次，每次 100 下，以促进肠蠕动。内裤宜宽松，便于更换时免伤痛与意外。

（六）并发症护理

窦道形成：窦道引流要通畅，触及死骨松动，须用药液冲洗者，注意压力不可过大，有空腔用棉垫压迫时应注意不能留下空隙，保持局部皮肤清洁、干燥，以免并发湿疹等皮肤病。

六、健康教育

（1）保持心情舒畅，以乐观主义精神对待疾病，避免情感内伤。

（2）加强饮食调补，多食滋补肝肾食品，如猪肝、猪肾、排骨等，还可多食饴糖、红枣等，以达强化筋骨，促使骨损愈合，忌鱼腥海味及辛辣、刺激性食物。

（3）病在上肢需悬吊，病在下肢需卧床并适当抬高，劝慰病人需配合治疗，以免发生病理性骨折及感染扩散。

（4）有疖、疔、痈等化脓性疾病者，应积极治疗原发病灶，以免脓毒走散，袭入骨骼。

（5）根据自身情况选择合适的锻炼方法，进行持之以恒的功能锻炼，以达到理气活血、舒筋活络、强壮筋骨的作用。

（6）出院时告知不要碰撞患肢，避免剧烈活动，继续坚持治疗，以减少或防止复发。儿童应避免再次碰撞摔跌，以免损伤骨骼诱发此病。

七、药膳食疗

（1）二生丸。蚯蚓（去泥，瓦上焙）、熟附子各 30 g，全蝎 49 个（炙）、黑豆 49 粒，八角川乌 1 个。上为细末，米糊为丸。每次 3 g，温开水送服。主治附骨疽、鹤膝风、筋骨疼痛。

（2）五神汤。茯苓 30 g、车前子 30 g、金银花 90 g、牛膝 15 g、紫花地丁 30 g。水煎，去滓。分 2 次温服。清热利湿、解毒消肿。主治多骨痈，生大腿旁长强穴间，忽然疼痛高肿，久则内中生骨，似骨而非骨者。

（3）内消神方。人参、天花粉各 9 g，大黄 15 g、蒲公英 30 g、金银花 60 g、薏苡仁 90 g。先用水 1.8 L 煎薏苡仁，取汁 900 mL，投药，再煎至 600 mL，去滓。分 2 次服。1 日服 2 剂。清热解毒\消肿排脓。主治多骨疽。

（4）内托黄芪汤。生地黄 0.3 g、黄柏 0.6 g、肉桂 0.9 g、羌活 1.5 g、当归梢 2.3 g、土瓜根（酒制）、柴胡梢各 3 g、连翘 3.9 g、黄芪 6 g。上㕮咀。用酒 150 mL，水 300 mL，煎至 150 mL，去滓。空心温服。补气托里，解毒消肿。主治附骨疽。

（5）赤术丸。赤术 500 g（米泔浸三宿，取出洗净，晒干，再以大麻腐汁浸术，上余 6.6 cm，入川椒 21 粒，葱白 7 根煮黑，油出洗净，焙干，称）、破故纸（炒）、川楝（锉，炒）、茯苓、舶上茴香（炒）、杜茴香、白芷、桃仁（去皮、尖、炒）各 250 g。上为末，炼蜜为丸，如梧桐子大。每次 50 丸，温酒或盐汤送服。温阳化湿、消肿排脓。主治附骨疽，脓出淋漓，久久不愈，已破或未破者。

（6）乱发汤（《圣济总录》卷一二九）。乱发灰 15 g，杏仁（捶碎）21 个、甘草（锉）15 g，盐花 15 g。用浆水 1 L 煎至 600 mL，滤去滓。通手洗患处，1 日 2～3 次。洗净后以绵帛缚定。活血解毒，消肿止痛。主治附骨疽。

（7）皂荚膏。皂荚 10 挺（细研）、吴茱萸 60 g（为末），用杏仁 30 g（汤浸，去皮、炙、研如泥）、水银 30 g（以李、枣瓤同研，令星尽）。用醋 600 mL 煎皂荚，取 300 mL，滤去滓，下茱萸、杏仁，以文火熬成膏，次下水银和匀，置不津器中，涂于故帛上。贴于患处。攻毒散结、消肿止痛。主治附骨疽、肿痛。

（8）骨碎补丸。骨碎补、补骨脂、熟地黄、川当归、续断、石楠叶、黄芪、石斛、牛膝、杜仲、萆薢各 60 g，附子（炮）30 g、白芍药、川芎、菟丝子、沙参、羌活、防风、独活、天麻各 45 g。上为末，炼蜜为丸，如梧桐子大。每次 30 丸，空心用盐汤送服。补肾阳、益气血、祛风湿。主治久漏疮。败坏肌肉，侵损骨髓，以致痿痹。

（9）附骨汤。黄芪、当归、大力子、肉桂、白芷、甘草、麻黄、杜仲、牛膝、黄柏各等分。水煎，去滓。空心服。益气养血、散寒通络。主治附骨疽、环跳疼痛不止者。

（10）抵圣散。白矾灰 30 g，乌鱼骨 9 g，乳香 6 g，干胭脂、轻粉各 3 g，麝香 1.5 g。上为细末。或掺或纴，以膏贴之；如有耳脓者，用一字红耳中。收湿止痒，祛腐生肌。主治骨疽、疳瘘等疮。

（11）胆矾散。胆矾 30 g（火煅白色）、龙骨 15 g（五色者）、白石脂 15 g、黄丹 6 g（火飞）、蛇蜕 1 条（全者，烧灰，别研）、麝香 1.5 g（别研）。上药除蛇蜕、麝香末外，余为细末，同蛇蜕、麝香末和匀。先用葱椒汤洗净患处，揩干；次用药少许，干掺疮口。如疮口小，用纸拈子点药纴入疮口内，一日 3 次。拔毒消瘘、敛疮生肌。主治附骨瘘疮、漱肿疼痛、溃后脓水不绝、久不生肌。

（12）穿骨散。白芥子不拘多少。上为末。用白酒酿调敷患处。消肿散结。主治贴骨疽。皮色不异、肿硬作痛者。

（13）神惠小灵丹。番木鳖 60 g（水煮胀，去皮毛，用麻油 60 g 炸黄色）、甲片（麻油炒）30 g，草乌（姜炒）18 g，乳香、没药、雄黄各 15 g，蟾酥 6 g，麝香 0.6 g。上为细末，酒为丸，如萝卜子大。每次 2.1 g，陈酒送服。勿令见风，出汗为妙。活血止痛、解毒消肿。主治附骨痈疽、诸毒疔肿。

（14）黑金膏。桂心 7.5 g、芎蒡 7.5 g、当归 30 g、木鳖子 7.5 g（去壳）、乌贼鱼骨 7.5 g、漏芦 7.5 g、白及 7.5 g、川乌头 7.5 g（生，去皮、脐）、鸡舌香 7.5 g、木香 7.5 g、白檀香 7.5 g、丁香 7.5 g、松脂 60 g、乱发 30 g、黄丹 180 g、清麻油 500mL。上为细散，入松脂、乱发麻油内，煎令发尽，绵滤去滓，澄清，拭铛令净，以慢火熬药，入黄丹，用柳木篦不住手搅，令黑色，一时下诸药末，搅令匀，看软硬得所，于不津器内收。每用看肿处大小，于火畔煨，摊故帛上，厚贴，一日换 2 次。疏风解毒、理气活血。主治附骨疽。

（15）黄连消毒饮。黄连、羌活、黄柏、黄芩各 3.6 g，防己、生地、防风、归尾、知母、独活、陈皮、黄芪、人参、苏木各 3 g。水煎，去滓。温服。清热祛风、活血消肿。主治附骨疽。在腿外侧，坚硬漫肿作痛，不能行步。

（16）黄芪柴胡汤。黄芪 6 g，柴胡梢 3 g，羌活 1.5 g，连翘 3.6 g，肉桂、土瓜根、黄柏（酒洗）、生地各 0.9 g，当归尾 22.5 g。用酒、水各半煎，去滓。热服。升阳托里、温经透脓。主治大腿近膝股内生附骨疽。不辨肉色，温肿木硬，痛势甚大。

（17）黄芪肉桂柴胡酒煎汤。黄芪、当归梢各 6 g，柴胡 4.5 g，黍粘子（炒）、连翘、肉桂各 3 g，升麻 2.1 g，炙甘草、黄柏各 1.5 g。上㕮咀。用好糯酒、水各 200 mL，同煎至 200 mL，去滓。空心温服。少时便以早饭压之。补气活血、通阳消肿。

主治附骨疽。坚硬漫肿，不辨肉色，行步作痛，按之大痛。

（18）温煦丹。炒香附120 g，西羌活、川独活、上安桂（去枯皮）、生南星、北细辛各90 g，甘草120 g，川乌、草乌、高良姜各60 g，公丁香30 g，急性子150 g。各取极细净末，和匀。以无灰酒加连根葱白三、五茎，煎沸调药，热敷患处，绢带包裹，一日2次。温阳散寒，消肿止痛。主治附骨环跳等处，初起隐隐痛楚，渐至成块木肿。

（19）蛇皮散。蛇皮、露蜂房、乱发各15 g。上药烧灰存性，研细。每次3～6 g，用温酒调服，一日3次。祛风拔毒、透脓敛疮。主治附骨痈肿。

（20）楸叶涂敷方。楸叶（阴干）30 g，猪胆汁15 g。上药相和，捣烂。涂于疮上。清热解毒消肿。主治附骨疽。

（21）蜂房散。多孔露蜂房（炙黄）0.9 g，穿山甲（炙焦）、龙骨各0.3 g。上为末，入麝香少许。用腊月猪脂调敷，湿则干掺。攻毒敛疮。主治久年漏疮，或暂愈复发，或移于别处。

（22）漏芦汤。漏芦、升麻、连翘、麻黄（去根、节）各30 g，大黄、防己、木香、白蔹、沉香各22.5 g。上为粗末。每次15 g，用水230 mL，加竹叶7片，煎至150 mL，搅匀，去滓。空心温服。取利二三行，未利再服。清热解毒，消肿排脓。主治附骨疽。

（23）蚣龙丸。地龙500 g（生于韭菜地上者，以酒洗去泥，瓦上炙干，为末）、蛴螬虫8个（炙干为末）、刺猬皮（连刺）15 g（炙为末）、真象牙屑30 g（另为细末）、穿山甲30 g（麻油炒黄，细末用）。上药和匀，再研，炼蜜为丸，如梧桐子大。大人每服2.4 g，小儿每服1.5 g，温开水送服。服药未完，其管自能逐节排出，以剪去败管，药毕，管自退尽，即可收功。蚀疮排管，敛肌收口。主治一切远年疮毒成管、脓血时流、久不收口。禁忌：忌口一百日。

（24）蟾蜍膏。大虾蟆1只，乱发1块（鸡子大），猪脂油500 g。上同煎，二物略尽，滤去滓，凝如膏。先以桑白皮、乌豆煎汤，淋洗，拭干，以龙骨煅为粉，掺疮四边，然后用膏外贴患处。主治附骨疽。日久不愈，脓汁败坏，或骨从疮孔出。

第十二章
周围血管疾病

01 | 脱疽

脱疽是指四肢末端坏死，严重时趾（指）节坏疽脱落的一种慢性周围血管疾病。又称脱骨疽。其临床特点是好发于四肢末端，以下肢多见，初起趾（指）间怕冷、苍白、麻木、间歇性跛行，继则疼痛剧烈，日久患趾（指）坏死变黑，甚至趾（指）节脱落。在《灵枢·痈疽》中即有关于本病的记载："发于足趾，名脱痈，其状赤黑，死不治；不赤黑，不死。治之不衰，急斩之，不则死矣。"本病相当于西医学的血栓闭塞性脉管炎、动脉粥样硬化闭塞症和糖尿病性足坏疽。好发于青壮年男子或老年人。我国北方较南方多见。

一、病因病机

本病主要由于脾气不健、肾阳不足，又加外受寒冻、寒湿之邪入侵而发病。脾气不健，化生不足，气血亏虚，内不能壮养脏腑，外不能充养四肢。脾肾阳气不足，不能温养四肢，复受寒湿之邪，则气血凝滞，经络阻塞，不通则痛，四肢气血不充，失于濡养则皮肉枯槁，坏死脱落。若寒邪久蕴，则郁而化热，湿热浸淫，则患趾（指）红肿溃脓。热邪伤阴，病久可致阴血亏虚，肢节失养，干枯萎缩。本病的发生与长期吸烟、外伤等因素有关。

总之，本病的发生以脾肾亏虚为本、寒湿外伤为标，而气血凝滞、经脉阻塞为其主要病机。

二、临床表现

血栓闭塞性脉管炎多发于寒冷季节，以 20～40 岁男性多见；常先一侧下肢发病，继而累及对侧，少数病人可累及上肢；病人多有受冷、潮湿、嗜烟、外伤等病史。动脉粥样硬化闭塞症多发于老年人（50 岁以上）；糖尿病性足坏疽者有糖尿病病史。根据疾病发展过程，临床上分为三期。

一期（局部缺血期）：患肢末端发凉、怕冷、麻木、酸痛、间歇性跛行，每行走500～1 000 m 后觉患肢小腿或足底有酸胀疼痛感而出现跛行，休息片刻后症状缓解或消失，再行走同样或较短距离时，患肢出现酸胀疼痛。随着病情的加重，行走的距离越来越短。患足可出现轻度肌肉萎缩，皮肤干燥，皮色变灰，皮温稍低于健侧，足背动脉搏动减弱，部分病人小腿出现游走性红硬条索（游走性血栓性浅静脉炎）。

二期（营养障碍期）：患肢发凉、怕冷、麻木、酸胀疼痛，间歇性跛行加重，出现静息痛，夜间痛甚，难以入寐，病人常抱膝而坐。患足肌肉明显萎缩，皮肤干燥，汗毛脱落，趾甲增厚，且生长缓慢，皮肤苍白或潮红或紫红，患侧足背动脉搏动消失。

三期（坏死期）：二期表现进一步加重，足趾紫红肿胀，溃烂坏死，或足趾发黑，干瘪，呈干性坏疽。坏疽可先为一趾或数趾，逐渐向上发展，合并感染时，则红肿明显，患足剧烈疼痛，全身发热。经积极治疗，患足红肿可消退，溃疡可愈合，坏疽局限。若坏疽发展至足背以上，则红肿疼痛难以控制，病程日久，病人可出现疲乏无力、不欲饮食、口干、形体消瘦，甚则壮热神昏。

本病发展缓慢，病程较长，常在寒冷季节加重，治愈后又可复发。

辅助检查：肢体血管超声多普勒、血流图、甲皱微循环、动脉造影及血脂、血糖等检查，可以明确诊断，有助于鉴别诊断，了解病情严重程度。

三、诊断要点

虚寒型证见患肢喜暖怕冷，触之冰凉，干燥，皮色苍白，感觉麻木、酸胀，呈间歇性跛行，疼痛遇冷加重，跗阳脉搏动减弱或消失。舌质淡，苔薄腻，脉沉迟细。瘀滞型证见患肢畏寒，触之发凉，皮色暗红、紫红或青紫，下垂时更甚，抬高则见苍白，足背毫毛脱落，皮肤肌肉萎缩，指甲变厚，并可有粟粒样黄色淤点反复出现。患肢呈持续性静息痛，尤以夜间为甚，不能入睡，跗阳脉搏动消失。舌质紫暗或有瘀斑，苔薄白，脉沉细而涩。热毒型证见患肢皮肤暗红而肿，跗阳脉搏动消失，患趾如煮熟之红枣，皮肤上起黄疱，渐变为紫黑色，呈浸润性蔓延，甚则五趾相传，波及足背，肉枯筋萎，色黑而干枯。溃破腐烂，疮面肉色不鲜，疼痛异常，如汤泼火燎，彻夜不得安眠，伴有发热，口干，食欲减退，便秘，尿黄赤。舌红苔黄腻，脉洪数或细数。气血两虚型证见患肢疼痛较轻，皮肤干燥，肌肉消瘦，心悸气短，畏寒自汗，神疲倦怠。溃后疮口久不愈合，肉芽灰暗，脓液稀薄。舌质淡，苔薄白，脉沉细无力。

四、处理原则

轻症可单用中药或西药治疗，重症应中西医结合治疗。中医以辨证论治为主，但活血化瘀法贯穿始终，常配合静脉滴注活血化瘀药物，以建立侧支循环，改善肢体血运。

五、一般护理

（一）环境与休息

病房宜安静，光线柔和，注意通风换气。急性期绝对卧床休息，注意防止损伤病足。春冬季节注意肢体保暖，不宜在室外长时间停留。热毒证者盖被勿过暖，室温也不宜过高。

（二）情志护理

病人因久病难愈，疼痛难忍，且有截趾（肢）的可能，常悲观失望或烦躁易怒，应经常安慰、鼓励病人，消除悲观、紧张心理，说明情志不畅对疾病的影响，鼓励病人树立起战胜疾病的信心。

（三）饮食护理

饮食应根据病情而定。高热坏死严重者，应进流质及高蛋白饮食。脾胃功能良好的，如血栓闭塞性脉管炎病人，应给予普食，多食瘦肉、豆制品以及新鲜蔬菜。对于老年消化功能较好的病人，如闭塞性动脉硬化症病人，宜予流质饮食。糖尿病伴有下肢供血不足的病人，要注意控制碳水化合物的摄入，多食豆制品、瘦肉等高蛋白食物。脱疽病人不宜食生冷、辛辣、刺激性食物，更不可饮酒、吸烟。

（四）用药护理

（1）中药汤剂宜温服，一般在饭后1小时或空腹时服用效果更佳，服药后观察反应。

（2）糖尿病、高血压者应督促其按时服药，不随意中断，严格掌握用药剂量和用药时间，定时检测血糖和血压，发现异常，及时报告医师。

（3）遵医嘱静脉滴注溶栓剂时，注意观察有无出血倾向，定期检测出凝血时间。使用血管扩张剂和止痛剂时，注意用药疗效及反应，发现异常立即报告医师。

（五）病情观察

（1）观察早、中期病人间歇性跛行的距离及发作频率。

（2）观察患趾（指）有无坏死、溃疡、脓腐颜色、气味以及皮肤色泽，冷热变化和局部毛发干枯情况，观察患肢肌肉是否萎缩，血脉是否流通并比较两侧肢体动脉搏动的情况。

（3）注意腹主动脉、髂动脉、股腘动脉及胫后动脉的搏动情况，警惕突发性高位广泛坏疽。若间歇性跛行突发症状加重，并出现肢体剧痛、皮色苍白、发凉时，应及时报告医师，遵医嘱采取紧急措施。

（4）创面护理。①换药时严格执行无菌操作规程、动作宜轻柔，仔细观察患趾坏死、溃疡及创面大小，肉芽生长情况和周围皮肤色泽及肿胀的情况。必要时遵医嘱做脓液培养。②干性坏疽不宜用软膏外敷，可遵医嘱用75%酒精或新洁尔灭消毒后，再用干纱布敷料包扎，以保持创面干燥。湿性坏疽疮口脓多并有坏死组织，可遵医嘱用抗生素溶液换药，并遵医嘱对创面脓液进行细菌培养和药物敏感试验。干性坏疽及湿性坏疽处于感染阶段禁用熏洗法。③敷药厚薄需根据脓液多少而定，脓液分泌多时，药膏要厚，如创面清洁，有上皮生长，药膏要薄而均匀，以促使疮面愈合。④血栓闭塞性脉管炎的疮口以清洁换药为主，避免使用有刺激性及腐蚀性的药物，也不宜用中药粉剂，以免形成药痂，阻碍肉芽生长、疮口收敛。

（5）患肢的局部护理。①患肢平放，限制活动，注意保暖，病人鞋袜要宽大、柔软、暖和为宜，切忌穿紧、硬的鞋，影响血液循环或擦伤皮肤。棉被不宜过重，要柔软，并在棉被内放置护架，避免患肢受压，影响血液循环而加重缺血及疼痛。②保持足趾的干燥，病人宜穿全棉纱袜及透气较好的鞋子，忌穿胶鞋、塑料鞋等，以防止潮湿而产生脚癣感染，诱发坏疽发生。③避免足部外伤，以防跌倒碰伤，而促发患趾溃疡。④熏洗疗法适用于寒凝证或血瘀证，未出现坏疽时或溃疡坏疽已清除时，熏洗时药液温度以患部感到舒适为度。

（6）功能锻炼。①肢体有溃疡和坏疽时，应卧床休息，减少组织耗氧量。②早期或恢复期应坚持适当的户外活动，以促进下肢血液运行。③长期抱膝、抱足而坐者，应每日做患肢的屈伸动作、旋转活动，防止关节挛缩或肌肉萎缩，发生废用性功能减退。④足部运动适用于寒湿证和血瘀证的病人，以促进患肢侧支循环建立。

六、健康教育

（1）积极治疗原发病（如冠心病、脑缺血、高脂血症、高血压、糖尿病）等。

（2）如发现肢端凉麻、动脉搏动减弱、间歇性跛行或游走性浅静脉炎的症状应及早治疗。

（3）注意休息，生活起居要有规律，保持情绪稳定，合理搭配饮食结构，少食或不食高糖、高胆固醇的食物。戒烟。

（4）保护患肢，防止外伤或挤压，注意四肢防寒保暖，严禁掏挖指、趾甲。鞋袜穿着宜宽大、舒适，不宜过紧，每天用温水泡洗双足。积极治疗足癣，预防感染。

（5）局部出现溃疡和坏疽应及时就医，不可妄投药物或自行处理，以免造成严重后果。

（6）加强全身性肢体保健运动，以增强体质提高抗病能力。

（7）做肢体运动锻炼，可促进患肢侧支循环。每日运动 3～5 次。坏疽感染时禁用。

七、健康教育

组成：银花、玄参各 12 g，当归、赤芍、白芍、川芎、鸡血藤各 8 g，牛膝 6 g。
用法：每日 1 剂，水煎分 3 次服。
功效：清热解毒，和营通络。
主治：血栓闭塞性脉管炎（脱疽）。

02 | 青蛇毒

青蛇毒是体表筋脉发生的炎性血栓性疾病。其临床特点是：体表筋脉焮红灼热，硬肿压痛，可触及条索状物，甚者可致恶寒发热等症。相当于西医的血栓性浅静脉炎。

一、病因病机

本病多由湿热蕴结、寒湿凝滞、痰浊瘀阻、脾虚失运、外伤血脉等因素致使气血运行不畅，留滞脉中而发病。

（1）湿热蕴结饮食不节，恣食膏粱厚味、辛辣刺激之品，脾胃功能受损，水湿失运，火毒内生，湿热积毒下注脉中；或由寒湿凝于脉络，蕴久生热而成。

（2）肝气郁滞情志抑郁，恚怒伤肝，肝失条达，疏泄不利，气郁日久，由气及血，脉络不畅，瘀血停积。

（3）外伤筋脉长期站立、跌仆损伤、刀割针刺、外科手术或输血、输液等均可致血脉受损，恶血留内，积滞不散，致生本病。

总之，本病外由湿邪为患，与热而蕴结，与寒而凝滞，与内湿相合，困脾而生痰，是病之标；经脉受损，气血不畅，络道瘀阻，为病之本。

二、临床表现

本病多见于青壮年，男女都可发病，好发于四肢筋脉（尤多见于下肢），次为胸腹壁等处，由于发病部位不同，临床表现各异。

发于四肢者，下肢多于上肢，病初为肢体某一筋脉行走区疼痛、压痛，继而红肿灼热，可扪及条索状物。继则疼痛加剧，条索状物延长，嫩红灼热。全身可有恶寒发热、周身不适。一般为节段性，经治疗后，红肿热痛可减轻，硬条索物可缩短，经 2 ~ 3 个月治疗，硬条索物可完全消失。

发于胸腹壁者，以疼痛为主症，在疼痛区可扪及条索状压痛区，长 3 ~ 5 cm 或 10 ~ 20 cm 不等，疼痛在胸部，屈伸时加重，条索状物位于皮下，质硬，与周围组织及皮肤黏连，拉紧其上下端皮肤可出现凹陷性浅沟。一般无全身症状。

另外，下肢浅静脉曲张，或静脉某一段反复穿刺，或输入高渗糖及酸性药物后，浅静脉局部可出现红硬痛性肿物，或条索状肿物，有压痛，难以消退。

辅助检查：静脉造影有助于了解静脉栓塞的部位及长度。急性期，血常规检查白细胞总数增高。

三、诊断要点

发病部位以四肢多见（尤其多见于下肢），次为胸腹壁等处。

初期（急性期）在浅层脉络（静脉）径路上出现条索状物，患处疼痛，皮肤发红，触之较硬，扪之发热，按压疼痛明显，肢体沉重。一般无全身症状。

后期（慢性期）患处遗有一条索状物，其色黄褐，按之如弓弦，可有按压疼痛，或结节破溃形成臁疮。临床上常见以下几种类型。

（1）肢体血栓性浅静脉炎。临床最为常见，下肢多于上肢。常有筋瘤病史。临床表现主要是累及一条浅静脉，沿着发病的静脉出现疼痛、红肿、灼热感，常可扪及结节或硬索状物，有明显压痛。当浅静脉炎累及周围组织时，可出现片状区域性炎性结节，则为浅静脉周围炎。病人可伴有低热，站立时疼痛尤为明显。患处炎症消退后，局部可遗留色素沉着或无痛性纤维硬结，一般需 1 ~ 3 个月后才能消失。

（2）胸腹壁浅静脉炎。多为单侧胸腹壁出现一条索状硬物，长 10 ~ 20 cm，皮肤发红、轻度刺痛。肢体活动时，局部可有牵掣痛，用手按压条索两端，皮肤上可现一条凹陷的浅沟，炎症消退后遗留皮肤色素沉着。一般无全身表现。

（3）游走性血栓性浅静脉炎。多发于四肢，即浅静脉血栓性炎症呈游走性发作，当一处炎性硬结消失后，其他部位的浅静脉又出现病变，具有游走、间歇、反复发作的特点。可伴有低热、全身不适等。

四、处理原则

虚则治其本，实则治其标。清利湿热、化瘀通络与益气、养血、健脾配合应用。

五、一般护理

（一）环境与休息

病房宜安静、舒适、整洁，温度、湿度适宜，应定期开窗通风。应避免久行或久立，局部症状严重者可卧床休息数日，平卧时将患肢抬高超过心脏水平位。

（二）情志护理

加强情志调摄。

（三）饮食护理

以清淡为宜，忌食辛辣、刺激之品。戒烟、酒。

（四）用药护理

中药汤剂宜温服，一般在饭后 1 小时或空腹时服用效果最佳。服药期间，凡属生冷、黏腻、腥味等不易消化的食物均应避免食用，服药后观察病情变化。督促病人按时服药，不要随意中断，若病情好转也需继续服药，以巩固疗效。外敷消炎软膏注意有无皮肤过敏，如瘙痒、米粒样红疹等，若有此症状，应及时报告医师处理。

（五）病情观察

观察发病部位，局部红、肿、热、痛程度，有无发热、口渴、全身不适等症状。

六、健康教育

（1）饮食以清淡为宜，忌食辛辣、刺激之品，戒烟、酒。

（2）无静脉曲张而有下肢血栓性浅静脉炎反复发作者、青壮年男性应注意及时就诊，排除血栓闭塞性脉管炎，年老者应注意排除内脏肿瘤。

（3）浅静脉周围组织的化脓感染灶应及时治疗，防止发生化脓性血栓性浅静脉炎。

（4）反复发作者应注意保护患肢，尤其是足靴区，易碰伤感染。

（5）预防下肢静脉曲张形成，注意劳逸结合，避免久行或久立，休息时抬高患肢以助静脉回流。

03 | 股肿

股肿是深部静脉血栓形成和炎性病变所引起的一种疾病。其特点是多有长期卧床、分娩或手术史，患肢肿胀疼痛，皮温升高，浅表静脉显露。相当于西医的血栓性深静脉炎。本病最大的危害是静脉血栓脱落后引起肺梗塞或肺栓塞。

一、病因病机

本病的病因主要是因为创伤或产后长期卧床，以致肢体气血运行不畅，气滞血瘀，瘀血阻于脉络，脉络滞塞不通，营血回流受阻，水津外溢、聚而为湿，而发本病。

（1）血脉损伤跌仆损伤、手术等可直接伤害人体，使局部气血凝滞，瘀血流注于下肢而发生本病，如清代唐容川在《血证论》中指出："瘀血流注，亦发肿胀，乃血变成水之证。"

（2）久卧伤气产后或因长期卧床，肢体气机不利，气滞血瘀于经脉之中，营血回流不畅而发本病。清朝吴谦所著《医宗金鉴》曰："产后闪挫，瘀血作肿者，瘀血久滞于经络，忽发则木硬不红微热。"其较明确地指出了本病的病因和发病特点。

（3）气虚血瘀多因年老、肥胖、瘤岩等，致使病人气虚，气为血帅，气虚则无力推动营血运行，下肢又为血脉之末，故易发生血脉阻塞。

西医学认为血流滞缓、静脉管壁结构改变和血液高凝状态是静脉血栓形成的三大因素。

而外伤、手术、分娩、肿瘤等可直接诱发本病。

二、临床表现

绝大多数的股肿发生在下肢。多见于肢体外伤、长期卧床、产后、肿瘤和其他血管疾病及各种手术、血管内导管术后。发病较急，主要表现为单侧下肢突发性、广泛性粗肿、胀痛、行走不利，可伴低热。后期可出现浅静脉扩张、曲张，肢体轻度浮肿，小腿色素沉着以及皮炎、臁疮等。由于阻塞的静脉部位不同，临床表现不一。

（1）小腿深静脉血栓形成。肢体疼痛是其最主要的临床症状之一。早期以小腿部疼痛为其特征。肢体肿胀一般较局限，以踝及小腿部为主，行走时加重，休息或平卧后减轻，腓肠肌压痛，腓肠肌牵拉试验阳性。一般无全身表现。临床上常称为周围型。

（2）髂股静脉血栓形成。突然性、广泛性的单侧下肢粗肿是本病的临床特征。一般患肢的周径可较健侧增粗 5 ~ 8 cm，疼痛性质为胀痛，部位可为全下肢，以患肢的髂窝、股三角区疼痛明显，甚至可连及同侧腰背部或会阴部。深静脉血栓形成的全身反应并不十分严重，体温可在 37 ~ 38℃。疾病初期主要是表浅静脉的网状扩张，后期可在患肢侧的下腹部、髋部、会阴部都见到曲张的静脉。临床上常称为中央型。

（3）继发性深静脉血栓形成。是指血栓起源于小腿肌肉内的腓肠静脉丛，顺行性生长、蔓延扩展至整个下肢静脉主干，或原发性髂股静脉血栓形成，逆行扩展到整个下肢静脉者。临床上此被称为混合型。以前者较为多见，常发于手术后。临床表现兼具小腿深静脉和髂股静脉血栓形成的特点。

另外，本病早期可出现急性股动脉痉挛（疼痛性股蓝肿）和肺动脉栓塞两种危重性的并发症，应引起高度重视。

（4）深静脉血栓形成后遗症。是指深静脉血栓形成后期，由于血液回流障碍或血栓机化再通后，静脉瓣膜被破坏，血液倒流，回流不畅，引起肢体远端静脉高压、淤血而产生肢体肿胀、浅静脉曲张、色素沉着、溃疡形成等临床表现。

三、诊断要点

治病求本，主要辨清气滞血瘀证、气虚血瘀证，同时注意兼夹证。

四、处理原则

本病主要病机为脉络血瘀湿阻，故以活血化瘀、发汗利湿为治疗原则，强调除邪务尽，重用活血利湿、提壶揭盖。

五、一般护理

（一）环境与休息

病房宜整洁、舒适，避免湿度大的居住环境。急性期绝对卧床休息 1 ~ 2 周，抬高患肢高于心脏水平，膝关节放于微屈曲位，勿在小腿下垫枕，避免使小腿静脉受压。

（二）饮食护理

多食利湿消肿之品，忌食辛辣、油腻之品，戒烟。

（三）情志护理

向病人解释深静脉血栓形成的病因、病机、发展及转归，消除其焦虑和恐惧感，使之配合治疗和护理。

（四）用药护理

中药汤剂宜温服，一般在饭后1小时或空腹时服用效果最佳。在溶栓疗法中多采用尿激酶，用药过程中应观察其副作用，如出现发热、恶心、呕吐、头痛、胸闷、皮疹或出血，应立即报告医师进行处理。

（五）病情观察

（1）观察病人栓塞的部位、肢体肿胀的程度、对疼痛的耐受力及皮肤温度、色泽。

（2）术后，观察肢端血运、肢体肿胀、疼痛、皮肤色泽、温度的变化。

（3）下肢深静脉血栓形成在发病4周内最易脱落而发生肺栓塞，微小的血栓碎块栓塞，肺部症状往往比较轻，病人可有胸痛，咯血，发热等。大块血栓可表现为突然的胸痛、呼吸困难、发绀、咳嗽、咯血或伴有休克，应立即报告医师，就地抢救。

（六）手术前后的护理

1. 术前护理

做好病人的情感疏导、手术前的皮肤准备，戒烟，术前训练在床上大小便，并掌握正确、有效的卧位咳嗽和咳痰方法，掌握肌肉收缩运动的训练方法。

2. 术后护理

（1）严密监测生命体征，注意有无切口渗血或出血。若出现术后患肢剧烈疼痛、麻木、肿胀、潮红或发绀，应警惕有无深静脉血栓形成的可能，并立即报告医师及时处理。

（2）术后肢体平放，切勿下垂，3~4日后在床上进行肢体被动活动，1周后试做肢体下垂动作。若无疼痛、肿胀、皮色改变，可下床行走，间断拆线后试做下蹲运动。

六、健康教育

（1）手术后，尤其是下腹部、盆腔内和下肢的手术，鼓励病人早期下床活动，多做深呼吸和咳嗽，多做下肢活动有利于预防血栓形成。在进行下腹、盆腔及下肢手术时，注意保护手术部位的血管，避免血管内膜的损伤。避免经周围静脉输入刺激性较强的液体。

（2）高血脂病人饮食宜清淡，多食富含维生素及低脂食物，忌油腻、肥甘、辛辣之品。戒烟。积极参加体育锻炼。肥胖者应减轻体重。

（3）应卧床休息，略抬高患肢，发病1个月内不宜进行剧烈运动，以防血栓脱落引起并发症。长期卧床的病人应鼓励病人做足背屈运动，必要时可对小腿肌肉进行刺激以使小腿肌肉收缩，防止静脉血栓形成。

（4）发病后期可使用弹力绷带，促进静脉血回流。

七、药膳食疗

（1）内服药。金银花30 g、连翘20 g、玄参15 g、赤芍10 g、川牛膝20 g、丹参20 g、川芎12 g、生甘草10 g、蒲公英20 g。水煎，每日1剂，分2次服完，连用14日。

（2）外敷药。红花12 g，栀子15 g，乳香、没药各10 g，山慈菇15 g，冰片3 g。将上药研末混匀，用黄酒调成糊状，敷患处，24小时换药1次，连用7日。

（3）熏洗药。伸筋草30 g，透骨草20 g，苏木15 g，鸡血藤20 g，路路通12 g，三棱、文术各10 g。水煎熏洗患肢，每天2次，每次20～30分钟。连用7日。

第十三章
肛门直肠疾病

01 概述

肛门直肠疾病是常见病、多发病。据有关普查资料表明，痔疮等肛门直肠疾病的发病率为59.1%，痔疮占所有肛肠疾病的87.2%，而其中又以内痔最为常见，占所有肛肠疾病的52.19%。男女均可得病，女性的发病率为67%，男性的发病率为53.9%，以女性的发病为高（由于女性病人一般不愿接受痔疮治疗，故部分临床治疗痔疮的统计数据显示，男性痔疮病人多于女性）；任何年龄都可发病，而20～40岁的人较为多见，并可随着年龄的增加而逐渐加重，故有"十人九痔"之说。

从广义上说，发生在肛门、大肠上的各种疾病都叫肛肠病，常见病有100多种。

从狭义上说，发生在肛门与直肠上的各种疾病，常见的有30多种，如内痔、外痔、混合痔、肛裂、肛瘘、肛周脓肿、肛门皮肤病、肛窦炎、直肠炎、直肠溃疡、出口性便秘、直肠脱垂、直肠前突、直肠黏膜内脱垂、肛门直肠狭窄、肛门失禁、肛管癌、直肠癌、肛乳头瘤、直肠息肉、肛门直肠结核、肛门神经症、尖锐湿疣、肛门直肠先天性畸形、肛门直肠外伤等。

肛肠病种类繁多，主要包括：痔疮、便血、腹泻、便秘、肛瘘、肛裂、直肠癌、直结肠炎、肛周脓肿、直肠炎、结肠癌、急性肠炎、慢性肠炎、肠息肉、肛窦炎、肛门湿疣、肛门湿疹、肛门瘙痒及其他传染性病毒性疾病。

02 痔

痔是指直肠末端黏膜下和肛管及肛缘皮下的静脉丛淤血曲张，扩大形成柔软的血管瘤样病变。据痔的部位分为外痔、内痔、混合痔等。发作时有便血、疼痛、脱肛和坠胀等。

中医学亦称为痔或痔疮。中医认为脏腑本虚、气血亏损是痔的发病基础，而情志内伤、劳倦过度、长期便秘、饮食不节、妇女妊娠等为诱因，使脏腑阴阳失调，气血运行不畅，经络受阻，燥热内生，热与血相搏，气血纵横，经脉交错，结滞不散而成。

早在唐《备急千金要方》中就有关于针灸治疗本病的多种穴位处方。《针灸资生经》提到"痔苦未深，尾闾骨下近谷道灸一穴，大称其验"。明《类经图翼》记载用隔姜灸法治痔，其他如《杂病歌》、《针灸大成》都有载述。

现代以针刺治痔的报道，首见于1956年，20世纪60年代开展电针治疗本病。与此同时，日本、罗马尼亚等国也有针灸治痔的临床资料。20世纪70年代末至今，多提倡用穴位挑治和针刺之法，古代用得较多的灸治之法反倒少见。

一、病因病机

（1）解剖学因素。由于肛管区域的细小动脉与静脉直接吻合，形成洞状静脉，洞状静脉肌层发育不良，弹力纤维少，胶原纤维多，容易扩张；直肠黏膜下的静脉，在不同高度穿过肌层，且缺少静脉瓣，容易受粪块和括约肌收缩的挤压，人体又常处于直立位置，因而影响血液回流，易发生痔。

（2）遗传因素。由于家庭或家族的遗传因素，静脉壁先天性薄弱，抗力减低，不能耐受血管内压力，逐渐扩张，形成痔病。

（3）职业原因。久坐、久蹲、久立、久行、久站工作者，肛门直肠部静脉回流困难，血管扩张，易发痔病。

（4）局部刺激。便秘、腹泻、过量饮酒、多食辛辣、饥饱不均、常吃泻药等，都可刺激肛门和直肠，影响静脉血液回流而成痔。

（5）门静脉压力增高。心脏代偿功能不全、肝硬化、肝郁血等病人，门静脉压力增高，影响直肠静脉血液回流，常见痔疾加重。

（6）腹内压力增高。腹内肿瘤、子宫肿瘤、前列腺肥大、妊娠等，都可使腹压增加，肛门直肠部充血，促发痔疾。

（7）局部炎症。肛门直肠局部发生炎症，如肛窦炎、直肠炎、肛门直肠周围脓肿等均可侵犯静脉丛感染发炎，扩张弯曲，使静脉曲张加重，生成痔块。

（8）体质虚弱。凡性欲过度、年老者体弱及久病之人，正气耗伤，组织松弛，直肠黏膜下层对直肠静脉血管外周阻力减弱，容易瘀滞生痔。

二、临床表现

内痔的诊断。主要靠肛管直肠检查。首先做肛门视诊，用双手将肛门向两侧牵开，除一期内痔外，其他三期内痔多可在肛门视诊下见到。对有脱垂者，最好在蹲位排便后立即观察，这可清楚地看到痔块大小、数目及部位的真实情况，特别是诊断环状痔，更有意义。其次做直肠指诊：内痔无血栓形成或纤维化时，不易扪出，但指诊的主要目的是了解直肠内有无其他病变，特别是排除直肠癌及息肉。最后做肛门镜检查：先观察直肠黏膜有无充血、水肿、溃疡、肿块等，排除其他直肠疾患后，再观察齿线上部有无痔，若有，则可见内痔向肛门镜内突出，呈暗红色结节，此时应注意其数目、大小和部位。

三、诊断要点

（1）便血。是内痔最常见的早期症状。初起多为无痛性便血，血色鲜红，不与粪便相混。可表现为手纸带血、滴血、喷射状出血、便后出血停止。出血呈间歇性，饮酒、疲劳、过食辛辣食物、便秘等诱因常使症状加重。出血严重者可出现继发性贫血。

（2）脱出。随着痔核增大，排便时可脱出肛门外。若不及时回纳，可致内痔嵌顿。

（3）肛周潮湿、瘙痒。痔核反复脱出，肛门括约肌松弛，常有分泌物溢于肛门外，故感肛门潮湿；分泌物长期刺激肛周皮肤，易发湿疹，瘙痒不适。

（4）疼痛。脱出的内痔发生嵌顿，引起水肿、血栓形成、糜烂坏死，可有剧烈疼痛。

（5）便秘。病人常因出血而人为地控制排便，造成习惯性便秘，干燥粪便又极易擦伤痔核表面黏膜而出血，形成恶性循环。

内痔的分度：

Ⅰ度：便时带血，滴血或喷射状出血，便后出血可自行停止，无痔脱出。

Ⅱ度：常有便血，排便时有痔脱出，便后可自行还纳。

Ⅲ度：偶有便血，排便或久站、咳嗽、劳累、负重时痔脱出，需用手还纳。

Ⅳ度：偶有便血，痔脱出不能还纳，多伴有感染、水肿、糜烂和坏死，疼痛剧烈。

四、处理原则

（1）不治疗无症状的痔。

（2）治疗宜重在减轻或消除其主要症状，而非根治术。

（3）以保守疗法为主，只有当保守疗法失败后，才考虑手术。

（4）根据痔的不同情况，选择不同的治疗方法。

五、一般护理

（一）手术前后护理

1. 术前护理

（1）稳定情绪。告知手术的必要性及注意事项，解除病人紧张、恐惧的心理。遵医嘱于手术前晚口服镇静剂，以保证休息与睡眠。

（2）了解病人有无咳嗽、发热、腹泻或月经来潮、药物过敏史等。做好麻醉药过敏试验，并做好记录。

（3）皮肤准备。术前1日，告知病人沐浴更衣，做好肛周皮肤的清洁，注意勿损伤皮肤。

（4）肠道准备。便秘者，遵医嘱于手术前晚口服润肠通便药，或甘油灌肠。术日早晨排空二便，温水坐浴以清洁肛门部。

（5）术前饮食。手术前晚餐及手术日早餐可照常进食，但忌奶制品及面食类食物。

（6）手术日早晨再次测量体温、脉搏、血压，核对药物过敏试验及各项化验检查报告等。

2. 术后护理

（1）术后体位。①术后取侧卧位。有肛瘘及创面者，需平卧30～60分钟，以利压迫止血。4～6小时内不宜松动敷料，翻身时动作要缓慢，以防出血。②术后第二日可取自主体位，但仍需多卧床休息。③术后第三天起可下床活动。创面未愈时，不宜作剧烈运动或久坐、久蹲，以免影响伤口愈合。

（2）术后饮食。①手术日及术后第1日，可进无渣饮食，但慎食奶制品、豆制品及面食等胀气食物。术后出汗较多，要及时补充水分，以保证术后首次排尿通畅。②术后第二日改为普食，以清淡为宜，多食新鲜蔬菜、水果，忌辛辣刺激、肥甘炙醇之品，戒烟、酒，注意饮食卫生，慎防腹泻。

（3）按时测体温、脉搏、呼吸，观察病人全身情况。发热者，做好对症护理。

（4）观察排便情况：①术后48小时内勿解大便，其后可保持每日1次排便，但蹲厕时间勿过长。②便秘者，晨起可以用蜂蜜冲饮，或饮盐开水、小腹部按摩。配合饮食调理，或遵医嘱口服润肠通便药物。

（5）肛周护理。①保持肛周皮肤清洁、干燥。换药前、排便后，遵医嘱以中药熏洗坐浴，时间不宜过长，以免引起局部水肿。②术后7～10日为结扎线脱线阶段，病人应减少活动，便时勿努责，不牵拉肛门口外的结扎线残端，防止出血。③观察局部创面生长愈合情况，以及用药效果、有无过敏现象等。如有局部出血、疼痛、水肿及大小便困难等，应及时报告医师处理。

（6）激光照射治疗。遵医嘱配合治疗时，因病人创面完全暴露，需注意保暖，避免受凉。照射距离一般为 10～20 cm，以患部感觉温和舒适为宜，防止烫伤。

（7）肛门括约肌功能锻炼。恢复期指导病人进行提肛运动，先收缩肛门，放松后再收缩，连续 30～40 下。

（二）术后并发症护理

（1）小溲困难。遵医嘱配合针灸治疗。或以车前子煎水代茶、少腹部热敷等，经上述方法无效，膀胱充盈明显者，遵医嘱施行导尿术。

（2）出血。局部创面用三七粉，或云南白药纱条压迫止血。创面渗血量增多，病人感下腹胀痛伴有便意感，并逐渐出现疲劳、四肢无力、头昏、冷汗、面色苍白、血压下降、脉搏增快等，应立即报告医师，并严密观察生命体征，备好手术、抢救器械与药物。

（3）疼痛。遵医嘱或在医师指导下行针刺疗法；或遵医嘱取出肛门内部分填塞物，以减轻疼痛。痔核脱出嵌顿时，可以消毒纱布按揉复位，并给予精神安慰。

（4）水肿。遵医嘱行中药熏洗，并外敷消痔膏药；或遵医嘱局部作红外线照射治疗。

（5）大便困难。鼓励多食新鲜蔬菜、水果，或进食润肠通便食物。适当下床活动，卧床时可作腹部按摩，促进肠蠕动。

六、健康教育

（1）保持精神愉快，心胸开阔，戒怒少思，避免不良情绪的刺激。

（2）饮食有节，平时吃饭应细嚼慢咽，进餐时少说话。多食新鲜蔬菜、水果。不暴饮暴食，少食或不食辛辣、刺激、油煎之品。戒烟、酒。

（3）注意肛门部清洁卫生。便后用温水清洗。平时应勤沐浴，勤换内裤（内裤透气性要好，不宜过紧）。养成良好的排便习惯，排便时勿久蹲、久坐，纠正便时看书、阅报等不良习惯。

（4）加强锻炼，增强体质。久坐者应每隔 2 小时进行一些改变体位的活动，或做广播操和其他松弛肌肉的活动。平时可进行提肛运动，先收缩肛门，放松再收缩，每次 30～40 下。

（5）遵循早诊断、早治疗的原则，对肠炎、痢疾、肛门皮肤病和肠道寄生虫病等应积极彻底地治疗。

七、药膳食疗

（1）黑木耳5 g，柿饼30 g，将黑木耳泡发，柿饼切块，同加水煮烂，每日1～2次。有益气滋阴、祛瘀止血功效，适用于痔疮出血。

（2）鲜荸荠500 g，红糖90 g。加水适量，煮沸1小时，饮汤，吃荸荠，每日1次，有清热养阴的功效，适用于内痔。

（3）黄鳝100 g。去内脏切段，加调料水煮，食肉饮汤。有补中益气、清热解毒、祛风除湿之功效，适用于肠风下血。

（4）蕹菜2 000 g、蜂蜜250 g。将蕹菜洗净，切碎，捣汁，放锅内，先以武火，后以文火加热煎煮浓缩，至较稠时加入蜂蜜，再煎至稠黏时停火，待冷装瓶备用，每次以沸水冲化饮用1汤匙，每日2次。有清热解毒、利尿、止血功效，适用于外痔。

（5）桑耳3 g、粳米50 g。先煎桑耳，去渣取汁，和米煮粥，空腹服用。有祛风活血的作用，用于肠风痔血。

（6）苍耳子15 g、粳米100 g。先煎苍耳子，去渣，后入米煮粥，空腹服用。有祛风消肿功效，适用于痔疮下血，老人目暗不明等。

（7）牛脾1具，粳米100 g。每次用牛脾150 g，细切，和米煮粥，空腹食之。能健脾消积，适用于脾虚食滞，兼治痔疮下血。

（8）桑仁100 g、糯米150 g。将桑仁煮取汁，和糯米同煮成粥，每日1～2次，空腹食用。有滋补肝肾、养血功效，适用于痔疮下血，烦热消瘦等。

（9）无花果（干品）100 g、猪瘦肉200 g。加水适量，放入沙锅内，隔水炖熟，调味即可，每日服2次，可养胃理肠、清热解毒，适用于痔疮以及慢性肠炎。

（10）丝瓜250 g、猪瘦肉200 g。将丝瓜切块，猪瘦肉切片，加水适量煲汤，每日2～3次，用食盐调味，佐膳，有清热利肠、解暑除烦功效，适用于内痔便血初期。

（11）鱼肚25～50 g、白砂糖50 g。加水少量，同放沙锅内隔水炖熟，每日服1次，连续服用。适用于痔疮，有补肾益精、止血消肿功效。

（12）金针菜100 g、红糖适量。同加水煮熟，去渣，每日早晚空腹服，连服数日。适用于痔疮疼痛出血，有清热、利尿、养血平肝功效。

（13）香蕉、绿色蔬菜各100 g、粳米70 g、食盐适量。香蕉去皮捣为泥，蔬菜切成丝。粳米煮粥至熟时，加入香蕉泥和蔬菜，煮沸后，加入食盐。每天早餐服食。

（14）将马齿苋与鱼腥草各 250 g。分别洗净，用沸水汆一下，加麻油、酱油、味精和醋等调料凉拌。分顿服食。

（15）取丝瓜、冬瓜、西瓜各 250 g。丝瓜、冬瓜去皮切片，西瓜去外层绿衣并将中层白皮切成片，将三者放入水中汆一下，沥出，放入适量食盐、麻油和味精调匀。当菜食用。

（16）荸荠 10～15 个、猕猴桃 4 个。去皮，切成小块，加水 1000 mL，放入冰糖，打成汁。每天喝 1 000 mL。提示：痔疮病人饮食宜清淡，可常食用有清热解毒作用的食物；多吃蔬菜、水果，保持大便通畅。

（17）鲜菠菜 100 g，粳米 100 g。先将菠菜洗净放滚水中烫半熟，取出切碎。粳米煮成粥后，放入菠菜，煮沸食用。1 日 2 次。

（18）猪血 250 g，鲜菠菜 500 g。将猪血切成厚块，菠菜切碎，放入调料少许，制成汤食用，每日或隔日 1 次。

（19）将胡萝卜煮熟后，蘸蜂蜜食用，每次吃 250～500 g，1 日 2 次。

03 肛裂

肛裂是齿状线以下肛管皮肤层裂伤后形成的小溃疡，其方向与肛管纵轴平行，长 0.5～1.0 cm，呈梭形或椭圆形，常引起剧痛，愈合困难。而肛管表面裂伤不能视为肛裂，因很快自愈，且常无症状。肛裂是一种常见的肛管疾患，也是中青年人产生肛管处剧痛的常见原因。肛裂最多见于中年人，但也可发生于老人及小儿，一般男性略多于女性，但也有报告女多于男。肛裂常发于肛门后、前正中，以肛门后部居多，两侧较少。

一、病因病机

长期大便秘结的病人，因粪块干而硬，便时用力过猛，排出时裂伤肛管皮肤，反复损伤使裂伤深及全层皮肤。肛管后正中部皮肤较固定，直肠末端位置由后方向前弯曲，因此肛门后方承受的压力较大，是肛裂的常见部位。粗暴的检查亦可造成肛裂。肛裂多为单发的纵形、椭圆形溃疡，反复损伤、感染，使基底较硬，肉芽灰白，裂下端皮肤因炎症、浅静脉及淋巴回流受阻，发生水肿，形成结缔组织性外痔，称"前哨痔"。肛裂上端肛乳头因炎症和纤维变，成肥大乳头。

（1）解剖上的缺陷学说。肛裂多发生于肛门后位，主要是由于外括约肌浅层在肛管前后方各形成"Y"形薄弱区，耻骨直肠肌又加强肛管两侧的力量，因此肛门后部及前部不如两侧坚强。肛管向下后与直肠后壁形成一角度。排便时，干燥的粪便对肛门后方薄弱区的压力最大，又因肛管之后中线血运差，弹力较少，故造成肛门后方易受伤撕裂。这就是肛裂裂口的位置常发生于后方的原因。

（2）感染学说。肛管上端齿线处的特殊结构如肛窦、肛门瓣、肛乳头、肛腺等，容易被干硬的粪团下移时所损伤，使局部产生感染和炎症，或导致肛腺阻塞化脓，溃破后形成肛裂。由于局部炎症刺激，括约肌痉挛，血液供应不足，伤口久不愈合，形成慢性溃疡。

（3）括约肌痉挛学说。肛门外括约肌皮下部由于病理性因素，纤维化而失去柔软的特性，在肛门外括约肌浅层"Y"形薄弱区下端形成无弹性的横闸，当干硬粪团通过肛管时，此薄弱区容易破裂而出现裂口，裂口久不愈合形成慢性溃疡。

（4）外伤学说——肛门狭小学说。大多数学者认为，干硬粪团通过肛管时，易引起肛管撕裂，尤其是肛门先天性发育不良者，更易受到损伤。

以上几种学说的共同特点是与排出干硬粪便有关，又与局部解剖结构有明显的因果关系。可以说，肛裂的发生是多种致病因素相互作用的结果。

二、临床表现

（1）典型症状是疼痛、便秘、出血。排便时干硬粪便直接挤擦溃疡面和撑开裂口，造成剧烈疼痛，粪便排出后疼痛短暂缓解，经数分钟后由于括约肌反射性痉挛，引起较长时间的强烈疼痛，有的需用止痛剂方可缓解。因此，肛裂病人恐惧排便，使便秘加重，形成恶性循环。创面裂开可有少量出血，可见粪便表面带血或便后滴血。

（2）检查时用双手拇指轻轻分开肛门口，即见溃疡面，新发生的肛裂边缘整齐、软、溃疡底浅、无疤痕组织、色红、易出血。慢性肛裂深而硬，灰白色，不易出血。裂口下方为"前哨痔"。肛指和肛镜检查会引起病人剧烈疼痛，不宜进行。

三、诊断要点

根据四诊资料，分清本病致病诱因，针对诱因进行虚实寒热辨证、分型治疗。

1. 疼痛

周期性疼痛是肛裂的主要症状，常因排便时肛管扩张刺激溃疡面，引发撕裂样疼痛，或灼痛，或刀割样疼痛，持续数分钟后减轻或缓解，称为疼痛间歇期，时间一般在 5 分钟左右；随后括约肌持续性痉挛收缩而剧烈疼痛，可持续数小时，使病人坐卧不安，十分痛苦，直到括约肌疲劳松弛后，疼痛逐渐缓解，这一过程为肛裂疼痛周期。病情严重时，咳嗽、喷嚏都可以引起疼痛，并向骨盆及下肢放射。

2. 出血

大便时出血，量不多，鲜红色，有时染红便纸，或附着于粪便表面，有时滴血。

3. 便秘

病人多数有习惯性便秘，又因恐惧大便时疼痛，不愿定时排便，故便秘加重，形成恶性循环。

就诊时可见肛管纵行裂口或纵行梭形溃疡，多位于截石位 6 点和 12 点处。肛门括约肌痉挛，指检时可引起剧烈疼痛，故禁止指检。陈旧性肛裂可见到赘皮外痔、肛乳头肥大等并发症。

四、处理原则

中医药内治或外治以消除诱因、预防复发、促进康复为目的。急性肛裂以保守疗法即非手术疗法为主，宜止痛止血，防止出现疼痛恶性循环。对慢性肛裂或者 III 期肛裂，要以手术治疗为主，彻底消除肛裂的病因和加剧疼痛的因素。

五、一般护理

（1）培养良好的排便习惯，勿久蹲、久坐、努责。注意肛周皮肤的清洁，勤换内裤，勤沐浴。

（2）饮食宜清淡，不暴饮暴食，忌食辛辣、刺激、油腻之品，戒烟、酒。

（3）加强体育锻炼，增强机体抗病能力。患病后应及早治疗，防止炎症扩大。

（4）积极防治肛门病变，如肛裂、肛窦炎、肛腺炎、肛乳头炎、直肠炎、腹泻、内外痔等。遗留创口要及时就医。

六、健康教育

（1）养成良好的排便习惯，及时治疗便秘。

（2）饮食中应多含蔬菜水果，防止大便干燥，避免粗硬粪便擦伤肛门。

（3）注意肛门清洁，避免感染。肛裂发生后宜及早治疗，防止继发其他肛门疾病。

七、药膳食疗

（一）陈旧性肛裂术后的食疗

（1）芝麻酱拌菠菜。菠菜 500 g 煮熟，芝麻酱 50 g，酱油、姜末、味精适量，凉拌吃。

（2）凉拌鲜藕。鲜藕 100 g，洗净后切片，加适量砂糖浸渍片刻后即能食用。

（3）芝麻饮。芝麻略炒，冷后研成末，装入瓶中待用。每次用芝麻 2 汤匙，白糖适量，开水冲服。

（4）胆豆丸。猪胆汁 500 g，绿豆 500 g。将绿豆放入猪胆汁内浸透，然后放入烘箱或新瓦上烘干，研成粉末，装入胶囊内。每粒胶囊含药 0.4 g。每次服 3 粒，每日 2 次，用温开水冲服。

（5）蜜炙木耳。白木耳 50 g，蜜糖 30 g，先将白木耳加水用文火煮烂，后加蜜糖溶化，每日 1 碗。

（二）肛裂食疗方法

取藕 500 g，僵蚕 7 个，红糖 120 g。藕洗净切厚片，与僵蚕、红糖入锅中加水煎煮，吃藕喝汤，每日 1 次，连服 7 日。此方对肛裂有一定疗效。食疗方只作为一种辅助治疗手段，疗效因人而异，如遇肛裂发作，务必及时到正规医院进行确诊和治疗，才能早日康复。

04 肛痈

肛痈是指直肠周围间隙发生急慢性化脓性感染而形成的脓肿，主要表现为肛周红肿，疼痛剧烈，可伴有高热。相当于西医的肛门直肠周围脓肿。

一、病因病机

中医认为，过食肥甘、辛辣、醇酒，湿热下注，形成肛窦炎、肛腺炎，炎症向周围扩散，毒阻经络，气血凝滞，发为肛痈。并有因肺、脾、肾亏损，湿热乘虚下注而成。

现代医学认为，此病是由各种原因引起的肛门直肠周围细菌感染，如肛周皮肤病合并感染、全身疾病合并肛周感染、外伤后合并感染、肿瘤合并感染。

二、临床表现

（1）主要症状为肛周突然疼痛，坐立不安，可伴有发热，便秘。

（2）局部多见皮肤红肿灼热，触痛明显，溃后可见流脓。

（3）外周白细胞总数增高，中性粒细胞增多。

位于提肛肌以上的脓肿，位置深隐、局部症状轻、全身症状重；而提肛肌以下的脓肿，部位浅而局部红肿热痛较明显，全身症状较轻。

（4）肛门旁皮下脓肿：发于肛门周围的皮下组织内，局部红肿热痛明显，全身症状轻微。

1）坐骨直肠窝脓肿：位于肛门与坐骨结节之间，发病初仅感肛门不适或微痛，疼痛逐渐加重，坐卧不安，伴有发热，肛门指诊局部丰满，有明显压痛和波动感。

2）骨盆直肠窝脓肿：位于提肛肌以上，局部红肿热痛不明显，仅有直肠下坠感，但发热、恶寒等全身症状明显，肛门指诊可触到患侧直肠壁处隆起，压痛及波动感。

3）直肠后间隙脓肿：症状与骨盆直肠窝脓肿相同，肛门指诊，可触到直肠后方肠壁处隆起，压痛及波动感。

4）黏膜下脓肿：位于直肠黏膜与内括约肌之间的黏膜下间隙，临床上少见。直肠内坠胀感，伴发热。肛内指检直肠壁有圆形、椭圆形隆起，触痛或有波动感。

三、诊断要点

根据四诊资料，分清本病致病诱因，针对诱因进行虚实寒热辨证，分型治疗。

发病男性多于女性，尤以青壮年为多，主要表现为肛门周围疼痛、肿胀、有结块，伴有不同程度的发热、倦怠等全身症状。

由于脓肿的部位和深浅不同，症状也有差异，如肛提肌以上的间隙脓肿，位置深隐、全身症状重而局部症状轻；肛提肌以下的间隙脓肿，部位浅，局部红、肿、热、痛明显而全身症状较轻。

（一）肛门旁皮下脓肿

发生于肛门周围的皮下组织内，局部红、肿、热、痛明显，脓成按之有波动感，全身症状轻微。

（二）坐骨直肠间隙脓肿

发于肛门与坐骨结节之间，感染区域比肛门皮下脓肿广泛而深。初起仅感肛门部不适或微痛，逐渐出现发热、畏寒、头痛、食欲不振等症状，继而局部症状加剧，肛门有灼痛或跳痛，在排便、咳嗽、行走时疼痛加剧，甚则坐卧不安。肛门指诊患侧饱满，有明显的压痛和波动感。

（三）骨盆直肠间隙脓肿

位于肛提肌以上，腹膜以下，位置深隐，局部症状不明显，有时仅有直肠下坠感，但全身症状明显。肛门指诊可触及患侧直肠壁处隆起、压痛及波动感。

（四）直肠后间隙脓肿

症状与骨盆直肠间隙脓肿相同，但直肠内有明显的坠胀感，骶尾部可产生钝痛，并可放射至下肢，在尾骨与肛门之间有明显的深部压痛。肛门指诊直肠后方肠壁处有触痛、隆起和波动感。

本病 5～7 日成脓，若成脓期逾月，溃后脓出色灰稀薄，不臭或微臭，无发热或低热，应考虑结核性脓肿。

四、处理原则

中医根据辨证以去除诱因为治；外科以手术为主，注意预防肛瘘的形成。

五、一般护理

（1）保持肛门清洁及大便通畅。

（2）少食辛辣、肥甘、炙煿之品。

（3）积极治疗相关病变，如肛窦炎、直肠炎等。

（4）患病后应尽早治疗，防止病变范围扩大。

六、健康教育

（1）保持大便通畅，注意肛门清洁。

（2）积极防治肛门病变，如肛隐窝炎、肛腺炎、肛乳头炎、直肠炎、内外痔等。

（3）患病后应及早治疗，防止炎症范围扩大。

七、药膳食疗

组成：蒲公英 50 g，地丁 50 g，泽泻 10 g，猪苓 10 g，竹叶 15 g，灯芯草 5 g，连翘 10 g，元苓 15 g，山栀子 15 g，车前子 10 g。水煎至 300 mL，150 mL/次，1 日 2 次口服。清热利湿解毒。

05 | 肛瘘

肛管直肠瘘是肛管或直肠与肛周皮肤相通的肉芽肿性管道，主要侵犯肛管，很少涉及直肠，故常称为肛瘘，内口多位于齿状线附近，外口位于肛周皮肤处。整个瘘管壁由增厚的纤维组织组成，内有一层肉芽组织，经久不愈。发病率仅次于痔，多见于男性青壮年，可能与男性的性激素靶器官之———皮脂腺分泌旺盛有关。

一、病因病机

大部分肛瘘由肛门直肠脓肿破溃或切开排脓后形成。脓肿逐渐缩小，但肠内容物仍不断进入脓腔，在愈合缩小的过程中，常形成迂曲的腔道，引流不畅不易愈合，日久后腔道周围有许多瘢痕组织，形成慢性感染性管道。行走在内外括约肌附近，外口皮肤生长较快，常有假性愈合，引起反复发作。管道的感染多数为脓性感染，少数为结核性。

（1）肛门直肠周围脓肿破溃或切开多在肛门外，脓液从外口流出，但原发感染多在肛窦。肛窦则是继发感染的门户，反复感染，形成瘘道。

（2）瘘道多在肛门括约肌之间通过，由于括约肌经常不断地收缩与舒张，压迫瘘道，影响脓液的排除，容易贮脓感染而难以愈合。

（3）直肠内有一定的压力，直肠感染物质如粪便、气体，可经常不断地从内口进入瘘道，刺激腔壁，继发感染后由外口排出，也是造成瘘道的原因。

（4）肛门直肠周围脓肿破溃后，脓液排出，脓腔逐渐缩小，外部破溃口和切口也缩小，腔壁形成结缔组织增生的坚硬管道壁，因而不能自然闭合。

（5）瘘道弯曲或有窦、分支，引流不通畅，脓液潴留，反复感染，造成瘘道不易愈合。

（6）肛门静脉回流不畅，局部经常淤血，组织营养不良，影响愈合。

（7）结核杆菌、放线菌等感染所形成的脓肿，克隆氏病等难以自愈而形成特殊性肛瘘。

二、临床表现

（1）病史。病人常有肛周脓肿或切开排脓的病史，此后伤口经久不愈。

（2）临床表现。反复经瘘口流出少量脓液，肛周肿胀疼痛，肛周皮肤瘙痒；触压瘘口有脓液流出，皮下可触及硬的索条。

（3）辅助检查。探针经外口可插入管道；经外口注入亚甲蓝，肛管内纱布蓝染；瘘口造影，可显示管道影像。

三、诊断要点

根据四诊资料，分清本病致病诱因，针对诱因进行虚实寒热辨证，分型治疗。

本病可发生于各种年龄和不同性别，但以成年人为多见。通常有肛痈反复发作史，并有自行溃破或曾作切开引流的病史。

1. 流脓

局部间歇性或持续性流脓，久不收口。一般初形成的漏流脓较多，有粪臭味，色黄而稠；久之脓水稀少，或时有时无，呈间歇性流脓；若过于疲劳，则脓水增多，有时可有粪便流出；若脓液已少而突然又增多，兼有肛门部疼痛者，常表示有急性感染或有新的支管形成。

2. 疼痛

当瘘管通畅时，一般不觉疼痛，而仅有局部坠胀感。若外口自行闭合，脓液积聚，可出现局部疼痛，或有寒热；若溃破后脓水流出，症状可迅速减轻或消失。但也可因内口较大，粪便流入管道而引起疼痛，尤其是排便时疼痛加剧。

3. 瘙痒

由于脓液不断刺激肛门周围皮肤而引起瘙痒，有时可伴发肛周湿疮。

肛门视诊可见外口，外口凸起较小者多为化脓性；外口较大，凹陷，周围皮肤暗紫，皮下有穿凿性者，应考虑复杂性或结核性肛漏。低位肛漏可在肛周皮下触及硬索，高位或结核性者一般不易触及。以探针探查，常可找到内口。

四、处理原则

一般以手术治疗为主，内治法多用于手术前后减轻症状、控制炎症发展。

五、一般护理

（一）手术前后护理

1. 术前护理

参照本章"02 内痔"护理常规处理。

2. 术后护理

（1）参照本章"02 内痔"护理常规处理。

（2）挂线者需观察橡皮筋有否松弛，发现松弛则予收紧；拖线者需观察创面有否黏连，发现黏连则予以分开。

（3）告知挂橡皮筋或用丝线拖线者，坐浴时不可牵拉留在肛门外的橡皮筋或丝线，以免引起疼痛或断裂。鼓励适当活动，以加速橡皮筋脱落，保证拖线处引流通畅。

（4）换药时动作要轻柔，纱条要嵌塞到创口的基底部，以避免假性愈合。后期局部脓净，给予棉垫加压包扎，促使创面愈合。结核性肛瘘，应遵医嘱配合抗痨治疗。

（二）并发症护理

1. 术前并发症

（1）继发感染。局部红肿热痛时可外敷金黄膏。并观察体温、舌苔、脉象、二便等全身情况；成脓后，报告医师作切开排脓处理，并做好创口护理。

（2）高热。病人应卧床休息，多饮水，以利于毒素排泄。按高热护理，防止继发感染，便后用温水清洗肛周皮肤，保持局部清洁卫生。

2. 术后并发症

（1）参照本章"02 内痔"护理常规处理。

（2）创口愈合缓慢。气血不足者需增加饮食营养，补充适量的蛋白质；假性愈合或肉芽高突者，报告医师及时修剪扩创，以促使局部早日愈合。

六、健康教育

（1）参照"痔"护理常规处理。

（2）肛瘘经常反复发作，可引起继发感染，尤其是年迈体弱者或婴幼儿，因机体抵抗力差，炎症容易扩散，应及早治疗。切开外口引流者，要注意引流通畅，避免肛瘘外口堵塞，防止因脓液蓄积而引发新的瘘管分支。

（3）除注意饮食调理、二便护理等综合措施外，应保持局部清洁卫生，经常用温水或中药汤剂清洗或坐浴，内裤污染要及时更换。

七、药膳食疗

（1）红藤、苦参、白鲜皮各30 g，白芷、金银花各15 g，黄柏、花椒各10 g，将以上药物加水3 000 mL煎煮30分钟，去渣取药液，先熏洗患处，后坐浴，每日2次，每次10～20分钟，7～10日为1个疗程。一般连用2个疗程即可起效。熏洗坐浴法治疗痔瘘疗效显著。方中红藤泻实火、破瘀血、排痈脓；金银花清热解毒；苦参、黄柏清热燥湿；白芷、白鲜皮、花椒祛风止痒，燥湿止痛。诸药合用，可起到利湿清热、活血祛瘀、止痛止痒作用。

（2）风油精。晚间睡前用棉球蘸浸风油精少许，塞入肛门或肛周涂擦，1～3次即可消除瘙痒症状。过敏体质者不宜用。

（3）肤阴洁洗液。先用水洗净肛周，温开水稀释成20%溶液500 mL左右，坐浴15分钟，每日2次，10日1个疗程。

06 | 息肉痔

息肉痔是直肠内的赘生物，是一种常见的良性肿瘤。临床可分为单发和多发两种，前者多见于儿童，后者多见于青壮年，如果很多息肉积聚在一段或全段大肠者称息肉病，多为恶性。相当于西医的直肠、结肠息肉。

一、病因病机

本病多因湿热下注大肠，以致肠道气机不利，经络阻滞，淤血浊气凝聚而成。

二、临床表现

（1）2～8岁的幼儿发生息肉多为单发；成年人尤其是50岁以上者出现息肉多为结肠、直肠腺瘤，常为多发。

（2）临床上因息肉大小及位置高低不同而症状各异。位置较高的小息肉一般无症状。低位带蒂息肉，大便时可脱出肛外，小的能自行还纳，大的需用手推回。多发性息肉常伴腹痛、大便带血或血液与黏液相混。

（3）肛门指检可摸到位置较低的息肉，质地柔软、带蒂，活动度大。直肠镜或乙状结肠镜检能更清楚地发现息肉的数目、大小及表面情况。

（4）病理切片可以明确息肉是良性还是恶性。

三、诊断要点

根据四诊资料，分清本病致病诱因，针对诱因进行虚实寒热辨证，分型治疗。

2～8岁的幼儿发生息肉多为单发；成年人尤其是50岁以上者出现息肉，多为结肠、直肠腺瘤，常为多发。

临床上因息肉大小及位置高低不同而症状各异。位置较高的小息肉一般无症状。低位带蒂息肉，大便时可脱出肛外，小的能自行还纳，大的需用手推回。多发性息肉常伴腹痛、大便带血或血液与黏液相混。

肛门指检可摸到位置较低的息肉，质地柔软，带蒂，活动度大。直肠镜或乙状结肠镜检能更清楚发现息肉的数目、大小及表面情况。

病理切片可以明确息肉是良性还是恶性。

四、处理原则

本病以外治和手术治疗为主，如伴出血，或多发性息肉者，可配合内治法。

五、一般护理

（一）手术前后护理

1. 术前护理

（1）稳定情绪。告知手术的必要性及注意事项，解除病人紧张、恐惧心理。遵医嘱于手术前晚口服镇静剂，以保证休息与睡眠。

（2）了解病人有无咳嗽、发热、腹泻或月经来潮、药物过敏史等。做好麻醉药过敏试验，并做好记录。

（3）皮肤准备。术前1日，告知病人沐浴更衣，做好肛周皮肤的清洁，注意勿损伤皮肤。

（4）肠道准备。便秘者，遵医嘱于手术前晚口服润肠通便药，或甘油灌肠。术日早晨排空二便，温水坐浴以清洁肛门部。

（5）术前饮食。手术前晚餐及手术日早餐可照常进食，但忌奶制品及面食类食物。

（6）手术日早晨再次测量体温、脉搏、血压，核对药物过敏试验及各项化验检查报告等。

2. 术后护理

（1）术后体位。①术后取侧卧位。有肛瘘及创面者，需平卧 30 ~ 60 分钟，以利压迫止血。4 ~ 6 小时内不宜松动敷料，翻身时动作要缓慢，以防出血。②术后第 2 天可取自主体位，但仍需多卧床休息。③术后第 3 日起可下床活动。创面未愈时，不宜作剧烈运动或久坐、久蹲，以免影响伤口愈合。

（2）术后饮食。①手术日及术后第 1 日，可进无渣饮食，但慎食奶制品、豆制品及面食等胀气食物。手术后出汗较多，要及时补充水分，以保证手术后首次排尿通畅。②术后第 2 日改为普食，以清淡为宜，多食新鲜蔬菜、水果，忌辛辣刺激、肥甘炙醇之品，戒烟、酒，注意饮食卫生，慎防腹泻。

（3）按时测体温、脉搏、呼吸，观察病人全身情况。发热者，做好对症护理。

（4）观察排便情况。①术后 48 小时内勿解大便，其后可保持每日 1 次排便，但蹲厕时间勿过长。②便秘者，晨起可以蜂蜜冲饮，或饮盐开水、小腹部按摩。配合饮食调理，或遵医嘱口服润肠通便药物。

（5）肛周护理。①保持肛周皮肤清洁、干燥。换药前、排便后，遵医嘱以中药熏洗坐浴，时间不宜过长，以免引起局部水肿。②术后 7 ~ 10 日为结扎线脱线阶段，病人应减少活动，便时勿努责，不牵拉肛门口外的结扎线残端，防止出血。③观察局部创面生长愈合情况，以及用药效果、有无过敏现象等。如有局部出血、疼痛、水肿及大小便困难等，应报告医师处理。

（6）激光照射治疗。遵医嘱配合治疗时，因病人创面完全暴露，需注意保暖，避免受凉。照射距离一般为 10 ~ 20 cm，以患部感觉温和舒适为宜，防止烫伤。

（7）肛门括约肌功能锻炼。恢复期指导病人进行提肛运动，先收缩肛门，放松后再收缩，连续 30 ~ 40 下。

（二）术后并发症护理

（1）小溲困难。遵医嘱配合针灸治疗。或以车前子煎水代茶、少腹部热敷等，经上述方法无效，膀胱充盈明显者，遵医嘱施行导尿术。

（2）出血。局部创面用三七粉，或云南白药纱条压迫止血。创面渗血量增多，病人感下腹胀痛伴有便意感，并逐渐出现疲劳、四肢无力、头昏、冷汗、面色苍白、血压下降、脉搏增快等，应立即报告医师，并严密观察生命体征，备好手术、抢救器械与药物。

（3）疼痛。遵医嘱或在医师指导下行针刺疗法；或遵医嘱取出肛门内部分填塞物，以减轻疼痛。痔核脱出嵌顿时，可以消毒纱布按揉复位，并给予精神安慰。

（4）水肿。遵医嘱行中药熏洗，并外敷消痔膏药；或遵医嘱局部作红外线照射治疗。

（5）大便困难。鼓励多食新鲜蔬菜、水果，或进食润肠通便食物。适当下床活动，卧床时可作腹部按摩，促进肠蠕动。

六、健康教育

（1）参照本章"02　内痔"护理常规处理。

（2）保持大便通畅。便后可用温水坐浴，保持肛周皮肤清洁。

（3）本病为慢性消耗性疾病，如有营养不良等症状，应注意营养补充。戒烟、酒。

（4）积极治疗溃疡性结肠炎、泄泻、痢疾等慢性疾病。必要时作门诊随访（半年或1年）。若发现癌变或直肠多发性息肉，应及早就医治疗。

七、药膳食疗

丹参30 g，生地榆、凌霄花、半枝莲各15 g，桃仁、赤芍、炮山甲、皂刺、三棱、丹皮、槐米、山慈菇、牛膝各12 g。水煎服，每日1剂。30日为1个疗程。

服药治疗期间病人饮食宜清淡，忌食辛热、膏粱厚味之品，多食富含纤维素的食物，保持大便通畅。

07 | 锁肛痔

锁肛痔是指肛管直肠癌后期，肿块堵塞肛门，引起肛门狭窄，大便困难，犹如锁住肛门一样，故称锁肛痔。相当于西医的肛管直肠癌。本病多发于40岁以上，偶见于青年人。其临床特点是便血、大便习惯改变、直肠肛管肿块。锁肛痔病名首见于《外科大成》："锁肛痔，肛门内外如竹节锁紧，形如海蜇，里急后重，便粪细而带扁，时注臭水，此无法治。"

一、病因病机

忧思抑郁，情志不畅，日久气滞血瘀；肝气不舒，横逆犯脾，运化失常，湿热痰浊内生；或饮食不节，久泻久痢，息肉虫积，损伤脾胃，湿热痰浊内生，与气血结聚于肠道而成肿瘤。总之，湿热痰浊气血淤结成肿块是本病之标，而正气不足、脾肾亏虚乃本病之本。

二、临床表现

初期表现：直肠黏膜或肛门皮肤突起一小硬结，无明显症状，病情进一步发展可出现一系列改变。

晚期：病人可出现食欲不振、全身衰弱无力、贫血、极度消瘦等恶病质表现。

（1）便血。是直肠癌最常见的早期症状。大便带血，血为鲜红或暗红，量不多，常同时伴有黏液，呈持续性，此时常被误认为"痔疮"。病情进一步发展，可出现大便次数增多，里急后重，排便不尽感，粪便中有血、脓、黏液，并有特殊的臭味。

（2）排便习惯改变。也是直肠癌常见的早期症状。表现为排便次数增多，便意频繁，有排便不尽感等。有时为便秘，同时肛门内有不适或下坠感。

（3）大便变形。病程后期因肠腔狭窄，粪便少，大便形状变细、变扁，并出现腹胀、腹痛、肠鸣音亢进等肠梗阻征象。

（4）转移征象。首先是直接蔓延，后期穿过肠壁，侵入膀胱、阴道壁、前列腺等邻近组织，若侵及膀胱、尿道时有排尿不畅及尿痛、尿频。侵及骶前神经丛时，在直肠内或骶骨部可有剧烈持续性疼痛，并向下腹部、腰部或下肢放射。另外，可经淋巴向上转移至直肠上静脉走行的淋巴结。10%～15%的病人在确诊时癌症已经过门静脉血行转移至肝脏，出现肝肿大、腹水和黄疸等。

（5）查体。肛管癌较少见，早期肿块较小，可活动，呈现疣状。进一步发展，在肛门部可看到突起包块或溃疡，基底不平，质硬，并可能有转移结节和腹股沟淋巴结转移。

（6）直肠指检。是诊断直肠癌的最重要的方法。80%的直肠癌位于手指可触及的部位，肿瘤较大时指检可以清楚地扪到肠壁上的硬块、巨大溃疡或肠腔狭窄。退指后可见指套上染有血、脓和黏液。指检发现癌肿时要扪清大小、范围、部位和固定程度，以便决定治疗方法。

（7）实验室和其他辅助检查。

1）直肠镜或乙状结肠镜检查。对所有指检可疑或已明确无疑的直肠癌均应进行直肠镜或乙状结肠镜检查，不仅可以看到直肠内病变的范围，更重要的是取活组织进行病理检查，以确定诊断。

2）钡剂灌肠检查：可以发现肠腔狭窄或钡影残缺等。为排除结肠中多发性原发癌，应常规进行钡剂灌肠或气钡双重造影术。

3）其他检查：直肠下端癌肿较大时，女性病人应行阴道及双合诊检查，男性病人必要时应行膀胱镜检查。疑有肝转移时应行B型超声检查、CT或同位素扫描。直肠癌肿侵及肛管而有腹股沟淋巴结肿大时，应将淋巴结切除活检。

三、诊断要点

肛管直肠癌的早、中期以实证多见，晚期以虚证或虚实夹杂证为主。

四、处理原则

早期癌肿较小，病人体质尚可，宜尽早行癌根治性手术；晚期癌症无法行根治术而有肠梗阻者，可行结肠造瘘术。但无论手术与否，都应进行综合治疗，如中医辨证施治、放射治疗、化学治疗及免疫治疗等。

五、一般护理

（1）注意饮食营养，忌食辛辣刺激之物，多食新鲜蔬菜、水果。

（2）保持大便通畅，便秘服麻子仁丸。

（3）青壮年以上的病人，如经常出现大便带血或排便习惯的改变，应尽早检查，早期诊断，早期治疗，以免延误病情。

六、健康教育

（1）严格遵守保护性医疗制度，给予精神安慰，加强病人战胜疾病的信心。

（2）增加营养，忌食辛辣刺激性食物，晚期病人以半流饮食为宜。

（3）注意观察大便情况，便秘腹胀者注意是否肠道梗阻，肛门失禁者应勤换衣裤，清洁肛门。

（4）40岁以上出现排便习惯改变及便血者，即应早期就诊，警惕直肠癌的发生。

七、药膳食疗

八月扎 15 g、广木香 9 g、红藤 15 g、白花蛇舌草 30 g、菝葜 30 g、野葡萄藤 30 g、苦参 15 g、生薏苡仁 30 g、紫丹参 15 g、地鳖虫 9 g、乌梅 9 g、瓜蒌仁 30 g、白毛藤 30 g、凤尾草 15 g、贯仲炭 30 g、半枝莲 30 g，水煎服。壁虎 4.5 g，研成粉末，分 3 次吞服。并将本方煎剂的 1/3（约 200 mL）保留灌肠，每日 1~2 次。理气化瘀，消肿解毒。主治直肠癌、结肠癌，并适用于胃癌和肝癌。

辨证加减：气虚加黄芪、党参、白术、扁豆；伴有脾肾阳虚者，伍用补骨脂、菟丝子、薛荔果、益智仁、熟附块；血虚加当归、白芍、阿胶；阳虚加北沙参、麦冬、川石斛、生地黄、鳖甲；便脓血加生地榆、槐花炭、血余发、乌蔹莓、黄柏：便次多加诃子、升麻、补骨脂、扁复、赤石脂、禹余粮、御米壳；大便秘结体实者加生大黄、枳实、玄明粉，体虚者加柏子仁、郁李仁、火麻仁；腹部肿块加夏枯草、海藻、昆布、生牡蛎、木鳖子。

第十四章
男性前阴病

01 | 精浊

精浊是尿道口常有精液溢出的生殖系炎症性疾病。其特点是尿频、尿急、尿痛，尿道口常有精液溢出，并伴有会阴部、腰骶部、耻骨上区等部隐痛不适等。相当于西医的前列腺炎，分为急性前列腺炎和慢性前列腺炎两种。

一、病因病机

急性者多由饮食不节，嗜食醇酒肥甘，酿生湿热，注于下焦；或因外感湿热之邪，壅聚于下焦而成。慢性者多由相火妄动，所愿不遂，或强忍不泄，或被阻中断，肾火郁而不散，离位之精，化成白浊；或房劳过度，以竭其精，精室空虚，湿热从精道内侵，湿热壅滞，气血淤滞而成。病久，相火伤及肾阴，肾阴暗耗，可出现阴虚火旺的证候；亦有体质偏阳虚者，久则火势衰微，易见肾阳不足之象。

二、临床表现

本病多见于青壮年。急性者，发病急骤，寒战高热，腰骶部及会阴部疼痛，常有尿频、尿痛及直肠刺激症状。形成脓肿时常发生尿潴留。直肠指检：前列腺饱满肿胀，压痛明显，局部温度增高。慢性者包括慢性细菌性前列腺炎、非细菌性前列腺炎、前列腺痛。三者中除慢性细菌性前列腺炎可能有尿路感染症状外，其余临床症状几乎没有差异。主要症状为尿频，排尿后尿道口有白色分泌物溢出。此外，部分病人因病程过长而忧虑，常出现头昏目眩，神疲乏力，腰膝酸软，性功能障碍，早泄，阳痿等症状。

辅助检查：急性者，尿道口溢出的分泌物镜检有大量脓细胞，涂片可找到细菌。慢性者，前列腺按摩液镜检白细胞增多，pH>10，卵磷脂小体减少或消失。前列腺液培养慢性细菌性前列腺炎有较固定的致病菌生长，慢性非细菌性前列腺炎无致病细菌生长。前列腺痛，前列腺液镜检及培养均正常。

三、诊断要点

精浊常因酒色无度，败精淤阻，或肾精亏损，相火妄动，败精夹火而出，或由于湿热流注精室，或肾气亏虚，失其封藏固摄而成。

辨证应辨虚实。虚证常因肾脏亏虚，肾阴不足则虚火妄动，扰乱精室，致精随尿出;肾阳不足则封藏失职,精关不固,使精随尿漏。实证常因过嗜烟酒、肥甘厚味,以致气郁生湿,湿蕴生热,湿热下注,扰动精室,使精随尿出。虚证病在肾,或属气虚不摄,或属阴虚火旺;实证病多在肝,以湿热下注为主。总的治疗方法是补肾益气,固摄精关,清热利湿为主。

四、处理原则 扶正祛邪、消补兼施,固精导浊为法。

五、一般护理

(一)环境与休息

病房宜整洁、安静、舒适,阳光充足,空气流通、温度、湿度适宜。

(二)情志护理

部分病人担心炎症消除后对性功能有影响,应向病人介绍疾病的有关知识,并告知此病病程较长,需认真配合,坚持治疗,消除其顾虑。

(三)饮食护理

饮食宜清淡,宜高维生素、高蛋白,多吃新鲜蔬菜、水果,多饮水,忌辛辣、刺激性食物,如辣椒、咖啡等,戒烟、酒。

(四)用药护理

中药保留灌肠,注意药量和温度。中药坐浴,宜先熏后坐浴。

(五)病情观察

(1)注意急性发作期全身中毒症状,高热时按高热护理。

(2)注意排尿异常情况,观察尿液的色、质、量及胀痛部位与程度。

六、健康教育

(1)加强体育锻炼,预防感冒,因感冒受凉之后可使症状反复或加重。

(2)注意饮食有节,不过食肥甘厚味、辛辣炙煿之品,戒烟、酒。

(3)生活要有规律,保持心情舒畅,劳逸结合,忌长距离骑车及久坐,不穿紧身衣裤。慢性病病人应积极有规律地治疗,保持乐观情绪,树立起战胜疾病的信心。

(4)积极治疗身体其他部位的慢性感染,如慢性扁桃体炎等。

（5）急性前列腺炎禁忌按摩。慢性期按摩时用力、时间、次数应适宜。

（6）指导病人注意会阴部清洁卫生，防止尿路感染诱发本病。

（7）急性期应卧床休息，多饮水，保持大便通畅。急性期禁房事，慢性期应建立合理的性生活，避免频繁的性冲动，戒除手淫。

七、药膳食疗

（一）火扰精室型

临床表现：尿道口时时流出糊状浊物、或兼血色、阴茎痛甚如刀割火灼，心烦失眠，口苦口干，小便黄赤而不浊，舌红，苔薄黄，脉弦数。

（1）黄柏车前苡仁汤。黄柏 15 g，车前草 30 g，生甘草 6 g，薏苡仁 50 g，将前三味药用干净纱布包裹，同薏苡仁一起放入砂锅煎煮，薏苡仁熟时加适量白糖，饮汤食薏苡仁。

（2）茅根绿豆粥。白茅根 50 g，绿豆 30 g，粳米 60 g。将白茅根煎水成 500 mL，去白茅根，加绿豆、粳米煮粥，熟时加适量的白糖调味食用，每日 1～2 次。

（二）心肾亏虚型

临床表现：尿道口时时流溢出米泔样或糊状浊物，滴沥不断，日久不愈；阴茎中不痛不痒，常伴眩晕心悸、神疲乏力、腰膝酸软，舌淡嫩，苔薄白，脉细弱。

（1）乌豆煲老鼠干。老鼠干 1 只，乌豆 60 g，陈皮 5 g，清水煲熟，调味服食。

（2）淮山桂圆芡实炖猫肉：淮山 20 g，桂圆肉 15 g，芡实 30 g，猫肉 200 g。上料同放盅内隔水炖熟，调味服食，饮汁食肉。

（3）田鸡薏苡仁粥。田鸡 3 只（去内脏），切块，薏苡仁 30 g，大米 60 g，一同煮粥，适量姜和食盐调味服用，每日 1～2 次。

（三）其他食疗方

（1）黄花菜、马鞭草（或小叶凤尾草、车前草、马齿苋、叶下珠、金钱草）、白糖（或红糖）各 30 g，水煎服，日服 1～2 次。

（2）蕹菜梗 60 g，玉米须 30 g，水煎服。可与白糖或红糖适量同煎。

（3）鲜荠菜 50 g，水煎，连服 5 日。

（4）马齿苋 30 g（鲜品 120 g）、绿豆 40 g（或扁豆花 12 g），煎汤服（加红糖适量亦可）。

（5）鲜马齿苋 90 ~ 150 g、大米（或粳米）25 ~ 50 g，煮粥服。

（6）灯心草 6 扎，鲜苦瓜 150 ~ 200 g（切开去瓢和核），煎汤饮用。

（7）鲜黄瓜 5 条，加水 250 mL，煎汁服。

（8）凤尾草 30 g（鲜品 60 g）、生苡米 20 g，取第二次淘米水 3 碗加入，煎至 1 碗，加食盐少许调味，饮用。

（9）榕树须（以条细色红褐者为佳）30 g，冰糖适量，煎水饮用。

（10）鲜露兜勒根 100 g，猪小肚（或猪瘦肉）100 g，煲汤，饮汤食肉。

（11）老鼠干 1 只，乌豆 30 ~ 60 g，陈皮 3 g，加清水煲熟，调味服食。

（12）山药、扁豆加陈皮丝少许，红枣为泥，蒸羹吃。

（13）山药，桂圆肉各 15 ~ 25 g，鳖（水鱼）1 只，去肠脏洗净切块，放炖盅内炖服。

（14）桂圆肉 15 g，党参 30 g，芡实 30 g，猫肉 150 ~ 250 g，放炖盅内，隔水炖熟服食，饮汁吃肉。

（15）冬虫夏草 15 g，鲜胎盘（人、猪、牛者均可）半个至 1 个，隔水炖服（入山药、芡实各 15 g 同炖更佳）。

（16）核桃取肉，栗子炒去壳等量，捣碎加糖食。随量服用。单食核桃肉亦可。

（17）用金樱子（去刺及焙过）120 g，芡实 60 g，五味子 30 g，共研为末，炼蜜丸，如梧子大，每服 40 丸。

02 | 精癃

精癃是指各种原因导致的精室肥大、膀胱气化失司，以排尿困难和尿潴留为临床特点的疾病，常见于老年男性。相当于西医的前列腺肥大，又称前列腺增生症。

一、病因病机

本病因年老肾气渐衰，中气虚弱，痰淤互结水道，三焦气化失司所致。肺主治节，为水之上源，通调水道，下输膀胱，肺气失宣不能输布，影响水道通调，以致尿闭或尿出不畅。若脾胃功能紊乱，湿热下注膀胱，壅滞气机，气化失常，尿不能正常渗泄，故发生尿闭或排尿滞涩。或脾气虚弱，中气不足，不能收摄，膀胱失于约束，故发生遗尿失禁。若老年肾气渐衰，阴阳容易失调，如真阴不足，相火偏亢，膀胱水液不利，则排尿频数，滞涩不爽。如肾阳虚衰，下元虚惫，固摄无权，则尿失禁或小便频数，淋漓不尽。或因长年负重劳伤，或房劳竭力，或过食辛辣，淤结膀胱，久成症块，阻塞水道，导致尿液排出受阻，终发癃闭。

二、临床表现

本病发病年龄大多在 50 ～ 70 岁。轻者并不引起尿路梗阻而发生小便障碍；重者，开始小便次数增多，以夜间为明显，随着小便排出困难，有尿意不尽之感，严重时要用力努挣才能排出。由于尿液长期不能排尽，而发生慢性尿潴留，以致尿液自行溢出或夜间遗尿。在病变过程中，常因受寒、劳累、房室过度、过食辛辣刺激等，而突然发生排尿困难，甚至尿闭，膀胱胀痛，辗转不安。

辅助检查：直肠指检，前列腺常有不同程度的增大，表面光滑而无结节，边缘清楚，中等硬度而富有弹性，中央沟变浅或消失。此外，可进行 B 型超声波检查、CT 检查、膀胱造影检查、膀胱镜检查及残余尿测定、尿流率测定等以协助诊断。

三、诊断要点

湿热下注，壅积膀胱，气化不利，故尿少黄赤，尿频涩痛，点滴不畅，甚或尿闭；尿液蓄积膀胱，气机不畅，故小腹胀满；湿热内盛，津液不布，故口渴不欲饮；湿热郁蒸则发热；湿热结聚下焦，阻滞气机，或热胜伤津，故大便秘结；舌红、苔黄腻、脉滑数为湿热下注之象。

四、处理原则

肺热失宣证，治宜清热宣肺；湿热下注证，治宜清热利湿；中气下陷证，治宜补中益气；肾阴亏虚证，治宜滋肾养阴；肾阳虚损证，治宜补肾温阳；气滞血淤证，治宜活血祛淤，必要时可行手术治疗。

五、一般护理

（一）环境与休息

病房宜整洁、安静，通风良好，避免病人直接当风。

（二）情志护理

排尿困难者，要做好解释、安慰工作，消除其紧张心理，积极配合治疗与护理。

（三）饮食护理

饮食宜清淡、易消化，适当控制饮水量，忌辛辣、刺激之品，戒烟、酒。

（四）用药护理

根据中医辨证的不同，遵医嘱服用中药汤剂，用药后观察排尿情况。

（五）病情观察

（1）观察排尿的量、次数及排尿时伴随的症状。如排尿点滴不通、淋漓，热赤而闭，或欲尿不得出，尿细如丝或闭塞不通，可采取诱导排尿。不习惯床上排尿者，可协助其坐起排尿。必要时给予留置导尿，保持内裤、会阴部的清洁。

（2）观察发热、恶心呕吐、腹胀腹痛、大便秘结，以及食欲、精神状况。大便3日未行者，应遵医嘱给予缓泻剂。

六、健康教育

（1）饮食宜低脂、富含维生素及矿物质，多饮水，少饮酒及少食辛辣、助火生湿食物。

（2）适当锻炼身体，增强体质。每日进行有氧运动 20 ~ 30 分钟，如散步、慢跑。

（3）注意休息，避免过劳。保持乐观情绪，避免因情绪郁结而加重症状。

（4）注意保暖，随着季节变化，随时增减衣被。

（5）注意个人卫生，保持局部清洁，勤换内裤。

（6）保持大便通畅，多食新鲜蔬菜、瓜果，忌憋尿及久坐不动，以免影响局部血液循环。如有尿道梗阻者，应针对阻塞原因，遵医嘱采取不同的诊治方法。

（7）如有小便不畅，尿频涩痛，应及时就医。

七、药膳食疗

（1）八味饮。组成：熟地黄 15 g，山茱萸 15 g，山药 15 g，茯苓 15 g，丹皮 10 g，泽泻 10 g，女贞子 15 g，旱莲草 15 g，丹参 15 g，虎杖 15 g，香附 10 g，川楝子 10 g，桑寄生 30 g，杜仲 10 g，怀牛膝 15 g，夏枯草 30 g，王不留行 10 g，石

韦30 g。一日1剂，水煎服，分2次温服，14剂。滋补肝肾，活血通络。

（2）用食盐250 g，炒热，布包熨小腹；或生葱250 g，切碎，酒炒，装入布袋，熨脐部至少腹，至尿液排出。

03 | 子痰

本病系发生于肾子的疮痨性疾病，以睾丸尾部有发展缓慢之硬结，溃后流淌稀薄脓水，形成瘘管则经久不愈为临床特征。本病病程较长，一般预后较好，如系双侧病变，则可影响生育能力，导致不育。相当于西医的附睾结核。

一、病因病机

本病因肝肾亏损，脉络空虚，浊痰乘虚下注，结于肾子；或阴虚内热，虚火上炎，灼津为痰，阻于经络，痰淤互结而成。浊痰日久，郁而化热，热胜肉腐化脓。若脓水淋漓日久，又可出现气阴两虚证候，甚则阴损及阳，而出现肾阳不足的表现。

本病多发于20～40岁的青壮年。本病系因肝肾亏损，脉络空虚，痰湿之邪乘虚侵袭肝肾之经脉，下注凝结于肾子而成。根据疾病发展的不同阶段，其病因病机一般可分为以下三类：

（1）痰湿流结。素体肝肾不足，或为痰湿体质，则痰湿之邪易于乘虚而入并流结于肾子，痰湿为阴邪，寒盛伤阳，故可出现阳虚寒凝症状，其性黏滞，往往经久不愈。

（2）痰热互结。痰湿久结不消，郁而化热，热胜则肉腐，形成脓肿，溃后流清稀脓液。久之阴液内耗，阳气易亢，则见阴虚内热之征象。

（3）气血两虚。溃后流脓，经久不愈，气血两伤，导致气血亏虚。

二、临床表现

睾丸部有发展缓慢之硬结，溃后流淌稀薄脓水，形成瘘管则经久不愈，伴低热、盗汗、倦怠、颧红、消瘦等。

三、诊断要点

中医治疗本病多为肝肾二经病变，初期以补肾温经、活血散寒、化痰散结为主；用药以辛香通达为多，如阳和汤加小茴香、橘核、荔枝核、川芎等。本虚而标实证，当培补为主，佐化痰软坚、活血散寒。成脓，宜滋阴除湿清热透脓，如滋阴除湿汤加黄芪、炙山甲、皂角刺等。溃后，宜补肾化痰，益气托脓，如十全大补汤加熟附子、鹿角胶等。本病宜分型论治。一般分为寒痰凝结、肝肾阴虚和肾虚痰湿型。寒痰凝结型相当于疾病初期，肝肾阴虚相当于疾病的成脓期，肾虚痰湿型相当于疾病溃后形成瘘管期，三期之间有一定的相关性和转移性，由于体质素虚或为痰湿体质，或失治误治等因素，初期容易向后期发展，而后期也可呈急性发作。

四、处理原则

在辨证施护的同时，应用西药抗痨治疗 6 个月以上。

五、一般护理

（一）环境与休息

居室宜安静、整洁、舒适，定时开窗通风换气，避免直接当风。急性期应卧房；休息。

（二）情志护理

子痰可导致不育症，使未生育者有较重的思想负担，应向病人解释，及时得当的治疗，可以避免并发症的发生。

（三）饮食护理

发病期间宜食清淡之品，如谷类、蔬菜类，以助消火解毒，忌辛辣、油腻、鱼腥、刺激性食物，戒烟、酒。

（四）用药护理

服中药汤剂后可能会出现呕吐，可将药汁浓煎，少量多次频服，或在服药前先滴少许姜汁在舌面上，以减少呕吐。

（五）病情观察

（1）注意睾丸及附睾疼痛肿胀、阴囊皮肤红肿化脓等情况。

（2）观察生命体征变化。体温在 39℃ 以上时，应遵医嘱给予药物或物理降温。急性病人伴发热、疼痛及全身不适，应鼓励多饮水，生活上给予细致照顾，满足其合理要求。

（3）保持阴部、会阴部清洁，用阴囊托带托起阴囊，避免摩擦。急性期可局部冷敷，以减轻充血水肿和疼痛。慢性期可用热敷。急性期禁房事，慢性期应节制房事。

六、健康教育

（1）注意个人性卫生，起居有常。衣服不宜过紧，宜穿宽松透气性好的棉质内裤。

（2）避免阴囊睾丸外伤。急性期禁房事，慢性期应节制房事。

（3）积极治疗后尿道、前列腺、精囊等部位的感染。

（4）医疗器械使用需严格消毒。

（5）忌膏粱厚味、辛辣、刺激性食物。

七、药膳食疗

注意饮食营养，多食高蛋白、高维生素、易消化食物。

食疗上可以用昆布 30 g，海藻 30 g，黄豆 30～60 g，加水适量，一起煮烂熟，加盐或糖食用，1 日内分成 2～3 次。也可以用红皮蒜 2 个，柑核 50 g，金橘 2 个、白糖 50 g。用水 2 碗，煮成 1 碗，趁温服，每日 3 次。

04 | 子痈

子痈是指睾丸及附睾的感染性疾病。中医称睾丸和附睾为肾子，故以名之。子痈分急性子痈与慢性子痈，两者都有睾丸或附睾肿胀疼痛的特点。《外科全生集》云："子痈，肾子作痛而不升上，外观红色者是也。迟则成患，溃烂致命；其未成脓者，用枸橘汤一服即愈。"

急性子痈急性发病，睾丸或附睾红肿热痛，并伴有全身热证表现；慢性子痈多继发于急性子痈后，或并发于慢性前列腺炎、慢性精囊炎，仅表现为睾丸或附睾的硬结，微痛或微胀，轻度触痛等。相当于西医的急慢性睾丸炎、附睾炎（包括腮腺炎性睾丸炎）。

一、病因病机

肝脉循会阴，络阴器，肾子属肾。子痈的发病与肝肾有关。

（1）湿热下注。外感六淫，如坐卧湿地，或过食辛辣炙煿，湿热内生，湿热下注肝肾之络，结于肾子，阻隔经络，凝滞气血，郁久则热胜肉腐。或因不洁房事，外染湿热秽毒，郁滞化火成脓，脓腐肉溃，经精道逆传肾子，浊毒壅结而成。亦有跌仆挫打，肾子受损，络伤血瘀，瘀久化热，腐化血肉，终致酿脓，发为本病。

（2）瘟毒下注。时毒痄腮余毒未尽，邪毒从胆经传入肝经，壅结肾子而发。

（3）气滞痰凝。情志不畅，郁怒伤肝，肝失疏泄，肝郁气结，经脉不利，血淤痰凝，发于肾子，延成硬块，则为慢性子痈。

二、临床表现

（1）急性子痈。附睾或睾丸肿大疼痛，突然发作，疼痛程度不一，轻者仅有不适，重者痛如刀割，行动或站立时加重。痛域可为局限性，也可沿输精管放射至腹股沟、直肠及下腹部。伴有恶寒发热，或寒热往来，食欲不振，口苦，口渴欲饮，尿黄，便秘等全身症状。附睾或睾丸拒按，触摸时痛觉敏锐，触痛常传导至患侧精索附近的下腹部。化脓性急性子痈溃脓后疼痛程度减轻，但脓毒波及阴囊，可引起阴囊红肿，甚至化脓，脓肿自溃或切开引流后，脓出毒泄，症状消退迅速，疮口容易愈合。

因外伤瘀血引起者，有明显外伤史，初起肿痛较剧，但全身症状不显，以后仅有睾丸、附睾肿硬隐痛。如继发感染，则会出现阴囊红肿和全身发热。

痄腮并发的子痈（腮腺炎性睾丸炎），多在痄腮消退后又突然发热，同时睾丸肿痛，一般不会化脓，病程多为 7 ~ 10 日。

（2）慢性子痈。临床较多见。大部分慢性子痈无急性子痈病史，但常伴有邻近性腺的慢性感染，如慢性前列腺炎、慢性精囊炎。病人常有阴囊疼痛、发胀、下坠感，疼痛可放射到下腹部及同侧的大腿根部。检查时可触及附睾增大，变硬，有结节，伴轻度压痛，同侧输精管增粗。

三、诊断要点

分清虚实寒热，急则治其标，缓则治其本。

四、处理原则

在辨证施护的同时，可配合使用抗生素；慢性子痈可用中医治疗。

五、一般护理

（一）环境与休息

居室宜安静、整洁、舒适，定时开窗通风换气，避免直接当风。急性期应卧床休息。

（二）情志护理

子痈可导致不育症，使未生育者有较重的思想负担，应向病人解释，及时得当的治疗，可以避免并发症的发生。

（三）饮食护理

发病期间宜食清淡之品，如谷类、蔬菜类，以助消火解毒，忌辛辣、油腻、鱼腥、刺激性食物，戒烟、酒。

（四）用药护理

服中药汤剂后可能出现呕吐，可将药汁浓煎，少量多次频服，或在服药前先滴少许姜汁在舌面上，以减少呕吐。

（五）病情观察

（1）注意睾丸及附睾疼痛肿胀、阴囊皮肤红肿化脓等情况。

（2）观察生命体征变化。体温在 39 ℃以上应遵医嘱给予药物或物理降温。急性病人伴发热、疼痛及全身不适，应鼓励多饮水，生活上给予细致照顾，满足其合理要求。

（3）保持阴部、会阴部清洁，用阴囊托带托起阴囊，避免摩擦。急性期可局部冷敷，以减轻充血水肿和疼痛。慢性期可用热敷。急性期禁房事，慢性期应节制房事。

六、健康教育

（1）注意个人性卫生，外生殖器部位有包茎、龟头炎、尿道狭窄，以及炎性疾患，应及时治疗。

（2）衣服不宜过紧，宜穿宽松透气性好的棉质内裤。

（3）避免阴囊睾丸外伤。急性期禁房事，慢性期应节制房事。

（4）积极治疗后尿道、前列腺、精囊等部位的感染。

（5）医疗器械使用需严格消毒。

（6）忌膏粱厚味、辛辣、刺激性食物。

七、药膳食疗

（1）芸苔炒杞苗。芸苔、枸杞苗、调味品各适量。将芸苔、枸杞苗洗净，切段，锅中放素油适量烧热后，下葱姜爆香，然后下芸苔、枸杞苗等，炒至熟后，放食盐、味精等调味即成。每日2剂。

（2）鱼腥草拌萝卜。鱼腥草、萝卜、调味品各适量。将鱼腥草、萝卜择洗干净，切段；生姜洗净，切丝；大蒜洗净，切粒；葱白洗净，切粒。将鱼腥草、萝卜放入盘中，纳入姜丝、蒜粒、香油、食醋、酱油、鸡精适量拌匀即成。每日2剂。

（3）菊花茄子羹。杭菊花40 g，茄子、调味品各适量。将菊花加水煮沸30分钟左右，去渣取汁。茄子洗净，切成斜片，放入烧热的素油锅内翻炒至快熟时，调入葱、姜、淀粉和菊花汁，翻炒片刻，滴些麻油即可。每日1剂。

（4）雪莲花瘦肉汤。雪莲花10 g，猪瘦肉100 g，调味品适量。将雪莲花洗净；瘦肉洗净，切块，放入锅中，加清水适量煮开，而后下雪莲花，煮至瘦肉熟后，加葱花、食盐、味精、猪脂、姜末、胡椒等适量调味服食。每日1剂。

（5）双草凤尾鱼。夏枯草30 g，益母草30 g，凤尾鱼1尾（750 g），调味品各适量。夏枯草、益母草一并洗净，分2次煎取浓汁100 mL；凤尾鱼剖开，去肚杂，剁成块状，置碗内，加少许精盐、酱油稍腌。将茶籽油在武火锅上烧至八成热，将鱼块翻炒几遍至变色，放入猪骨汤，武火煮沸，再入精盐、酱油、红辣椒丝、生姜拌匀，文火慢焖至香熟时，将药汁从锅边四周淋入，加入葱白、味精调匀，再焖片刻即成。每日1剂。

第十五章
皮肤病

01 蛇串疮

蛇串疮是一种皮肤上出现成簇水疱，呈带状分布，痛如火燎的急性疱疹性皮肤病。因皮损状如蛇行，故名蛇串疮；因每多缠腰而发，故又称缠腰火丹；本病又称之为火带疮、蛇丹、蜘蛛疮等。清《外科大成·缠腰火丹》称此症"俗名蛇串疮，初生于腰，紫赤如疹，或起水疱，痛如火燎"以成簇水疱，沿一侧周围神经作带状分布，伴刺痛为临床特征。多见于成年人，好发于春、秋季节。相当于西医的带状疱疹。

一、病因病机

本病多为情志内伤，肝郁气滞，久而化火，肝经火毒，外溢肌肤而发；或饮食不节，脾失健运，湿邪内生，蕴而化热，湿热内蕴，外溢肌肤而生；或感染毒邪，湿热火毒蕴结于肌肤而成。年老体虚者，常因血虚肝旺，湿热毒盛，气血凝滞，以致疼痛剧烈，病程迁延。

二、临床表现

一般先有轻度发热、倦怠、食欲不振，以及患部皮肤灼热感或神经痛等前驱症状，但亦有无前驱症状即发疹者。经1～3日后，患部发生不规则的红斑，继而出现成簇的粟粒至绿豆大小的丘疱疹，迅速变为水疱，聚集一处或数处，排列成带状，水疱往往成批发生，簇间隔以正常皮肤。疱液透明，5～7日后转为浑浊，或部分破溃、糜烂和渗液，最后干燥结痂，再经数日，痂皮脱落而愈。少数病人，不发出典型水疱，仅仅出现红斑、丘疹，或大疱，或血疱，或坏死；岩瘤病人或年老体弱者可在局部发疹后数日内，全身发生类似于水痘样皮疹，常伴高热，可并发肺、脑损害，病情严重，可致死亡。一般在发疹的局部，常伴有臖核肿痛。

皮疹多发生于身体一侧，不超过正中线，但有时在患部对侧，亦可出现少数皮疹。皮损好发于腰肋、胸部、头面、颈部，亦可见于四肢、阴部及眼、鼻、口等处。

疼痛为本病的特征之一，疼痛的程度可因年龄、发病部位、损害轻重不同而有所差异，一般儿童病人没有疼痛或疼痛轻微，年龄愈大疼痛愈重；头面部较其他部位疼痛剧烈；皮疹为出血或坏死者，往往疼痛严重。部分老年病人在皮疹完全消退后，仍遗留神经疼痛，持续数月之久。

本病若发生在眼部，可有角膜水疱、溃疡，愈后可因瘢痕而影响视力，严重者可引起失明、脑炎、甚至死亡。若发生在耳部，可有外耳道或鼓膜疱疹、患侧面瘫及轻重不等的耳鸣、耳聋等症状。此外，少数病人还可有运动麻痹、脑炎等。

病程：儿童及青年人，一般2～3周，老年人3～4周。愈后很少复发。

三、诊断要点

辨肝胆火盛和湿盛，可根据皮疹之表现及全身症状予以辨别。临床以肝胆火盛型为多见。皮疹大部或全部消退后，局部仍疼痛不止者，多属气滞血瘀；而老年病人疼痛日久亦有属气血虚者，应注意辨别。

四、处理原则

以清热利湿、泻肝火、行气止痛为主要治法。初期以清热利湿为主；后期以活血通络止痛为主；体虚者，以扶正祛邪与通络止痛并用，并宜结合外治。

五、一般护理

（一）休息与环境

病房宜安静、整洁，定时开窗通风，保证睡眠充足。

（二）情志护理

保持心情舒畅，配合治疗。

（三）饮食护理

宜清淡、易消化，多食新鲜蔬菜、水果，忌鱼、虾、蟹、鸡、羊、牛肉，忌辛辣、刺激性食物，戒烟、酒。

（四）用药护理

（1）中药汤剂宜凉服。服药期间出现恶心、呕吐等不适时，可分次少量口服，并与医师联系。

（2）局部用药，根据医嘱如需湿敷时，应保证敷料经常处于湿润状态，大面积皮损时宜分片逐次敷药，注意保暖，避免发生感冒及肺炎。需使用悬浮剂时，应先充分振荡摇匀。

（3）眼部用药，眼药水与眼膏要交替使用，并观察用药后效果与反应。

（五）病情观察

（1）观察皮疹排列、疱疹大小、疼痛程度以及体温、脉搏、排便等全身情况。若病情迁延，症状严重，特别是出现出血性、坏死性和泛发性等特殊类型的皮损。应警惕有无内脏恶性肿瘤或免疫缺陷性疾病，应报告医师，并做好记录。

（2）发于头面部病症，如疼痛剧烈，附近有淋巴结肿大。出现影响听力、视力等症状，要立即通知医师，按医嘱用药，以免视力受损，造成失明。

（3）保持大便通畅，防止便秘，平时多饮水，尤其是汗出较多者。更应补充足够的水分，以利毒素外泄。

（六）皮肤护理

保持皮肤清洁、干燥，床单应清洁、平整，内衣裤宜宽松、柔软。水疱一般不宜挑破，大疱者可用无菌针筒抽取疱液，并保护疱壁的完整，防止继发感染。皮损面积大者，取健侧卧位，防止局部摩擦，加剧疼痛。头面部病症要注意保持眼部清洁，及时去除眼部分泌物，预防结膜感染。

（七）并发症护理

（1）淋巴结肿痛。保持局部皮肤清洁、干燥，遵医嘱予外敷金黄膏，消肿止痛。观察体温变化。

（2）眼结膜炎。按时点眼药水，临睡前外涂金霉素眼膏，用消毒纱布覆盖。鼓励病人做眨眼运动，防止黏连，注意眼部卫生，不可用手按揉眼，观察视力变化。

（3）后遗神经痛。理疗或微波照射，促进局部血液循环，改善组织营养，达到消炎、解痉、镇痛目的。注意操作安全，避免烫伤。

（4）继发感染。按医嘱给药，观察病人的体温、舌苔、脉象、二便等变化，观察局部皮损程度，一旦病情变化，及时通知医师。

六、健康教育

（1）保持心情舒畅。

（2）注意劳逸结合，保证有充足的睡眠。根据气候变化，及时增减衣服。临睡前用热水泡脚，促进全身血液循环。

（3）饮食宜清淡，忌辛辣、刺激、膏粱厚味食物，戒烟、酒。多食新鲜蔬菜、水果，保持大便通畅。

（4）治疗期间注意保护局部创面皮肤，忌用手搔抓，忌用热水烫洗，忌用肥皂擦洗。

（5）恢复期加强体育锻炼，以增强机体的抗病能力。

（6）对免疫功能低下者，遵医嘱注射转移因子或干扰素，以缩短病程。

（7）局部遗留神经痛时，应积极治疗。

七、药膳食疗

（1）当归佛手柑。佛手柑鲜果、当归、米酒适量。以上三物一同入锅内，加水适量，煎煮。每日1剂，可连用数日。

（2）茉莉花糖水。茉莉花、红糖适量。茉莉花与红糖放入锅内，加清水适量，煮至水沸，去渣。代茶频饮。

（3）当归陈皮蛋。柴胡、当归、陈皮、鸡蛋。以上四味加水适量，一同煮至蛋熟。吃蛋饮汤。

02 | 疣

疣是一种发生在皮肤浅表的良性赘生物。因其皮损形态及部位不同而名称各异。如发生于手指、手背、头皮等处者，称千日疮、疣目、枯筋箭或瘊子；发于颜面、手背、前臂等处者，称扁瘊；发于胸背，皮损中央有脐窝的赘疣，称鼠乳；发于足跖部者，称跖疣；发于颈及眼睑，呈细软丝状突起者，称丝状疣或线瘊。隋《诸病源候论·疣目候》云："疣目者，人手足边忽生如豆，或如结筋，或五个或十个，相连肌里，粗强于肉，谓之疣目。"本病西医亦称疣，一般分为寻常疣、扁平疣、传染性软疣、掌跖疣和丝状疣。

一、病因病机

多由风热毒邪搏于肌肤而生；或怒动肝火，肝旺血燥，筋气不荣，肌肤不润所致。跖疣多由局部气血凝滞而成，外伤、摩擦常为其诱因。

二、临床表现

寻常疣初起为米粒大小，微黄色角化性丘疹，中央可见一针头小红点，逐渐增至绿豆大小，圆形或多角形乳头状隆起，境界明显，质硬，表面粗糙呈刺状，灰白或污褐色。初发常为1个，长期不变或不断增多，邻近者互相融合，有时可自身接种。

扁平疣呈米粒及芝麻大扁平隆起的损害，表面光滑，色浅褐或正常皮色。

传染性软疣初起为米粒大、半球形丘疹，中心有小白点，逐渐增至如绿豆大，境界明显，质硬，中心凹陷似脐窝，呈灰白、乳白、微红或正常皮色，表面光滑。损害数目不定，少数散在，或数个簇集，不相融合，可挤出白色乳酪样物。

三、诊断要点

本病发于手背、手指者多属肝郁痰凝，发于头面者多为风热毒盛；病程长，皮疹色暗，质硬，出血量少者为肝郁痰凝；病属新起，出血多，质略软者为风热毒盛。根据局部辨证与整体辨证相结合，综合分析，做出正确的选择。

四、处理原则

治疗主要以外治为主，中医治疗以养阴平肝，活血软坚为原则。

五、一般护理

（一）休息与环境

养成良好的卫生习惯。不用他人的脸盆、毛巾。不熬夜，以防过度疲劳。勿抓挠患部。

（二）情志护理

保持心情舒畅，不要搔抓，不要用力搓擦，以免疣扩散增多，配合治疗。

（三）饮食护理

清淡饮食为宜，不吃辛辣刺激性食物，多吃些新鲜蔬菜和水果。

六、健康教育

（1）扁瘊忌搔抓，抓破后损害加重。

（2）疣目应避免摩擦或挤压，以防出血。生于甲下者，疼痛异常，宜早治。

（3）跖疣应避免挤压。

（4）鼠乳应保持局部清洁，抓破后可自身接种，并应避免继发感染。

（5）可采用针灸疗法，适用于疣目、跖疣。①艾灸法：疣目少者，可用艾柱着疣上灸之，每日1次，每次3壮，至脱落为止。②针刺：用针尖从疣顶部刺入达到基底部，四周再用针刺以加强刺激，针后挤出少许血液，有效者3~4日可萎缩，逐渐脱落。

七、药膳食疗

（1）生芋切片，摩擦患处，每日3次，每次擦10分钟左右，治赘疣、鸡眼。

（2）薏米美容酒：薏苡仁粉100 g装瓶内，加入米酒400 mL浸泡，1周后即可饮用，每次服20 mL，若用橘汁、柠檬汁、苹果汁等水果汁调和饮用效果更好。有健肤美容、美艳肌肤作用，可治皮肤粗糙、皮肤扁平疣等症。

（3）薏米粥：薏苡仁50 g煮粥，用适量白糖调味食用。每日1次，连续服用1个月。有健脾除湿作用，适用于脾胃虚弱，风湿关节炎，水肿，手脚伸屈不利，皮肤扁平疣（瘊子）等症。

（4）薏米白果汤：薏苡仁60 g、白果（去壳）8~12枚，同煮汤，用适量白糖（或冰糖）调味食用。有健脾除湿，清热排脓作用。适用于脾虚泄泻，痰喘咳嗽，小便涩痛，糖尿病，水肿，青年扁平疣等症。

（5）黄豆芽随量，煮汤服食，连续服食3日，忌食油与其他粮食，可治寻常疣。

（6）芒果生食，并取果皮擦患处，治多发性疣。

（7）鲜菱蒂（菱柄），搽擦患处，每日数次，治赘疣（青年性扁平疣、多发性寻常疣）。

（8）白果苡仁汤：白果8~12枚（去壳），薏苡仁60~100 g，同煮汤，用适量白糖或冰糖调味食用。有健脾利湿，止痛清热，排脓去风，抗肿瘤作用。适用于脾虚泄泻，痰喘咳嗽，小便淋痛，水肿，糖尿病，青年扁平疣等症。

本病宜食用凉血解毒食物。绿豆、粳米、黄瓜、苦瓜、马齿苋、绿茶等。多吃含有丰富维他命的新鲜蔬果或是服用维他命C与B群。多吃碱性食物，如葡萄、绿茶、海带、番茄、芝麻、黄瓜、胡萝卜、香蕉、苹果、橘子、萝卜、绿豆、薏仁等。

本病忌食辣椒、大葱、蒜等辛辣刺激性食物，以防助热生风；少食咖啡、可可、浓茶、酒等饮料，以免加强刺激，不利于康复。不吃或少吃羊肉、猪头肉、虾蟹等发物以免加重症状。

03 | 黄水疮

黄水疮又称滴脓疮、天疱疮，是一种发于皮肤、有传染性的化脓性皮肤病。《外科正宗·黄水疮》云："黄水疮于头面耳项忽生黄泡，破流脂水，顷刻沿开，多生痛痒。"其特点是颜面、四肢等暴露部位出现脓疱、脓痂；多发于夏秋季节，好发于儿童，有接触传染和自体接种，易在托儿所、幼儿园或家庭中传播流行。相当于西医的脓疱疮。

一、病因病机

夏、秋季节，气候炎热，湿热交蒸，暑湿热毒客于肌肤，以至气机不畅、汗液疏泄障碍，湿热毒邪壅遏，熏蒸肌肤而成；若小儿机体虚弱，肌肤娇嫩，腠理不固，汗多湿重，调护不当，暑湿毒邪侵袭，更易导致本病的发生。反复发作者，湿热邪毒久羁，可致脾虚失运。

二、临床表现

本病好发于头面、四肢等暴露部位，也可蔓延全身。皮损初起为散在性红斑或丘疹，很快变为水疱，形如米粒至黄豆大小，迅速化脓混浊变为脓疱，周围绕以轻度红晕，脓疱开始丰满紧张，数小时或1～2日后脓液沉积，形成半月状积脓现象，此时，疱壁薄而松弛，易于破裂，破后露出湿润而潮红的糜烂疮面，流出黄水，干燥后形成黄色脓痂，然后痂皮逐渐脱落而愈，愈后不留瘢痕。若脓液流溢他处，可引起新的脓疱。

自觉有不同程度的瘙痒，一般无全身症状，但皮损广泛而严重者，可伴有发热、畏寒及全身不适等症状。常可引起附近瘰核肿痛，易并发肾炎、败血症，甚至危及生命。

病程长短不定，少数可延至数月。

三、诊断要点

本证见于急性湿疹，以起病急，耳廓皮肤灼热，瘙痒，红肿疼痛，溃破、糜烂，流黄水为辨证要点。流溢黄色脂水为本证一大特点，随黄水所流浸淫之处，病变亦蔓延扩展，可累及耳前后之头面皮肤。

四、处理原则

本病以疏风清热止痒为主要疗法。初期以疏风清热为主，后期以养血活血为主。

五、一般护理

（一）环境与休息

病房宜空气流通、舒适，定时开窗通风。保证充足的睡眠。本病具有一定的传染性，按接触传染病要求进行消毒隔离。病人的衣服、被子、生活用具经消毒处理后方可使用，避免自身接种或传染他人。

（二）情志护理

关心体贴病人，消除恐惧心理。如属小儿，则应根据年龄及心理特点，开展多种形式的活动，如看书、听音乐、看电视等，分散其注意力，避免哭闹，使患儿心情舒畅，配合治疗。

（三）饮食护理

饮食宜清淡，以素食为主，忌食辛辣、油腻、海腥发物。体质虚弱者，给予支持疗法。

（四）用药护理

中药汤剂宜凉服或温服，有胃部不适者，可少量分次口服，并与医师联系。局部用药根据医嘱。如需湿敷时，应保证敷料经常处于湿润状态，大面积皮损时宜分片逐次敷药，注意保暖，避免发生感冒及肺炎。需使用悬浮剂时，应先充分振荡摇匀。敷药前用无菌针筒刺破脓疱，吸干脓液，避免将细菌接种到其他部位。观察用药后效果与反应。

（五）病情观察

观察脓疱大小、感染情况及发热、二便、舌苔、脉象等全身情况。如高热、恶寒、面目浮肿、尿少、脉滑而微数，应立即报告医师，并做好记录。

（六）皮肤护理

保持全身皮肤清洁干燥，勤换衣裤，勤洗手、洗澡，保持床单的清洁、干燥。

剪短指甲，避免搔抓。婴幼儿双手可用纱布包裹，防止皮损扩大。保持疮面清洁。病变处禁止用清水洗，如欲清洗脓痂，可根据医嘱用10%黄柏溶液揩洗。污染敷料应焚烧处理。

（七）并发症护理

肾炎：观察水肿的部位、程度、尿量、颜色等，观察生命体征、神志、舌苔、脉象变化。急性期应卧床休息。饮食宜清淡，少盐或无盐，忌辛辣、肥腻食物。做好基础护理工作，如口腔护理、皮肤护理。

六、健康教育

（1）治疗期间，注意保护局部皮肤清洁，忌过度搔抓，忌开水烫洗，按时应用外用药治疗。

（2）加强病人的保健，注意环境和个人卫生。若有湿疹、痱子等皮肤病，应及早治疗，以免继发本病。

（3）炎夏季节，每日洗澡1～2次，浴后扑痱子粉。保持皮肤清洁、干燥，防止外伤、搔抓或虫咬。室内应用灭蚊灯或喷洒灭虫剂。

（4）本病流行期间，可服清凉饮料，如绿豆汤、金银花露等，忌辛辣、刺激性食物。

（5）恢复期酌情给予高蛋白饮食，经常参加户外活动，以提高机体的抗病能力。

（6）幼儿园、托儿所在夏季作定期检查，发现病人应立即隔离。病人接触过的衣服物品要进行消毒处理，方可再用。

七、药膳食疗

（1）山药蛋，擦丝捣烂，敷患处，纱布包扎，日换1次，黄水疮5～6日可愈。

（2）甘草粉，香油调敷，屡用屡验。

（3）海螵蛸30g研为细面，香油调拌，涂患部。1日2次，黄水疮数次即愈。

（4）黄柏、枣炭各等分，共研细面，用熟香油调和为软膏，敷患处，黄水疮4～5日即愈。

（5）鸡蛋皮在砂锅内焙黄，研细末，用香油调拌，抹患处，每日1次，黄水疮3～5次可愈。

（6）槐树枝若干，用水将槐树枝烧成木炭形成，然后研成细末，与医用凡士林油搅和，涂在患处，黄水疮两三次即愈。

04 | 圆癣

癣有广义、狭义之分。广义者是指皮肤增厚，伴有鳞屑或有渗液的皮肤病，如牛皮癣、奶癣等。本节所叙为狭义之癣，系指发生在表皮、毛发、指（趾）甲的浅部真菌病。《诸病源候论·癣候》云："癣病之状，皮肉隐疹如钱文，渐渐增大，或圆或斜，痒痛，有匡郭。"本病因其发生部位的不同，而名称各异。癣病具有长期性、广泛性、传染性的特征，它一直是皮肤病防治工作的重点。圆癣相当于西医的体癣。发于阴股部位的称为阴癣（股癣）。

一、病因病机

由于生活、起居不慎，外感湿、热、虫、毒，或相互接触传染，感染浅部真菌，诸邪相合，郁于腠理，淫于皮肤所致。发于上部者，多兼风邪，而发为白秃疮、肥疮、鹅掌风等；发于下部者，多为湿盛，而发为脚湿气等。风热偏盛者，则多表现为发落起疹、瘙痒脱屑；湿热盛者，则多渗液流滋、瘙痒结痂；郁热化燥，气血失和，肌肤失养，则皮肤肥厚、燥裂、瘙痒。

二、临床表现

本病主要见于青壮年及男性，多夏季发病。好发于面部、躯干及四肢近端。皮损呈圆形，或多环形，类似钱币状，为边界清楚、中心消退、外周扩张的斑块。四周可有针头大小的红色丘疹及水疱、鳞屑、结痂等。阴癣多发生于胯间及阴部相连的皱褶处，皮肤损害基本同圆癣，向下可蔓延至阴囊，向后可至臀间沟，向上可至下腹部，瘙痒明显。

三、诊断要点

本病以皮疹如钱币、渐次扩展、瘙痒为主。经云"有诸内，必形诸外"，故辨证主要察其有无脏腑虚损之因加以内治。

四、处理原则

中药治疗以清热、除湿、杀虫之剂，内服、外用。

五、一般护理

（一）环境与休息

病房宜清洁，空气新鲜、流通，温度、湿度适中。按接触传染病要求进行隔离。病人的衣裤、生活用具经消毒处理后方可使用，避免自身接种或传染他人。

（二）情志护理

反复的皮肤瘙痒给病人带来烦恼，应给予安慰、劝导，使其保持心情舒畅，精神愉快。

（三）饮食护理

饮食宜清淡。多吃新鲜蔬菜、水果，忌辛辣、刺激、海腥发物，如葱、蒜、辣椒、公鸡、海鱼、牛肉、羊肉、虾、蟹等。戒酒。

（四）用药护理

（1）外用药以抗真菌制剂为主，按时涂擦。

（2）必要时内服抗真菌药物。

（五）病情观察

（1）观察丘疹、水疱、脓疱、结痂程度，边界是否清楚，有否细薄鳞屑或苔藓样变化，观察小便、舌苔、脉象等全身情况，并做好记录。

（2）观察病人有无糖尿病、长期应用抗生素或皮质激素等诱发因素。

（3）保持大便通畅，防止便秘。可以蜂蜜冲饮代茶或以香蕉蘸水吞服。便秘者做腹部顺时针方向按摩，每日 1～2 次，每次 100 下，促进肠蠕动，促使排便。

（六）皮肤护理

保持全身皮肤清洁干燥，勤洗澡、勤换衣，避免潮湿刺激。病变处皮肤忌过度搔抓，忌用刺激性肥皂洗澡，忌用热水烫洗止痒，以防加重局部症状。

（七）并发症护理

感染化脓：局部皮肤保持清洁、干燥，忌用水洗，忌搔抓，遵医嘱外用三黄洗剂外搽；多饮水，保持大便通畅。

六、健康教育

（1）注意个人、家庭及集体卫生。对幼儿园、浴室、旅店等公共场所要加强宣传教育和卫生管理，明确防治本病的重要意义。要早发现、早治疗，坚持治疗巩固疗效。对患有癣病的动物要及时处理，以消除传染源。

（2）病人的衣裤、被子要勤换洗，曝晒或者煮沸消毒。

（3）保持皮肤清洁、干燥，在治疗体癣的同时，必须治疗其他部位的真菌感染，如手足癣、甲癣、头癣，才有可能根治本病。

（4）本病有相互传染性，搔抓患处后，不宜再搔抓他处，并注意保护指甲的洁净。密切接触的人员中患有此病的也需彻底治疗，以防交叉感染。

（5）治疗宜彻底，皮疹消退后应继续治疗一段时间，以防止复发。

（6）加强体育锻炼，以增强机体的抗病能力。

七、药膳食疗

薏米＋绿豆

做法：将 200 g 薏苡仁泡软、煮熟，再加上 50 g 绿豆煮熟。

用法：坚持每日空腹饮用，7 天为疗程。

05 | 疥疮

疥疮是由于疥虫感染皮肤引起的皮肤病，本病传播迅速，疥疮的体征是皮肤剧烈瘙痒（晚上尤为明显），而且皮疹多发于皮肤皱褶处，特别是阴部。疥疮是通过密切接触传播的疾病。疥疮的传染性很强，在一家人或集体宿舍中往往相互传染。疥虫离开人体能存活 2～3 日，因此，使用病人用过的衣服、被褥、鞋袜、帽子、枕巾也可间接传染。性生活无疑是传染的一个主要途径。

一、病因病机

多因湿热内蕴，虫毒侵袭，郁于皮肤所致。

西医认为，发病多因与疥疮病人密切接触而直接传染，但也可通过接触病人使用过的日常生活用品（主要为未经消毒的衣服、床被）而间接传染。

疥虫生活在皮肤上，受精雌虫钻入皮肤的角质层内，边钻行边排卵，故在表皮上出现特征性皮损——隧道，受精雌虫每日排卵 2～3 个，可达 2 个月之久，最后死在隧道的尽端。

虫卵孵化为幼虫后，爬到皮肤表面，藏到毛囊口内，吸取毛囊附近的分泌物，经过 7～20 日蜕皮数次而变为成虫。疥虫离开了人体后尚能生存 2～3 日，因而传染性很强。

二、临床表现

当感染疥疮之后，首先出现的症状是皮肤刺痒，在瘙痒部位同时出现小皮疹、小水疱或结痂等皮疹。其痒甚剧，一般白天稍轻，夜晚加重，往往由于搔抓，遍体搔痕，甚至血迹斑斑，病人难以入睡。疥虫穿入表皮之后，一般需经 20～30 日的潜伏期才出现皮疹及瘙痒症状。

初起皮疹多见于皮肤潮湿柔软处，如手指间、手腕部位的皮肤容易寄生，继之传播到身体其他部位，如肘、腰部、腋窝、腹部及阴部等处。新中国成立前民间流传有"疥疮像条龙，先在手上行，腰中绕三圈，腿上扎大营"的俗语。

三、诊断要点

以皮损见结痂、脓疱，兼见纳呆脘痞或口苦黏腻、食欲不佳为主。

本病传染性极强，冬、春季多见。易在集体生活的人群中和家庭内流行。皮损好发于皮肤薄嫩和皱褶处，如手指侧、指缝、腕肘关节屈侧、腋窝前缘、女性乳房下、少腹、外阴、腹股沟、大腿内侧等处。头面部和头皮、掌跖一般不易累及，但婴幼儿例外。

皮疹主要为红色小丘疹、丘疱疹、小水疱、隧道、结节和结痂。水疱常见于指缝。结节常见于阴囊、少腹等处。隧道为疥疮的特异性皮疹，长约 0.5 mm，弯曲，微隆起，呈淡灰色或皮色，在隧道末端有 1 个针头大的灰白色或微红的小点，为疥虫隐藏的地方。如不及时治疗，迁延日久则全身遍布抓痕、结痂、黑色斑点，甚至脓疱。病久者男性皮损主要在阴茎、阴囊有结节；女性皮损主要在小腹、会阴部。病人常有奇痒，遇热或夜间尤甚，常影响睡眠。

四、处理原则

把皮下的疥虫彻底地消除干净，利用口服药和外用药共同达到杀灭疥虫的目的。

其中在用外用药物擦身体的时候，有没有症状的都要全身擦到，症状明显的要加大用药量。在疥疮治疗期间要注意将衣物等生活用品及时彻底地消毒。

五、一般护理

（一）日常护理

（1）注意个人卫生，勤洗澡，勤换内衣裤，经常洗晒被褥。

（2）发现病人应及时隔离并彻底治疗。病人治愈后，应观察1周，未出现新的病情才算治愈，因疥虫卵发育为成虫需要1周的时间。

（3）家庭和集体宿舍发现病人，应同时治疗，才能避免互相传染而使病情反复。

（4）接触疥疮病人后，需用肥皂或硫黄皂洗手，以免传染。疥疮病人用过的衣服、被褥、床单、枕巾、毛巾等，均须煮沸消毒，或在阳光下充分暴晒，以便杀灭疥虫及虫卵。

（5）可使用热水浸泡或炭火熏烤重症部位，有较好的疗效。

（二）饮食调养原则

（1）饮食宜清淡，多吃新鲜蔬菜和水果。

（2）宜多吃清热利湿的食物，如丝瓜、冬瓜、苦瓜、马齿苋、芹菜、马兰头、藕、西瓜、薏苡仁、绿豆、赤小豆等。

（3）不吃或少吃猪头肉、羊肉、鹅肉、虾、蟹、芥菜等发物，以免刺激皮损而增加痒感。

（4）不要吃过于辛辣的刺激物，如辣椒、川味火锅。戒酒。以免加重瘙痒症状。

（三）生活起居要点

（1）疥疮病人应自觉遵守一些公共场所的规定，不去游泳池游泳，不去公共浴室洗澡，以免传染他人。

（2）病人的衣物、被褥用开水烫洗灭虫，一般在50℃水中浸泡10分钟即可达到灭虫的目的；对于不能烫洗的，可放置于阳光下曝晒1周后再用。健康者不能用病人用过的衣物、被褥等。

（3）健康者帮助病人搔抓、涂药、洗晒衣被后，应用硫黄皂等洗手，以防传染。

（4）应避免与病人过性生活，以防不洁性交导致疥疮传播。

（5）人与动物的疥虫可以互相传染，故家里有疥疮病人时，应预防宠物发病；

如家里宠物得了疥疮，除及时治疗外，还要预防传染到家里的人。

六、健康教育

（1）注意个人卫生，对被污染的衣服、被褥、床单等要用开水烫洗灭虫；如不能烫洗者，一定要放置于阳光下曝晒1周以上再用。

（2）出差住店要勤洗澡，注意换床单。

（3）不要与他人共用毛巾等个人卫生用品。平常对疥疮的预防首先要及时清洁，尤其对可能被污染的衣服、被褥、生活用品要彻底消毒；其次，要避免过度的搔抓，要及时剪指甲，以防通过搔抓感染脓疥；擦药、洗澡及换衣服都要及时。

七、药膳食疗

本病病人要避免饮酒。不要吃过于辛辣的刺激物，如辣椒、川味火锅以免加重瘙痒症状。不吃或少吃猪头肉、羊肉、鹅肉、虾、蟹、芥菜等发物，以免刺激皮损而增加痒感。

本病饮食宜清淡，多吃蔬菜和水果，宜多吃清热利湿的食物，如丝瓜、冬瓜、苦瓜、马齿苋、芹菜、马兰头、藕、西瓜、薏苡仁、绿豆、赤小豆等。

（1）鱼藤15 g、食醋100 mL。鱼藤以水500 mL浸2小时后捶烂，洗出乳白色液体，边捶边洗，反复多次，用纱布过滤去渣，再加入食醋100 mL，装瓶备用。嘱病人洗澡后，在患部皮肤外擦鱼藤水，每日2～3次、连用3～4日为1疗程。主治干疥。说明：糜烂渗液较多，脓液结痂较严重者，均禁用。

（2）菖蒲200 g、米酒1000 mL。菖蒲细切蒸2～3小时，晒干入米酒浸渍3～5日，去渣澄清即得。或以菖蒲水煎取汁约500 mL，糯米1碗，和曲如常酿酒，候熟去渣温饮之，每服1～2杯，近醉。主治疥癣。

（3）苦参50 g、酒250 mL。浸渍5～7日后可饮，每饮25 mL，每日1次，空腹大口咽下，果蔬过口。主治疥疮。

（4）生瓜蒌1～2枚（打碎）、酒适量。浸1昼夜，热饮。主治风疮疥癞。

（5）百部4～5寸、米酒适量。百部火炙，切碎以米酒适量，浸5～7日即成。空腹饮之，每日2～3次，每次1杯。主治疥癣。亦治暴嗽。

（6）龟甲（炙）50 g、酒500 mL。龟甲锉末，酒浸10～15日开取，每饮1～2杯，每日1～2次，酒尽可再添酒浸之。主治疥癣死肌。本方有补肾健骨之功。

06 | 接触性皮炎

接触性皮炎是指因皮肤或黏膜接触某些外界致病物质后所引起的皮肤急性炎症反应。以发病前有明显的接触史及有一定的潜伏期，皮损限于接触部位，主要表现为红斑、丘疹、水疱、糜烂及渗液，自觉瘙痒为临床特征。病程自限性，除去病因后可自行痊愈。中医无相对应病名，中医文献中根据接触物质的不同及其引起的症状特点而有不同的名称，如因漆刺激而引起者，称为漆疮；因贴膏药引起者，称为膏药风；因接触马桶引起者，称为马桶癣等。

一、病因病机

（1）原发性刺激。该类物质无个体选择性，任何人接触后均可发生，且无潜伏期，是通过非免疫机制而直接损害皮肤。当去除刺激物后炎症反应能很快消失。如强酸强碱，任何人接触一定浓度、一定时间，于接触部位均会出现急性皮炎。另一种为长期接触的刺激弱的物质，如肥皂、洗衣粉、汽油、机油等，多为较长时间内反复接触所致。这和原发性刺激物的性质和物理状态、个体因素如皮肤多汗、皮脂多、年龄、性别、遗传背景等及环境因素有关。

（2）变态反应。主要为Ⅳ型变态反应，是细胞介导的迟发型变态反应。当初次接触变应原后不立即发病，经过 4～20 日（平均 7～8 日）潜伏期，使机体先致敏，再次接触变应原后在 12～48 小时即发生皮炎。

接触性皮炎为典型的接触性迟发型超敏反应，属于Ⅳ型超敏反应，通常是由于接触小分子半抗原物质，如油漆、燃料、农药、化妆品和某些药物（磺胺和青霉素）等引起，小分子的半抗原与体内蛋白质结合成完全抗原，经朗格汉斯细胞摄取并提呈给 T 细胞，使其活化、分化为效应 T 细胞，机体再次接触相应抗原可发生接触性皮炎，导致局部皮肤出现红肿、皮疹、水疱，严重者可出现剥脱性皮炎。是一种抗原诱导的 T 细胞免疫应答。

二、临床表现

本病发病急，在接触部位发生境界清楚的水肿性红斑、丘疹、大小不等的水疱；疱壁紧张、初起疱内液体澄清，感染后形成脓疱；水疱破裂形成糜烂面，甚至组织坏死。接触物若是气体、粉尘，病变多发生在身体暴露部位，如手背、面部、颈部等，皮炎境界不清。有时由于搔抓将接触物带至全身其他部位，如外阴、腰部等，也可发生类似的皮炎。机体若处于高度敏感状态，皮损不仅限于接触部位，范围可很广，甚至泛发全身。自觉症状轻者瘙痒，重者灼痛或胀痛。全身反应有发热、畏寒、头痛恶心及呕吐等。病程有局限性。去除病因经适当治疗 1 ~ 2 周后可痊愈，但如再接触致敏原可再发作，反复接触，反复发作。如处理不当可发展为亚急性或慢性炎症，局部呈苔癣样病变。

根据病程分为急性、亚急性和慢性两种临床类型。

（1）急性接触性皮炎：起病较急。皮损多局限于接触部位，少数可蔓延或累及周边部位。典型皮损为境界清楚的红斑，皮损形态与接触物有关（如内裤染料过敏者，皮损可呈裤形分布；接触物若是气体、粉尘，病变多发生在身体暴露部位，如手背、面部、颈部等），其上有丘疹和丘疱疹，严重者红肿明显，并出现水疱和大疱，后者疱壁紧张，内容清亮，破溃后呈糜烂面，偶可发生组织坏死。常自觉瘙痒或灼痛，搔抓后可将致病物质带到远隔部位并产生类似皮损。少数病情严重的病人可有全身症状。去除接触物后经积极处理，一般 1 ~ 2 周内可痊愈。交叉过敏、多价过敏及治疗不当易导致反复发作、迁延不愈或转化为亚急性和慢性。

（2）亚急性和慢性接触性皮炎：如接触物的刺激性较弱或浓度较低，皮损开始可呈亚急性，表现为轻度红斑、丘疹，境界不清楚。长期反复接触可导致局部皮肤轻度增生及苔癣样变。

三、诊断要点

应仔细询问有无接触史；辨析证情的轻重部位，本病均有红斑，肿胀，水疱，糜烂，滋水，故总属湿热之毒，单发于上部与下部者有兼风、兼湿之异；应与急性湿疮鉴别。

四、处理原则

清热祛湿止痒为主要治法。首先应避免接触过敏物质。急性者以清热祛湿为主，慢性者以养血润燥为主。

五、一般护理

（一）环境护理

远离过敏原。

（二）情志护理

精神要愉快，生活要有规律，不要过度劳累。

（三）饮食护理

忌食辛辣及油炸食物，特别是发病期。平时饮食宜清淡，忌吃易引起过敏的食物，如酒、海鲜等，多吃新鲜蔬菜和水果。

（四）护理禁忌

（1）忌用肥皂洗。特别是碱性大的肥皂，对皮肤产生一种化学性刺激，可使皮炎、湿疹加重。若需用肥皂去污时，最好选择刺激性小的硼酸皂。

（2）忌食刺激性食物。辣椒、酒、浓茶、咖啡等刺激性食物，可使瘙痒加重，且容易使湿疹加重或复发，都应禁忌。

（3）忌盲目用药。皮炎、湿疹病程较长，易反复，病人要配合医生耐心治疗。有的人治疗心切，未经医生诊治，自己在皮损处涂高浓度的止痒药，反而加重病情。因此，切忌擅自盲目用药。

（4）忌搔抓。搔抓可使皮肤不断遭受机械性刺激而变厚，甚至引起感染。搔抓还起强化作用，病人愈搔愈痒，愈痒愈抓，形成恶性循环，病程因而延长。

（5）忌热水烫洗。皮炎、湿疹在急性期，由于皮内毛细血管扩张，会有不同程度的皮肤红肿、丘疹、水疱。用热水烫洗或浸泡，红肿加重，渗液增多，加重病情。因此，皮炎、湿疹病人宜用温水淋浴，切忌在热水内浸泡和用力搓擦。

六、健康教育

（1）适当锻炼，选择适合自己的一些活动，如爬山、散步、跳舞等。

（2）夏天喷花露水、涂防晒霜需注意接触性皮炎。

（3）避免接触刺激物，如因职业关系，应注意防护，必要时调换工种。

（4）根据自己的身体状况，选择适合自己的保健食品服用，提高免疫功能，改善体质，不生病或少生病，提高生活质量。

七、药膳食疗

本病患病期间忌食辛辣刺激生冷食品，戒烟、戒酒，作息规律，适当运动等。

（1）山楂肉丁。红花 10 g 油炸后去渣，入瘦猪肉丁 250 g 煸炒，再入佐料、山楂 30 g 同炒至熟。佐膳，随量食。活血散瘀、滋阴润燥。主治瘀血阻络型接触性皮炎。

（2）马齿苋饮。鲜马齿苋 250 g 加水适量煎熬 2 次，滤汁混合，入红糖适量调味。早、晚各 1 次温服，每日 1 剂。祛风除湿。主治风热型接触性皮炎（注：孕妇忌服）。

（3）百合汤。百合、玉竹、天花粉各 15 g，沙参 10 g，山楂 9 g，加水适量煮取汁。每日 1 剂，代茶饮。养阴清热，凉血解毒。主治阴虚血热型接触性皮炎。

（4）红糖藕片。鲜藕片 300 g 入沸水中焯过，加红糖 10 g 调味拌匀。佐膳，随量食。益气活血、散瘀通络。主治瘀血内阻型接触性皮炎。

（5）国老膏。甘草 5 kg 切段，入锅加净水适量，煎 6～7 小时后过滤，取汁后再浓缩收膏 1.5 kg，然后用蜂蜜 1.5 L 调匀，贮瓶。6～10 g/ 次，每日 2 次，沸水冲服，5～7 日 / 疗程。清热解毒、祛瘀消肿、调和气血。主治气血不和，余毒未清型接触性皮炎。

（6）韭菜煎。鲜韭菜 50 g 切小段入锅，加清水 600 mL 煎至取汁。每日 1 剂，分 2 次温服。功能解毒、利湿、止痒。主治湿毒较盛型接触性皮炎。

（7）荸荠清凉饮。荸荠 200 g 去皮，切碎搅汁。鲜薄荷叶 10 g 加白糖 10 g 捣烂，入荸荠汁中，加水至 200 mL。每日 1 剂，顿服。凉血祛风。主治血热生风型接触性皮炎。

（8）清炒雍菜。鲜菊花、鲜金银花各 10 g 加水适量，煎取汁 15～20 mL。热油锅，将雍菜 400 g 炒熟，把药汁淋菜上，调味。佐膳，随量食。清热凉血，祛风止痒。主治风热外袭型接触性皮炎。

07 | 湿疮

湿疮是一种由多种内外因素引起的过敏性炎症性皮肤病。本病以多形性皮损、对称分布、易于渗出、自觉瘙痒、反复发作和慢性化为临床特征。本病男女老幼皆可罹患，而以先天禀赋不耐者为多。一般可分为急性、亚急性、慢性三类。相当于西医的湿疹。

中医古代文献无湿疮之名，一般依据其发病部位、皮损特点而有不同的名称，若浸淫遍体，滋水较多者，称浸淫疮；以丘疹为主者，称血风疮或栗疮；发于耳部者，称旋耳疮；发于乳头者，称乳头风；发于手部者，称瘸疮；发于脐部者，称脐疮；发于阴囊者，称肾囊风或绣球风；发于四肢弯曲部者，称四弯风；发于婴儿者，称奶癣或胎症疮。

一、病因病机

总因禀赋不耐，风、湿、热阻于肌肤所致。或因饮食不节，过食辛辣鱼腥动风之品，或嗜酒，伤及脾胃，脾失健运，致湿热内生，又外感风湿热邪，内外合邪，两相搏结，浸淫肌肤发为本病；或因素体虚弱，脾为湿困，肌肤失养或因湿热蕴久，耗伤阴血，化燥生风而致血虚风燥，肌肤甲错，发为本病。

二、临床表现

根据病程和皮损特点，一般分为急性、亚急性、慢性三类。

（1）急性湿疮。起病较快，常对称发生，可发于身体的任何一个部位，亦可泛发于全身，但以面部的前额、眼皮、颊部、耳部、口唇周围等处多见。初起皮肤潮红、肿胀、瘙痒，继而在潮红、肿胀或其周围的皮肤上，出现丘疹、丘疱疹、水疱。皮损群集或密集成片，形态大小不一，边界不清。常因搔抓而水疱破裂，形成糜烂、流滋、结痂。自觉瘙痒，轻者微痒，重者剧烈瘙痒呈间隙性或阵发性发作，常在夜间增剧，影响睡眠。皮损广泛者，可有发热、大便秘结、小便短赤等全身症状。

（2）亚急性湿疮。多由急性湿疮迁延而来，急性期的红肿、水疱减轻、流滋减少，但仍有红斑、丘疹、脱屑。自觉瘙痒，或轻或重，一般无全身不适。

（3）慢性湿疮。多由急性、亚急性湿疮反复发作而来，也可起病即为慢性湿疮，其表现为患部皮肤增厚，表面粗糙，皮纹显著或有苔藓样变，触之较硬，暗红或紫褐色，常伴有少量抓痕、血痂、鳞屑及色素沉着，间有糜烂、流滋。自觉瘙痒剧烈，尤以夜间、情绪紧张、食辛辣鱼腥动风之品时为甚。若发生在掌跖、关节部的易发生皲裂，引起疼痛。病程较长，数月至数年不等，常伴有头昏乏力、腰酸肢软等全身症状。

（4）特定部位及特殊类型的湿疮虽有上述共同表现，但由于某些特定的环境或特殊的致病条件，湿疮可有下列特殊类型：

1）头面部湿疮。发于头皮者，多有糜烂、流滋，结黄色厚痂，有时头发黏集成束状，常因染毒而引起脱发。发于面部者，多有淡红色斑片，上覆以细薄的鳞屑。

2）耳部湿疮。好发于耳窝、耳后皱襞及耳前部。皮损为潮红、糜烂、流滋、结痂及裂隙，耳根裂开，如刀割之状，痒而不痛，多对称发生。

3）乳房部湿疮。主要发生于女性，表现为皮肤潮红、糜烂、流滋，上覆以鳞屑，或结黄色痂皮。自觉瘙痒，或有皲裂而引起的疼痛。

4）脐部湿疮。皮损为鲜红色或暗红色斑片，有流滋、结痂，边界清楚，不累及外周正常皮肤。常有臭味，亦易染毒而出现红肿热痛，伴发热畏寒，便秘溺赤。

5）手部湿疮。皮损形态多种，可为潮红、糜烂、流滋、结痂。反复发作，可致皮肤粗糙肥厚。冬季常有皲裂而引起疼痛。发于手背者，多呈钱币状；发于手掌者，皮损边缘欠清。

6）小腿部湿疮。多见于长期站立者，皮损主要发于小腿下 1/3 的内外侧。常先有局部青筋暴露，继则出现暗红斑、表面潮湿、糜烂、流滋，或干燥、结痂、脱层，呈局限性或弥漫性分布。常伴有臁疮。病程迁延，反复发作，可出现皮肤肥厚粗糙，色素沉着或减退。

7）阴囊湿疮。多发于阴囊，有时延及肛门周围，少数累及阴茎。急性期潮红、肿胀、糜烂、渗出、结痂；慢性期则皮肤肥厚粗糙，皱纹加深，色素沉着，有少量鳞屑，常伴有轻度糜烂渗出。病程较长，常数月、数年不愈。

8）婴儿湿疮。多发于头面部，尤常见于面部，在面部者，初为簇集性或散在的红斑或丘疹。在头皮或眉部者，多有油腻性的鳞屑和黄色痂皮。轻者，仅有淡红的斑片，伴有少量鳞屑，重者出现红斑、水疱、糜烂，浸淫成片，不断蔓延扩大。自觉瘙痒剧烈，患儿常有睡眠不安，食欲不振，一般 1~2 岁之后可以痊愈，若 2 岁后反复发作，长期不愈，且有家族史、过敏史者称为四弯风。

9）四弯风。一般分为婴儿期、儿童期、成人期。婴儿期皮损为多形性，有红斑、丘疹、水疱、糜烂、流滋、结痂、脱屑。好发于头面、躯干、四肢。儿童期皮损呈局限性、对称性，多为干燥有鳞屑的丘疹，或为边缘清楚的苔藓样斑片，因搔抓而有抓痕、表皮剥脱、血痂。少数可为米粒至黄豆大小，正常皮色或棕褐色的丘疹，初起较大，颜色潮红，日久变硬，色褐。多见于肘窝、腘窝或四肢伸侧。成人期皮损类似播散性牛皮癣，皮损为多数密集的小丘疹，常融合成片，苔藓样变明显，其上有细薄鳞屑。好发于颈部、四肢、眼眶周围。自觉剧烈瘙痒。部分病人伴有消瘦、便溏、纳呆、神疲乏力、头晕、腰酸、发育不良等症状。实验室检查：血嗜酸性粒细胞计数增高，血清中 IgE 增高。

三、诊断要点

本病辨证一般可分心脾湿热型、脾虚湿盛型和阴伤津耗型。多因心火妄动，脾虚失运，湿浊内停，郁久化热，心火脾湿交蒸，兼以风热、暑湿之邪外袭，侵入肺经，不得疏泄，熏蒸不解，外越肌肤而发。湿热邪毒蕴久也可伤阴，而致血燥津耗。

四、处理原则

以清热利湿止痒为主要治法。急性者以清热利湿为主，慢性者以养血润肤为主。外治宜用温和的药物，以免加重病情。

五、一般护理

（1）环境护理，注意皮肤卫生。

（2）情志护理，保持心情舒畅。

（3）护理注意：①急性者忌用热水烫洗和肥皂等刺激物洗涤。②不论急性、慢性，均应避免搔抓。③忌食辛辣、鸡鸭、牛羊肉、鱼、海鲜等发物。④急性湿疮或慢性湿疮急性发作期间，应暂缓预防注射。

六、健康教育

1、急性湿疮忌用热水烫洗，忌用肥皂等刺激物洗患处。

2、湿疮病人应避免搔抓，以防止感染。

3、应忌食辛辣、鱼虾、鸡、鹅、牛、羊肉等发物，亦应忌食香菜、韭菜、芹菜、姜、葱、蒜等辛香之品。

4、急性湿疮或慢性湿疮急性发作期间，应暂缓预防注射各种疫苗和接种牛痘。

5、本病以清热利湿止痒为主要治法。急性者以清热利湿为主，慢性者以养血润肤为主。外治宜用温和的药物，以免加重病情。

七、药膳食疗

（1）三仁饼。小麦粉 200 g、胡桃仁 15 g（研细）、松子仁 15 g（研细）、花生 20 g（去皮，研细）、茯苓粉 100 g、发酵粉适量。先将小麦粉、茯苓粉和匀，加水适量，调成糊状，再加入发酵粉，拌匀后将胡桃仁、松子仁、花生仁撒于面团内，制成饼，入烤箱烤熟。当点心吃。养血润燥，滋阴除湿。

（2）百合绿豆汤。百合、绿豆各 30 g。以上二味加水共煮至绿豆烂熟，白糖调味。每日 1 剂，分 2 次服食。滋阴清热、利尿解毒。

（3）百合桑葚汁。百合 30 g、桑葚 30 g、大枣 12 枚、青果 9 g。以上四味同入锅中。加水适量，煮取汁液，白糖调味。每日 1 剂，代茶频饮，10 日为 1 个疗程。清热润肺，除湿止痒。

（4）黑豆生地饮。黑豆 60 g、生地 12 g、黄防风 6 g、冰糖 12 g。前味加水适量，煮取汁液，再将药汁倒入锅中，加冰糖，边搅边加热，至糖熔化为度。每日 1 剂，空腹服。健脾清热，养阴解毒。

（5）绿豆海带汤。绿豆 30 g、海带 30 g、鱼腥草 15 g、薏苡仁 30 g、冰糖适量。将海带切丝，鱼腥草布包，与绿豆、薏苡仁同放入锅中煎煮，至海带烂、绿豆开花时取出鱼腥草。食用前用白糖调味。每日 1 剂，连用 10 日。清热除湿止痒。

（6）茅根绿豆饮。鲜茅根 30 g、绿豆 50 g、泽泻 15 g、冰糖 20 g。白茅根切段，与泽泻一起先煮 20 分钟，捞去药渣，再入绿豆、冰糖，煮至绿豆开花蜕皮后，过滤去渣取汁。每日 1 剂，温饮药汁。清热除湿，凉血解毒。

08 | 婴儿湿疮

婴儿湿疮是发于 1 ~ 2 岁婴儿的过敏性皮肤病，又称奶癣。相当于西医的婴儿湿疹。其特点是好发在头面，重者可延及躯干和四肢，患儿常有家族过敏史，多见于人工哺育的婴儿。

一、病因病机

本病由于禀性不耐，脾胃运化失职，内有胎火湿热，外受风湿热邪，两者蕴阻肌肤而成；或因消化不良、食物过敏、衣服摩擦、肥皂水洗涤刺激等而诱发。

二、临床表现

皮损好发于颜面，多自两颊开始，渐侵至额部、眉间、头皮，反复发作，严重者可侵延颈部、肩胛部，甚至遍及全身。皮损形态多样，分布大多对称，时轻时重。在面部者，初为簇集的或散在的红斑或丘疹；在头皮或眉部者，多有油腻性的鳞屑和黄色发亮的结痂。病轻者，仅有淡红的斑片，伴有少量的丘疹、小水疱和小片糜烂流滋；病重者，红斑鲜艳，水疱多，以糜烂流滋为主。亚急性者，水疱减少，暗红色斑片，丘疹稀疏，附有鳞屑。若过分搔抓、摩擦、洗烫，则糜烂加重，流滋增多，并可向颈部、躯干、四肢蔓延。常因皮肤破损而继发感染，引起附近瘰核肿痛，伴有发热、食欲减退、便干溲赤等全身症状。因剧痒患儿常用手搔抓，烦躁，哭闹不安，常影响健康和睡眠。

临床上常根据发病年龄及皮损特点分为以下三型：

（1）脂溢型。多发于出生后 1～2 个月的婴儿。皮损在前额、面颊、眉周围，呈小片红斑，上附黄色鳞屑，颈部、腋下、腹股沟常有轻度糜烂。停乳后可痊愈。

（2）湿型（渗出型）。多发于饮食无度、消化不良、外形肥胖、3～6 个月的婴儿。皮损有红斑、丘疹、水疱、糜烂、流滋。易继发感染而有发热、纳呆、吵闹、臀核肿大等症状。

（3）干型（干燥型）。多发于营养不良而瘦弱或皮肤干燥的 1 岁以上婴儿。皮损潮红、干燥、脱屑，或有丘疹和片状浸润，常反复发作，迁延难愈。

三、诊断要点

由于禀性不耐，脾胃运化失职，内有胎火湿热，外受风湿热邪，两者蕴阻肌肤而成；或因消化不良、食物过敏、衣服摩擦、肥皂水洗等刺激而诱发。

四、处理原则

以清热利湿、凉血解毒为治疗原则。

五、一般护理

（一）皮肤护理

保护局部皮肤，睡觉时可用纱布或袜子套住患儿双手，头部可戴柔软布帽，以防搔抓、摩擦患部。

（二）饮食护理

乳母忌食辛辣、海鲜、虾、蟹、牛、羊肉等发物；宜多吃蔬菜、水果、精肉、鲫鱼等。

（三）护理注意

（1）不要用过烫的水洗，忌用肥皂水和消毒水洗涤。如痂厚时，先用麻油湿润，再轻轻揭去结痂。

（2）患儿避免阳光直晒，不宜穿羊毛衫等可能引起皮肤刺激的衣物。

（3）湿疮部位若结痂后，不宜直接搔刮；可先用麻油湿润肌肤，再轻轻揩去结痂。

（4）对于湿型者，可用黄连粉、青黛膏外敷；对于干型者，可用三黄洗剂或黄柏霜外敷。

（5）保持患儿大便通畅，婴儿母亲可多食用富含纤维素多的食物及水果。

六、健康教育

（1）提高家长对湿疹的认识，及早配合医生诊治。

（2）保持室内空气新鲜，房间应有充足的阳光，清洁，干燥。每日上、下午各通风1次，每次15分钟，避免对流。

（3）患处忌用热水烫及肥皂擦洗，皮肤有渗液时，一般不宜洗澡。

（4）婴儿生活要有规律，要有充足的睡眠。注意婴儿饮食，不可食得过饱。添加辅食时，逐渐增多，这样可以减轻某种食品引起的过敏，也不要给婴儿太咸的食物，对患儿进行积极有效的药物治疗控制瘙痒，合理使用抗生素预防感染，以免使病情加重。

七、药膳食疗

（1）避免让婴儿进食过量。以保持正常的消化和吸收能力，食物应以清淡为主，少加盐和糖，以免造成体内水和钠过多地积存，加重皮疹的渗出及痛和痒感，导致皮肤发生糜烂。

（2）寻找可疑的食物过敏原。如果发现明显地诱发婴儿长奶癣的食物，应立即停用，即使是婴儿母亲也应避免吃可能引起婴儿过敏的食物。怀疑是某种食物引起婴儿过敏时，应该避免再给婴儿吃，如对蛋清过敏可以暂且只给吃蛋黄，停掉喂蛋清，也可从少量蛋清开始喂，然后根据婴儿的反应一点一点地增加。煮熟的蛋清和蛋黄之间的薄膜是卵类黏蛋白，极易引起过敏，不要给婴儿吃。

（3）给婴儿添加新食物要从少量开始。从很少的量开始，一点一点逐渐地增加，如果10日左右婴儿没有出现过敏反应，才可以再增加摄入量，或增加另一品种的新食物。

（4）适当多摄入植物油。长奶癣的婴儿身体内的必需脂肪酸含量通常较低，因此婴儿母亲可在喂养中适当多用植物油，同时应少吃动物油，以免使湿热加重，不利于奶癣的治疗。

（5）牛奶煮沸次数要多一些。如果婴儿的奶癣是由于牛奶过敏引起的，在煮牛奶时，应该延长煮沸时间并增加煮沸，使其中引起过敏的乳白蛋白变性，从而减轻过敏，或用其他代乳品替代，如可以改吃豆奶或婴儿乐等。

（6）饮食多选用清热利湿的食物。如绿豆、赤小豆、苋菜、荠菜、马齿苋、冬瓜、黄瓜、莴笋等，少食鱼、虾、牛羊肉和刺激性食物。

（7）多吃富含维生素和矿物质的食物。如绍叶菜汁、胡萝卜水、鲜果汁、西红柿汁、菜泥、果泥等，以调节婴儿的生理功能，减轻皮肤过敏反应。

09 | 药毒

药毒是指药物通过口服、注射、皮肤黏膜用药等途径进入人体所引起的皮肤黏膜的急性炎症反应。男女老幼均可发病，尤以禀赋不耐者为多见。本病随着药物的广泛应用，正日趋增多，目前已占皮肤科初诊病例的3%，且有不断升高趋势。相当于西医的药物性皮炎，又称药疹。

一、病因病机

总由禀赋不耐，药毒内侵所致。或风热之邪侵袭腠理，或湿热蕴蒸，郁于肌肤；或外邪郁久化火，血热妄行，溢于肌肤；或火毒炽盛，燔灼营血，外发于皮肤，内攻于脏腑。久而导致阴液耗竭，阳无所附，浮越于外，病重而危殆。

随着新药不断增加，引起本病的药物种类不断增多，任何一种药物在一定条件下，都有引起本病的可能，但临床上常见的有：①抗生素类。以青霉素、链霉素最多，其次为氨苄青霉素、氯霉素、土霉素等。②磺胺类。如磺胺噻唑、长效磺胺等。③解热镇痛类。其成分大多是阿司匹林、氨基比林和非那西丁等，其中以吡唑酮类和水杨酸类的发病率最高。④催眠药、镇静药与抗癫痫药。如鲁米那、眠尔通、泰尔登、苯妥英钠等，以鲁米那引起者最多。⑤异种血清制剂及疫苗等。如破伤风抗毒素、抗蛇毒血清、狂犬病疫苗等。⑥中草药。文献中报告的单味药物有葛根、天花粉、板蓝根、大青叶、穿心莲、丹参、毛冬青、益母草、槐花、紫草、青蒿、防风、白蒺藜、大黄等，中成药有六神丸、云南白药、安宫牛黄丸、牛黄解毒片、银翘解毒片等。

二、临床表现

本病症状多样，表现复杂，但基本上都具有以下特点：①发病前有用药史，原因除去易于治愈；②有一定的潜伏期，发病多在用药后 5 ～ 20 日内，重复用药常在 24 小时内发生，短者甚至在用药后瞬间或数分钟内发生；③发病突然，自觉灼热瘙痒，重者伴有发热、倦怠、全身不适、纳差、大便干、小便黄赤等全身症状；④皮损分布除固定型药疹外，多呈全身性、对称性，且有由面颈部迅速向躯干四肢发展的趋势，皮损形态多样。临床上常见以下类型：

（1）荨麻疹样型。较常见，多由青霉素、血清制品、痢特灵、磺胺类及水杨酸类等引起，表现与荨麻疹相似，风团大小形态不一，色红，散在分布于躯干、四肢，严重者可出现口唇、包皮及喉头血管神经性水肿，发热，关节疼痛，淋巴结肿大，蛋白尿等。

（2）麻疹样或猩红热样型。较常见，多由解热镇痛药、巴比妥、青霉素、链霉素及磺胺类等引起。发病多突然，常伴有畏寒、发热等全身症状。麻疹样型的皮损为散在或密集、红色、针头至米粒大的斑疹或斑丘疹，对称分布，泛发全身，以躯干为多，严重者可伴发小出血点。猩红热样型的皮损初起为小片红斑，从面颈、上肢、躯干向下发展，2 ～ 3 日内可遍布全身，并相互融合，致全身遍布红斑，面部、四肢肿胀，酷似猩红热的皮损。本型病人的皮损多鲜明，但全身症状较麻疹及猩红热稍轻，无麻疹或猩红热的其他症状，白细胞升高，少数病人肝功能可有一过性异常。停药后 1 ～ 2 周病情好转，体温也逐渐下降，皮损颜色变淡，继之以糠状或大片脱屑，病程一般较短。

（3）固定型药疹。为最常见类型，常由磺胺药、解热镇痛药或巴比妥类药物引起。皮损为类圆形或椭圆形的水肿性紫红色斑，直径 2 ～ 3 cm，常为 1 个，偶可数个，边界清楚，严重者其上有水疱。停药后 1 周余红斑消退，留下黑色素沉着斑，经久不退，如再服该药或同类药物，常于数分钟或数小时后，在原发皮损处发痒，继则出现同样皮损，并向周围扩大，以致中央色深、边缘潮红，也可出现水疱。复发时，他处也可以出现新的皮损，随着复发次数增多，皮损数目也可增多。皮损可发生在任何部位，但以口唇、口角、龟头、肛门等皮肤黏膜交界处为多。手足背及躯干也常发生。发于皱襞黏膜处，容易糜烂，产生痛感。一般 7 ～ 10 日可消退，若已溃烂则愈合较缓。重者可伴有发热、全身不适等症状。

（4）多形性红斑型。常由磺胺药、巴比妥及解热镇痛药等引起。临床表现与多形性红斑相似，皮损为豌豆至蚕豆大小圆形或椭圆形水肿性红斑、丘疹，中心呈紫红色，或有小水疱，境界清楚，多对称分布于四肢伸侧、躯干、口腔及口唇，有痒感，重者可在口腔、鼻孔、眼部、肛门、外生殖器及全身泛发大疱及糜烂，疼痛剧烈，可伴高热、肝肾功能障碍及肺炎等，病情险恶。

（5）湿疹皮炎样型。大多先由外用磺胺或抗生素软膏引起接触性皮炎，使皮肤敏感性增高，以后再服用同样的或类似的药物而引发。皮损为粟粒大小的丘疹及丘疱疹，常融合成片，泛发全身，可有糜烂、渗液，类似于湿疹，自觉瘙痒，或伴有发热等全身症状。

（6）剥脱性皮炎型。为严重的类型，多由巴比妥类、磺胺、苯妥英钠、保泰松、对氨基水杨酸钠、青霉素、链霉素等药引起。多数病例是在长期用药后发生。起病急，常伴高热、寒战。皮损初起呈麻疹样或猩红热样。在发展过程中逐渐融合成片，终至全身弥漫性红肿，可有糜烂、丘疱疹或小疱，破裂后渗液结痂。至2周左右，全身皮肤脱屑，呈鳞片状或落叶状，手足部则呈手套或袜套剥脱，以后头发、指（趾）甲也可脱落。口唇黏膜潮红、肿胀，或发生水疱、糜烂，影响进食。眼结膜充血、水肿、畏光、分泌物增多，重者可发生角膜溃疡。全身淋巴结肿大，可伴有支气管肺炎、中毒性肝炎，白细胞显著增高或降低，甚至粒细胞缺乏。病程常超过1个月，重者因全身衰竭或继发感染而死亡。

（7）大疱性表皮松解型。为严重类型，常由服用磺胺药、解热镇痛药、抗生素、巴比妥类等引起。起病急骤，全身中毒症状较重，有高热、疲乏、咽痛、呕吐腹泻等症状，皮损为弥漫性紫红色或暗红色斑片，常起始于腋部或腹股沟，迅速遍及全身，触痛显著，旋即于红斑处起大小不等的松弛性水疱。稍一搓拉即成糜烂面，或形成大面积的表皮坏死松解，尼氏征阳性，呈灰红色覆于糜烂面上的坏死表皮，留下疼痛的剥露面，口腔、颊黏膜、眼黏膜、呼吸道、胃肠道黏膜也可糜烂、溃疡。部分病例开始时似多形性红斑或固定型药疹，很快泛发全身。严重者常因继发感染，肝肾功能障碍，电解质紊乱或内脏出血及蛋白尿，甚至氮质血症而死亡。

除上述类型外，本病还可出现紫癜型，皮损类似于紫癜；痤疮样型，皮损类似于痤疮，系统性红斑狼疮样反应；天疱疮样皮损及假性淋巴瘤综合征等。

三、诊断要点

了解致病物并根据其特性，综合病人体质进行辨证。

四、处理原则

停用一切可疑药物，以清热利湿解毒、收敛止痒为原则。

五、一般护理

（一）用药前护理

了解和去除导致本病的药物，脱离致敏药物，并将致敏药物记入病历，嘱病人每次看病时告诉医师勿用该药。

（二）环境护理

有大面积皮肤损害者，在进行护理或治疗时应注意保暖，室内空气湿度不宜过大。

（三）心理护理

应及时对病人进行相应的知识教育，如本病的产生原因以及转归规律，消除病人恐惧焦虑的情绪，针对不同的心理反应进行护理，尽可能减轻病人的心理负担，以积极配合治疗。

（四）皮肤护理

（1）局部皮肤保持干燥，避免用力搔抓，给昏迷或不合作的病人戴上手套，以免抓伤皮肤，从而保持皮肤的完整性。

（2）局部可根据皮损类型，选择不同的外用药物剂型处理。

（3）对于长期卧床者，要注意定时翻身，以防发生压疮。健侧卧位。

（4）对出现大疱者，应保护疱壁，用消毒注射器抽尽疱液；有未脱落的皮屑，不可用手撕剥，以防损伤新生的上皮。

（5）保持皮肤清洁，可使用中性肥皂。

（6）注意眼、口腔、外阴、肛门的卫生，以防合并感染。

（五）发热的护理

（1）应卧床休息，限制活动。

（2）定时监测体温、脉搏、呼吸，随时做好记录并向医师汇报。

（3）汗出过多时要及时擦干汗液，更换衣服。

（4）体温超过 38.5 ℃时，应适当进行物理降温。

（六）用药护理

（1）用药前，先询问病人有无过敏史。

（2）遵医嘱给药。

（3）对某些药物，应按规定做皮肤试验，并记录和向医师汇报皮试结果。

（4）慎用或不用与致敏药物结构相近的药物，注意交叉过敏或多原过敏的产生。

（5）建立静脉通道，做好急救护理。

（6）鼓励病人多喝温开水，以加快药物的排泄。

（七）睡眠护理

保证充足的睡眠时间，创造良好的睡眠环境。指导病人使用放松术，如缓慢的深呼吸、全身肌肉放松等。如病人难以入睡，可给予安眠药，也可针刺镇静。

六、健康教育

（1）合理用药，严格掌握用药指征、药量及使用时限。用药前必须询问病人有无药物过敏史。对青霉素及抗毒血清制剂，用药前要做过敏试验。

（2）用药过程中要注意观察用药后的反应，遇到全身皮肤瘙痒、出疹、发热者，要考虑药疹的可能，争取早期诊断，及时处理。

（3）皮损忌用水洗，避免搔抓，忌用刺激性的外用药物。

（4）多饮开水，忌食辛辣、鱼腥发物。

七、辨证论治

（一）内治法

（1）湿毒蕴肤皮肤上出现红斑、水疱，甚则糜烂渗液。表皮剥脱；伴剧痒，烦躁，口干，大便燥结，小便黄赤，或有发热；舌红，苔薄白或黄，脉滑或数。

辨证分析：湿热毒邪蕴蒸肌肤，故皮肤上出现红斑、水疱，甚则糜烂渗液，表皮剥脱，剧痒；湿热毒邪内扰则烦躁，或有发热；热毒之邪灼伤津液则口干，大便燥结，小便黄赤；舌红、苔薄白或黄、脉滑或数为湿毒蕴肤之象。

治法：清热利湿解毒。

方药：萆薢渗湿汤加减。

（2）热毒入营皮损鲜红或紫红，甚则紫斑、血疱；伴高热，神志不清，口唇焦燥，口渴不欲饮，大便干，小便短赤；舌绛，苔少，或镜面舌，脉洪数。

辨证分析：热毒炽盛，内入营血，外伤肌肤，故皮损鲜红或紫红，甚则紫斑血疱；热毒炽盛，气血两燔则高热，神志不清；热毒之邪伤阴耗血则口渴不欲饮，大便干，小便短赤；舌绛、苔少或镜面舌、脉洪数为热毒入营之象。

治法：清营解毒。

方药：清营汤加减。

（3）气阴两虚皮损消退：伴低热，口渴，乏力，气短，大便干，尿黄；舌红，少苔，脉细数。

辨证分析：病久耗伤阴液，气无所生，致脾胃虚弱，气阴两伤，故皮损消退，伴低热，口渴，乏力，气短，大便干，尿黄；舌红、少苔、脉细数为气阴两虚之象。

治法：益气养阴清热。

方药：增液汤合益胃汤加减。

（二）外治法

外治以清热利湿、收敛止痒为原则：

（1）局部红斑、风团、瘙痒甚者，用炉甘石洗剂、三黄洗剂外搽。

（2）糜烂渗液多者，以黄柏、地榆各15g，水煎湿敷，渗出减少后，用青黛散外扑。

（3）局部干燥结痂者，可外涂黄连膏；结痂较厚，可先予地榆油外涂轻揩，待痂去，再涂黄连膏。

10 | 牛皮癣

牛皮癣是一种患部皮肤状如牛项之皮，厚而且坚的慢性瘙痒性皮肤病。在中医文献中，因其好发于颈项部，故称为摄领疮；因其缠绵顽固，故亦称为顽癣。《诸病源候论·摄领疮候》云："摄领疮，如癣之类，生于项上痒痛，衣领拂着即剧，是衣领揩所作，故名摄领疮也。"《外科正宗·顽癣》云："牛皮癣如牛项之皮，顽硬且坚，抓之如朽木。"本病以皮肤局限性苔藓样变，伴剧烈瘙痒为临床特征。好发于青壮年。慢性经过，时轻时重，多在夏季加剧，冬季缓解。相当于西医的神经性皮炎。

一、病因病机

初起多为风湿热之邪阻滞肌肤，或颈项多汗，硬领摩擦等所致；病久耗伤阴液，营血不足，血虚生风生燥，肌肤失养而成；血虚肝旺，情志不遂，郁闷不舒，或紧张劳累，心火上炎，以致气血运行失职，凝滞肌肤，每易成诱发的重要因素，且致病情反复发作。

总之，情志内伤、风邪侵袭是本病发病的诱发因素，营血失和、经脉失疏、气血凝滞则为其病机。

二、临床表现

本病好发于颈部、肘部、骶部及小腿伸侧等处，常呈对称性分布，亦可沿皮神经分布呈线状排列。

皮损初起为有聚集倾向的多角形扁平丘疹，皮色正常或略潮红，表面有光泽，或覆有菲薄的糠皮状鳞屑，以后由于不断地搔抓或摩擦，丘疹逐渐扩大，互相融合成片，继之则局部皮肤增厚，纹理加深，互相交错，表面干燥粗糙，并有少许灰白色鳞屑，而呈苔藓样变，皮肤损害可呈圆形或不规则形斑片，边界清楚，触之粗糙。由于搔抓，患部及其周围可伴有抓痕、出血点或血痂，其附近也可有新的扁平小丘疹出现。

自觉阵发性奇痒，被衣摩擦与汗渍时更剧，入夜尤甚，搔之不知痛楚，情绪波动时，瘙痒也随之加剧。因瘙痒可影响工作和休息，病人常伴有失眠、头昏、烦躁症状。

本病病程缓慢，常数年不愈，反复发作。

临床上按其发病部位、皮损多少分为泛发型和局限型两种。局限型，皮损仅见于颈项等局部，为少数境界清楚的苔藓样肥厚斑片。泛发型，分布较广泛，好发于头、四肢、肩腰部等处，甚至泛发全身各处，皮损特点与局限型相同。

三、诊断要点

（1）新病多为血热、血燥，久病多为血虚、血淤。

（2）皮疹分布在四肢伸面的属阳，屈面的属阴。

（3）头面、上肢及躯干上部的多属风，下肢的多属湿。

（4）皮疹基底潮红，多属热邪燔于营血等。

（5）苔黄燥为热在气分，黄腻为热在肝胆，舌质淡为虚寒，苔白腻为寒湿。

（6）脉弦滑为热证、痰证，脉沉细或濡细则为虚寒，前者病位在里，后者在表。

四、处理原则

本病以疏风清热、养血润燥为治则。

五、一般护理

（一）环境护理

尽量避免太冷太热刺激皮肤，居室应保持通风干燥。床单被褥应保持清洁，及时清扫皮屑。

（二）精神护理

尽量控制情绪，保持心情平静，保证充足的睡眠时间。

（三）饮食护理

尽量避免接触海产品、牛肉、羊肉、辛辣食物，避免可能的诱因。

（四）用药护理

用口服药要遵医嘱，在日常用药中，抗疟药、β-受体阻滞剂均可诱发或加重病情。局部皮损外搽药物时，在每次搽前先将鳞屑刮去，去除鳞屑后再搽。

（五）护理注意

（1）此病的发作跟气候有明显的关联，牛皮癣好发在冬、春交替的季节。溶血性链球菌感染是本病的诱发因素之一，应尽可能避免感冒、扁桃腺炎、咽炎的发生。

（2）消除精神紧张因素，避免过于疲劳，注意休息。

（3）居住条件要干爽、通风、便于洗浴。

（4）需穿干净柔软的衣服，定时更换内衣及床单，防止皮肤感染。

（5）避免外伤，防止搔抓及强力刺激，以免产生新的皮损。

（6）避风寒，防止上呼吸道感染。

（7）宜用温水洗澡，禁用强碱性肥皂、洗发水洗浴。

（8）饮食以清淡为主，少饮酒，勿食易引起过敏反应的食物，如羊肉、海鲜等。多食富含维生素类食品，如新鲜蔬菜、水果等。由于大量的鳞屑脱落，蛋白质损失也多，因此要注意蛋白质的摄入，除了每天的饮食外，还需增加 1～2 只鸡蛋，以补充失去的蛋白质。

（9）注意饮食卫生，预防肠炎等疾病发生。

（10）脓疱型病人勿搓擦皮损部位，以防发生糜烂，防止继发感染。

（11）内分泌变化、妊娠均可诱发本病，并使其加重。

（12）清洗患处时，动作要轻揉，不要强行剥离皮屑，以免造成局部感染，如红、肿、热、痛，影响治疗，使病程延长。

（13）银屑病临床暂时痊愈后，其免疫功能、微循环、新陈代谢仍未完全恢复正常，一般需要2~3个月后才能复原。所以在临床痊愈后，即外表皮损完全消退后，应再继续服用2~3个疗程药物进行巩固，使病毒清理更彻底，以免复发。

（14）夏天，可以多让患处受阳光照射，但不能太强烈，否则容易灼伤皮肤。

六、健康教育

（1）饮食指导。指导病人合理饮食，要摄入适量的水、蛋白质、维生素及微量元素等。少吃牛肉、羊肉，因其花生四烯酸含量高。应忌食辛辣食物，因辛辣食物可使人体皮肤血管扩张、充血，诱发或加重牛皮癣。牛皮癣属于慢性复发性疾病，病人可在日常生活中留意一下可能引起病情发作或加重病情的食物，对可疑食物应尽量避免食用。讲究科学饮食，切忌过于严格地忌口，以免引起严重的营养不良。避免吸烟和嗜酒，因吸烟和嗜酒在诱发和加重牛皮癣中起一定作用。研究发现，牛皮癣病人吸烟、嗜酒的数量和疾病的严重程度明显相关，吸烟、嗜酒的数量愈大，发病的程度愈重。饮酒还可妨碍牛皮癣的疗效，因酒精可能影响一些药物的吸收或代谢。因此，应建议牛皮癣病人应当忌烟、戒酒，至少要做到少饮酒，不过量饮酒。

（2）心理指导。由于牛皮癣病程长、易复发，发生于体表有碍美观，许多病人心理压力大、精神负担重。有的病人误以为牛皮癣是不治之症，一些人误认为该病具有传染性，对病人产生歧视。所以，病人的心理痛苦常大于其皮损症状。一项调查显示，牛皮癣病人存在多方面的心理障碍，其心理障碍的程度与皮损的泛发和进展密切相关。针对牛皮癣病人的一些负面心理，医护人员应尽量多与病人交流、沟通，详细了解、分析其心理，采用开导劝慰、分散转移及心理谈话、暗示法等方式，告诉病人精神负荷过重既能激惹具有牛皮癣遗传基础的病人发病，又可使病情加重。给予病人正确的心理疏导与精神鼓励，使其调整好精神状态，能以良好的心态接受治疗，从而促进其早日康复。

（3）休息、活动指导。指导病人注意劳逸结合，不宜过度疲劳。保持居室环境整洁、干爽、温暖，避免潮湿。鼓励病人进行适当的体育锻炼以增强体质，注意冷暖，及时增减衣被，预防上呼吸道感染，因6%~20%的病人发病或病情加重与上呼吸道感染密切相关。国内有医生曾采用"运动出汗"的方法，让冬季型病人自秋末开始每天运动半小时使身体微微出汗，起到预防复发和加重的效果。在日常工作和生活中要注意自我保护，尽量避免外伤，以防止外伤造成复发或同形反应。鼓励病人积极参加文体及社会活动，缩短与他人之间的距离，培养乐观主义精神，形成良好的心理素质，提高对疾病及其他困难的心理耐受性。

（4）治疗指导。告诉病人切勿轻信"包治根治"的宣传，不可病急乱投医，应到正规医院的皮肤科就诊，在医生的指导下进行合理治疗。告诉病人不应滥用副作用大、复发率高的药物，如皮质类固醇激素、抗癌药和免疫抑制剂等。尤其对寻常性牛皮癣不用此类药物，因其潜在危害大于病情本身。急性期避免外用刺激性强的药物，以免诱发重型牛皮癣。避免热水与肥皂浴、搔抓或机械性刺激，以防加重皮损和痒感。告诉病人要注意避免应用可能会诱发或加重牛皮癣的一些药物，如皮质类固醇激素、心得安、四环素、锂剂、抗疟药、氨苄西林、消炎痛、保泰松、乙酰水杨酸、干扰素等。根据病人的经济情况，为病人选择价廉物美的治疗方案，指导病人如何服药，了解药物可能出现的副作用，说明病情恢复后要有一个较长的巩固治疗期。

（5）对疾病的认识。病人就诊时，接诊医生应根据病人的病情及接受能力，向病人详细讲解牛皮癣的知识，如流行病学现状、发病因素、发病机制、对机体的影响、治疗目的与现状、目前治疗中存在的问题及注意事项等，让病人能正确认识疾病的发生，树立克服疾病的信心。使病人和家属明确该病无传染性，无须与亲人隔离。重症病人需住院治疗者，入院后责任护士根据病情做好女性健康教育指导和心理护理，解除病人的思想顾虑，树立治愈的信心，使病人积极配合治疗，促进病人康复。

（6）出院指导。重症病人，经住院治疗病情基本恢复后，可出院回家继续治疗。病人出院时，要告诉其严格遵医嘱服药以巩固疗效，并定期复诊，以便及时观察病情，调整治疗及进行心理指导。

七、药膳食疗

（1）凉拌苦瓜。苦瓜200 g，洗净去瓤，切丝焯过，加麻油适量，味精、盐少许，拌匀即可。清热泻火，适于血热风燥症的牛皮癣病人。

（2）凉拌肉皮冻。猪肉皮200 g，洗净，刮去肥油，加水500 mL，微火炖1.5小时以上，纳入胡萝卜丁、青豆丁、豆腐干丁以及适当调味品，待凉成冻，切块食用。滋阴和阳、柔润肌肤，适于血虚风燥症的牛皮癣病人。

（3）红油豆腐。豆腐400 g，胡萝卜50 g，切方厂，开水焯过，另用麻油30 mL

烧开，入红花 3 g，关火。待凉后捞去残渣，淋于豆腐之上，加入适当调料即可。

本菜具有活血化瘀、和中健脾作用，适用于久病入络，瘀血阻滞证的牛皮癣病人。

（4）大枣甘草汤。大枣 30 g，甘草 10 g。大枣、甘草洗净，加适量水煎煮，去渣取汁。每日 1 剂，分 2 次饮用。适用于冲任不调证的牛皮癣病人。

（5）桂枝杜仲粥。桂枝 9 g，杜仲 18 g，薏米 30 g。先将前二味加水煎煮取汁，再加薏米煮成稀粥，白糖调味。每日 1 剂，连服 10 ~ 12 剂。适用于瘀血内阻证的牛皮癣病人。

一般来说，牛皮癣病人在饮食方面，应忌食烟酒、鱼虾海鲜、羊肉、辣椒等辛腥发散的温热之品，而对于鸡鸭、猪肉、鸡蛋、河鱼、牛奶、蔬菜及水果等食物，则应摄入充足以保证营养。饮食应该有所禁忌，但并不能一概而论，因人而异。

11 | 瘰疬

瘰疬是好发于颈部淋巴结的慢性感染性疾病。因其结核累累如贯珠之状，故名瘰疬。《薛氏医案·瘰疬》云："其候多生于耳前后项腋间，结聚成核，初觉憎寒发热，咽项强痛。"《河间六书·瘰疬》云："夫瘰疬者，经所谓结核是也。或在耳前后，连及颈颌，下连缺盆，皆为瘰疬。"其特点是多见于体弱儿童或青年，好发于颈部及耳后，起病缓慢。初起时结核如豆，皮色不变，不觉疼痛，以后逐渐增大，并可串生，溃后脓液清稀，夹有败絮样物质，往往此愈彼溃形成窦道。本病相当于西医的颈部淋巴结结核。

一、病因病机

常因情志不畅，肝气郁结，气滞伤脾，以致脾失健运，痰湿内生，结于颈项而成。日久痰湿化热，或肝郁化火，下烁肾阴，热胜肉腐成脓，或脓水淋漓，耗伤气血，渐成虚损。亦可因肺肾阴亏，以致阴亏火旺，肺津不能输布，灼津为痰，痰火凝结，结聚成核。

二、临床表现

（1）初期。颈部核块如黄豆大小，一个或数个，可同时出现或相继发生，皮色不变，质稍硬，表面光滑，不热不痛，推之能活动。

（2）中期。核块渐增大，与表皮粘连，有时数个核块互相融合成大的肿块，推之不能活动，疼痛。当进一步化脓时，则表面皮肤转成暗红色，微热，按之有轻微波动感。

（3）后期。已化脓的肿块经切开或自行破溃后，流出清稀脓水，夹有败絮状物质，疮口呈潜行性管腔（表面皮肤较薄，皮下有向周围延伸的空腔），疮口肉色灰白，四周皮肤紫黯，并可以形成窦道。如果脓水转稠，肉芽变成鲜红色，表示即将愈合。按照局部病变可分为三期，但实际上有些病人可能同时兼见两个或者三个阶段的病变。

病初起无全身症状，在化脓时可有低热，食欲不佳。后期破溃，若日久不愈，可导致气血虚弱，肝肾亏损。证见潮热、盗汗、神疲乏力，形体消瘦，面色苍白，头晕失眠，食欲不佳，苔少舌红，脉细数无力。

三、诊断要点

本病以脏腑功能失调为本，痰浊凝滞为标，初病气血不虚，病邪在表在经，实证居多；久病者，气血亏耗，病邪在里在脏，虚证多见。亦有虚中夹实之证。

四、处理原则

以扶正祛邪为总则，按初、中、后期辨证论治，尽量争取早期消散。形成窦道者需用腐蚀药，必要时做扩创手术。病情严重者配合西医抗结核药物治疗。

五、一般护理

（一）环境与休息

保持病房清洁、安静，光线柔和，温度、湿度适宜，定时开窗通风。如有肺结核活动病灶，做好呼吸道隔离，病情属于开放者，应转专科医院治疗。

（二）情志护理

病情迁延，病人易产生悲观、忧虑等不良情绪，要耐心做好疏导、解释工作，消除其恐惧心理，树立战胜疾病的信心，积极配合治疗。

（三）饮食护理

饮食宜富有营养，增加蛋白质类。吞咽困难者，可进食流质或半流质，同时忌生冷及生痰助火之品，如煎炒、油炸食物，禁食辛辣、陈腐之物，戒烟、酒。

（四）用药护理

（1）中药汤剂宜温服，观察用药后效果与反应，特别是抗痨药的毒副作用，并做好记录。

（2）局部外敷药膏，应观察用药后效果与反应，并注意保护疮周皮肤。

（五）病情观察

（1）观察瘰疬的大小、数目、性质、活动度以及与周围组织的联系。

（2）观察病人体温变化，以及盗汗、潮热、舌脉等全身情况。保持大便通畅。

（3）溃破者应观察疮面有无窦道及空腔形成，观察脓液的性质、量、气味，疮周皮肤有无湿疹等。

六、健康教育

（1）调畅情志，保持心情舒畅，避免情志内伤影响疾病的恢复。

（2）饮食宜多样化，根据康复情况，调整食谱，促进食欲，但不宜过食肥甘厚味，以免助湿生痰，加重疾病。

（3）保持局部皮肤的清洁干燥，经常用热毛巾揩清被脓水浸渍的疮周皮肤，以免并发湿疹。

（4）注意劳逸结合，保证充足睡眠。体虚畏寒者，应注意保暖，预防感冒。

（5）积极治疗其他部位的虚劳病变，继续坚持用药，以免病情复发。

（6）经常参加户外散步，适当锻炼，以增强机体的抗病能力。

七、药膳食疗

（一）中医治疗

传统黑膏药消疬贴是徐清宣堂严格遵照中医辨证施治原则，特别擅长丸、散、膏、丹的炮制，熬制而成的，黑如漆、明如镜，冬天不脆、夏天不流，贴敷舒适、安全便捷，全面治疗瘰疬病症，疗效十分确切。

（二）饮食疗法

海带肉冻：海带、猪皮等量。将海带泡软洗净切细丝，猪皮洗净切细小块，加水适量，以及调味品，文火煨成烂泥状，盛入盘中，晾冷成冻食用。适于瘰疬初期无全身症状者服食。

12 | 热疮

热疮是指发热或高热过程中所发生的一种急性疱疹性皮肤病。宋《圣济总录》云："热疮本于热盛，风气因而乘之，故特谓之热疮。"本病以好发于皮肤黏膜交界处的成群小疱为临床特征。多在1周后痊愈，但易于复发。男女老幼均可发病，尤以成年人为多。相当于西医的单纯疱疹。

一、病因病机

本病多为外感风热邪毒，客于肺胃二经，蕴蒸皮肤而生；或因肝胆湿热下注，阻于阴部而成；或由反复发作，热邪伤津，阴虚内热所致。发热、受凉、日晒、月经来潮、妊娠、肠胃功能障碍等常能诱发本病。

二、临床表现

本病可见于身体任何部位，但好发于皮肤黏膜交界处，如口角、唇缘、鼻孔周围和外生殖器等处，若发生在口腔、咽部、眼结膜等处，称黏膜热疮；发生于外生殖器部位，称阴部热疮。皮损初为红斑，继而在红斑基础上发生数个或数十个针尖大小的、簇集成群的小丘疱疹或水疱，内含透明浆液，数日后疱破糜烂，轻度渗出，逐渐干燥，结淡黄或淡褐色痂，1～2周痂皮脱落而愈，但易复发。

发病前，局部有灼痒、紧张感，重者可有发热、不适等全身症状。发于外生殖器者，可引起尿频、尿痛等症状；发于口角、唇缘或口腔黏膜者，可引起颌下或颈部臖核肿痛；发于孕妇则易引起早产、流产及新生儿热疮等。

三、诊断要点

临证需辨明脏腑虚实，次辨湿与热的轻重。

四、处理原则

本病以清热解毒养阴为主要治法。初发以清热解毒治之；反复发作者，以扶正驱邪并治。

五、一般护理

（一）环境与休息

病房宜整洁、安静，定时开窗通风。保证充足的睡眠。本病具有一定的传染性，按接触传染病要求进行消毒隔离。病人的衣被、生活用具经消毒处理后方可使用，避免自身接种或传染他人。医护人员为病人诊疗护理时，应注意自我防护，必要时戴手套，以防感染。

（二）情志护理

保持心情舒畅，了解其心理活动，解除烦恼，以有利于疾病的恢复。

（三）饮食护理

饮食宜清淡，多食清凉、富含维生素的蔬菜、水果，忌辛辣、甘肥、厚味食物。保持大便通畅。

（四）用药护理

中药汤剂宜凉服，有呕吐、恶心等不适，可少量多次服用。局部用药，根据医嘱如需湿敷时，应保证敷料经常处于湿润状态，大面积皮损时宜分片逐次敷药。注意保暖，避免发生感冒及肺炎。需使用悬浮剂时，应先充分振荡摇匀。观察用药后效果与反应。

（五）病情观察

（1）观察疮面红斑、水疱群集大小、灼热刺痒程度及大小便、舌苔、脉象等全身情况，并做好记录。

（2）若发热不退或疱疹发生在眼角膜结膜处，观察视力的变化，外出应戴墨镜，避光。

（六）皮肤护理

注意保护局部疮面，痒痛时切忌用手搔抓疮面，保持局部清洁、干燥，促使结痂。不用手指剥痂盖，防止继发感染。洗脸时用小毛巾擦拭，防止撕去痂盖而致出血。男病人生殖器疱疹时，阴囊应用"丁"字带托起，大小便后及时清洁用药，以防感染。

（七）并发症护理

淋巴结肿痛：保持局部皮肤清洁、干燥。饮食宜清淡，忌辛辣、刺激、膏粱厚味食物。观察体温变化，局部红肿疼痛，遵医嘱外敷金黄膏等。

六、健康教育

（1）生活要有规律，根据气候变化及时增减衣被，预防感冒。

（2）保持心情舒畅，保证睡眠充足。

（3）加强体育锻炼，以增强机体的抗病能力。

（4）皮肤出现掀红发热或疹点时，及时外擦安尔碘或青吹口油膏或金霉素眼药膏。

（5）对反复发作者，应消除诱发因素。

七、药膳食疗

（1）鱼腥豆带汤。绿豆 30 g，海带 20 g，鱼腥草 15 g。以上三味加水煎汤，去鱼腥草，加白糖适量调味。饮汤食豆和海带。每日 1 次，连服 7 日。清热解毒。

（2）绿豆百合薏米粥。薏苡仁 50 g，绿豆 25 g，鲜百合 100 g。将百合掰成瓣，去内膜，绿豆、薏米加水煮至五成熟后加入百合，用文火熬粥，加白糖调味。每日 1～2 次。养阴清热，除湿解毒。

（3）苋菜薤菜汤。马齿苋、生薤菜各 30 g。上二味加水煎煮，取汁，饮服，每日 1 次。清热除湿，凉血解毒。

（4）土茯苓大枣煎。大枣、土茯苓各 30 g。以上二味加水煎汤。饮汤，每日 2 次。清热解毒凉血。

（5）荷叶粥。鲜荷叶 20 g，粳米 200 g。将荷叶先煮 20 分钟，去渣后放入粳米煮粥。早晚随量服食。清热泄浊。

（6）藕节汤。藕节 30 g。藕节加水煎煮取汁。饮汤,每日 2 次,可连用 7 ~ 10 日。清泻肺热，凉血化瘀。

本病宜食绿豆、燕麦、薏苡仁。绿豆具清热解毒、除湿利尿、消暑解渴的功效，多喝绿豆汤有利于排毒、消肿，不过煮的时间不宜过长，以免有机酸、维生素受到破坏而降低作用。燕麦能滑肠通便，促使粪便体积变大、水分增加，配合纤维促进肠胃蠕动，发挥通便排毒的作用。将蒸熟的燕麦打成汁当作饮料来喝是不错的选择，搅打时也可加入其他食材，如苹果、葡萄干，营养又能促进排便。薏苡仁可促进体内血液循环、水分代谢，发挥利尿消肿的效果，有助于改善水肿型肥胖。薏苡仁水是不错的排毒方法，直接将薏苡仁用开水煮烂后，适个人口味添加少许的糖，是肌肤美白的天然保养品。

后记

为了做好临床护理与健康教育工作，充分运用预防保健思想做好临床护理，甘肃省中医院日前组织有关专家编写了《常见病的护理与健康教育》系列丛书。本丛书分概论、内科、外科、妇产科、儿科、骨科、急救科、五官科、肿瘤科、老年病科10个分册，简要介绍了常见病的概述、病因病机、临床表现、处理原则、护理措施、健康教育等内容，重点介绍了临床护理与健康教育的有关措施，供广大护理工作者在临床护理与健康教育工作中参考使用。编者希望通过本套图书的出版发行，为大家提供临床护理与健康教育的基本知识，并充分运用这些理论和知识做好临床护理与健康教育工作。在本书编写的过程中，我们充分结合了工作实际，力求科学严谨、通俗易懂、简明实用。由于编者水平有限、时间仓促，虽请各方面有关专家精心指导和斧正，但仍难免有疏漏之处；全书在编写风格、编写体例上也难免存在不足，望读者批评指正，以便修订再版时订正。本书的编写得到了甘肃省中医院各位领导和兰州大学出版社等有关领导和专家的大力支持。在编写过程中也采用了其他书刊上的部分内容，在此一并表示感谢。

本丛书的编写，其中总主编王颖编写 12.2 万字，总主编张丽平编写 12.2 万字，执行主编郑访江编写 12.2 万字，执行主编祁琴编写 12.2 万字，执行主编郭雪梅编写 12.2 万字。其中外科一册刘叶荣编写 12.2 万字，苗晓琦编写 6.2 万字，骆秀萍编写 6.2 万字，贺红梅编写 6.2 万字，武芹编写 6.2 万字。

编者

2013 年 6 月